AF243675

COURS

DE SCIENCES NATURELLES

ANATOMIE

ET

PHYSIOLOGIE

DE L'HOMME

Troisième B

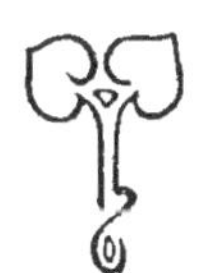

A la même Librairie :

Ⅲ **COURS DE SCIENCES NATURELLES**, par MM.
G. COLOMB et C. HOULBERT :

BOTANIQUE DESCRIPTIVE (*Classe de 5ᵉ A et B*). . . . . . » »

GÉOLOGIE : Phénomènes actuels. *(Classes de 5ᵉ B et de 4ᵉ A)*. **2** »

GÉOLOGIE : Époques géologiques. *(Classe de 2ᵈᵉ A,B,C,D)*. » »

ANATOMIE ET PHYSIOLOGIE DE L'HOMME. *(Cl. de 3ᵉ B)*. **2.50**

ANATOMIE ET PHYSIOLOGIE ANIMALES ET VÉGÉTALES.
   (Classes de Philosophie A et B et de Mathématiques A et B). . » »

❧

Ⅲ **COURS DE PHYSIQUE ET DE CHIMIE**, à l'usage
du Premier Cycle, par M. E. DRINCOURT, agrégé des sciences
physiques et naturelles, professeur au collège Rollin :

   Classe de 4ᵉ B. Un volume in-12 cartonné. . . . . . . **2** »
   Classe de 3ᵉ B. Un volume in-12 cartonné. . . . . . . **2** »

Ⅲ **COURS DE MATHÉMATIQUES**, à l'usage du Pre-
mier Cycle, par M. EMILE BOREL, maître de conférences à l'Ecole
normale supérieure :

ARITHMÉTIQUE *(Classe de 4ᵉ B)* . . . . **2** »
ARITHMÉTIQUE avec éléments d'ALGÈBRE *(Classe de 3ᵉ A)*. **2.50**
ALGÈBRE *(1ᵉʳ Cycle.)* Un volume in-18 relié toile **2.50**

❧

*Droits de traduction et de reproduction réservés pour tous les pays,
y compris la Suède, la Norvège et la Hollande.*

COURS DE SCIENCES NATURELLES
RÉDIGÉ CONFORMÉMENT AUX NOUVEAUX PROGRAMMES
(31 Mai 1902)

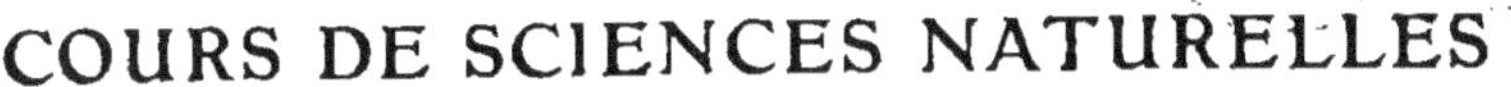

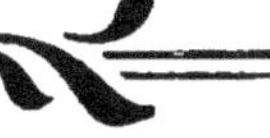

Classe de 3ᵉ B.

Anatomie & Physiologie de l'Homme

appliquées à l'Hygiène.

par

G. Colomb
Docteur ès Sciences
Sous-Directeur du Laboratoire de Botanique
de la Sorbonne.

C. Houlbert
Docteur ès Sciences
Professeur de Sciences naturelles
au Lycée de Rennes.

Paris

❖ ❖ ❖ LIBRAIRIE ARMAND COLIN ❖ ❖ ❖

5, Rue de Mézières

1903

TOUS DROITS RÉSERVÉS.

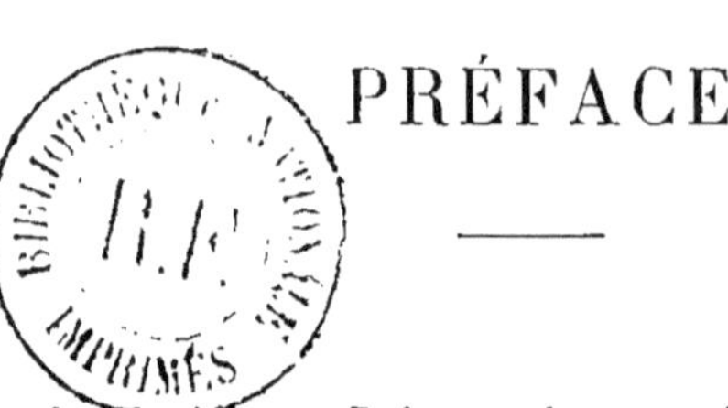

PRÉFACE

La classe de Troisième B ferme le premier cycle d'études. Comme un certain nombre de jeunes gens ne doivent pas poursuivre leurs études secondaires au delà du premier cycle, le Conseil supérieur de l'Instruction publique a pensé qu'au moment de quitter le collège, ces jeunes gens devaient avoir reçu un enseignement formant un tout aussi complet que possible.

Or, en sixième, en cinquième et en quatrième, l'élève a successivement étudié les animaux, les plantes et les phénomènes géologiques actuels; il est donc indispensable qu'en troisième il apprenne à se connaître lui-même, c'est-à-dire à savoir comment sont faits ses organes et de quelle façon ils fonctionnent, afin qu'il puisse comprendre et appliquer d'une façon intelligente les règles si importantes de l'hygiène, soit privée, soit publique.

C'est pour cela que les nouveaux programmes placent en Troisième B un cours élémentaire d'Anatomie et de Physiologie humaines, complété par certaines notions d'Hygiène et de Zoologie appliquée.

C'est ce cours que nous publions aujourd'hui. Notre préoccupation constante a été de rédiger notre *Anatomie* et notre *Physiologie humaines* en nous maintenant dans l'esprit, essentiellement pratique, qui a présidé à la rédaction des programmes. Nous avons d'ailleurs suivi ces programmes pas à pas. Nous devons cependant déclarer que nous avons cru nécessaire de développer quelques paragraphes qui ne sont pas explicitement mentionnés dans les programmes. Nous n'avons, par exemple, pas cru pouvoir passer sous silence le rôle important rempli par les organes d'excrétion : il nous paraît impossible qu'on ignore comment se fait l'épuration, le « nettoyage » de l'organisme.

Enfin, si nous sommes opposés à l'abus des termes techniques, nous réprouvons aussi cette tendance de certains auteurs qui, sous prétexte de vulgarisation, les suppriment tous. Chaque science a sa Terminologie qui lui est propre et qui lui est nécessaire; pourquoi les Sciences Naturelles feraient-elles exception? D'ailleurs, grâce à la grande diffusion actuelle des Sciences, beaucoup de termes autrefois techniques sont devenus vulgaires. Nous ne voulons pas que nos lecteurs ne comprennent pas des expressions ou des termes qu'ils seront exposés, dans la vie, à entendre à chaque instant.

CLASSE DE TROISIÈME B

(PREMIER CYCLE)

PROGRAMMES DU 31 MARS 1902

SCIENCES NATURELLES

(1 heure.)

Dans ce cours, le professeur, tout en exposant dans leurs grands traits les diverses fonctions, fera connaître les données biologiques indispensables à l'homme pour assurer son alimentation et son hygiène : chasse, pêche, domestication et dressage des animaux; il donnera des indications sommaires sur les animaux associés de l'homme pour le travail musculaire : bêtes de chasse, bêtes de somme ou de trait, bêtes de course, ainsi que sur les plantes ou les animaux qui fournissent les matières premières des vêtements.

I. — *Digestion* (p. 16). — Composition générale des aliments : substances minérales, sucres, féculents, graisses et albuminoïdes (p. 18). — Appareil digestif; transformations subies par les aliments dans ses diverses régions (p. 21).

Notions très sommaires sur les sources principales des aliments les plus nécessaires : régions de production, régions d'élevage (p. 48).

Hygiène de l'alimentation (p. 86). — Intoxications alimentaires : champignons, viandes putréfiées (p. 90). — Parasites contenus dans les viandes (p. 93). — Eaux contaminées : moyens de purification (p. 98).

II. — *Respiration* (p. 137). — Appareil respiratoire, phénomènes mécaniques, chimiques et physiques (p. 138). — Air respirable (p. 151). — Dangers de l'air confiné (p. 152). — Existence de germes dans l'air; expériences de Pasteur (p. 154). — Invasion de l'organisme par la voie aérienne : tuberculose, etc. (p. 157). — Larynx et phonation (p. 148).

III. — *Circulation* (p. 102). — Sang : appareil circulatoire, mécanisme de la circulation (p. 102). — Lymphe (p. 121). — Inoculation des maladies contagieuses (p. 129).

IV. — *Chaleur animale* (p. 161). — Production; entretien; conservation (p. 161). — Animaux à température constante (p. 165). — Laine et plume, fourrures (p. 166). — Vêtements : valeur hygiénique des divers tissus d'origine animale ou végétale (p. 176).

V. — *Système nerveux* (p. 179). — Centres nerveux, nerfs (p. 181). — Organes des sens (p. 197). — Dangers des excitants (alcoolisme) (p. 227). — Hygiène des organes des sens (p. 203, 205, 219, 226). — Hygiène de la peau (p. 200).

VI. — *Appareil du mouvement* (p. 234, 253). — Os, squelette, articulations, muscles (p. 234, 253). — Exercice (p. 257). — Entraînement musculaire (p. 260). — Attitudes habituelles (p. 262). — Importance de l'exercice et des attitudes pour l'harmonie des formes (p. 262).

ANATOMIE ET PHYSIOLOGIE
DE L'HOMME

NOTIONS PRÉLIMINAIRES

ÉLÉMENTS CONSTITUTIFS DE NOS ORGANES

Définitions. — Le corps de l'homme, de même que celui des animaux, est un ensemble de diverses parties que l'on nomme des **organes**. Chaque organe remplit une **fonction** déterminée : ainsi, les *yeux*, l'*estomac*, le *cœur* sont des **organes**; la *vue*, la *digestion*, la *circulation* du sang sont les **fonctions** que ces organes accomplissent.

Plusieurs organes peuvent s'unir, se grouper, pour coopérer à l'accomplissement d'une même fonction : ainsi, la *bouche*, les *dents*, l'*estomac*, l'*intestin* sont autant d'*organes* qui concourent tous à l'accomplissement d'une même fonction qui est la *digestion*. Ces ensembles d'organes constituent des **appareils** ou des **systèmes** : ainsi, tous les organes que nous venons d'énumérer forment l'*appareil digestif*. Il y a de même l'*appareil respiratoire*, le *système nerveux*, etc.

LA CELLULE

La cellule, élément des organismes. — De même que les *appareils* sont formés par la réunion de plusieurs *organes*, de même les organes résultent du groupement de plusieurs *tissus*;

et les tissus eux-mêmes ne sont autres que des associations de parties vivantes, très petites, qu'on nomme des *cellules*. La cellule est donc, en définitive, l'élément essentiel de nos tissus. Il est, par conséquent, indispensable d'étudier, au moins dans ses grandes lignes, l'organisation de la cellule.

Constitution de la cellule. — Quelle que soit la région du corps que l'on explore, on constate qu'elle est composée d'élé-

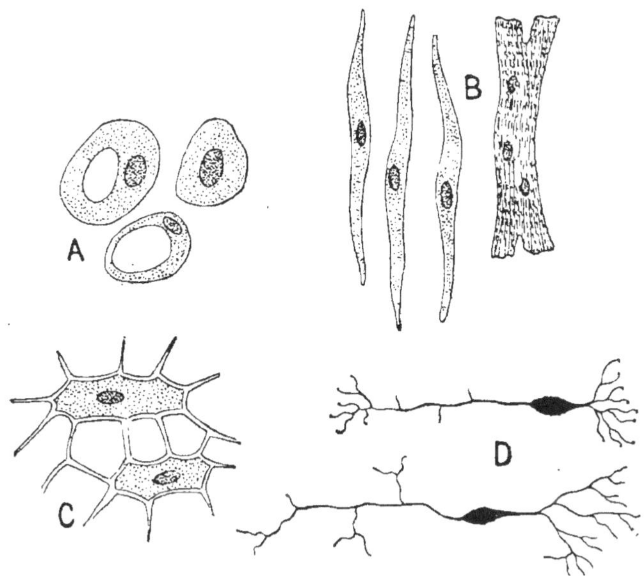

Fig. 1. — DIVERSITÉ DE FORME DES CELLULES (A, Cellules rondes. — B, Cellules allongées (fibres). — C, Cellules étoilées. — D, Cellules nerveuses prolongées par des filets).

ments très petits, invisibles à l'œil nu, et qu'on ne découvre que si l'on s'arme d'un appareil très grossissant, le microscope. Ces éléments sont, ainsi que nous venons de le dire, les *cellules*.

Les cellules, suivant les organes où on les examine, ont les formes les plus variées (*fig.* 1). Il y en a de rondes (A), il y en a d'anguleuses (C); certaines d'entre elles sont courtes, d'autres (B) sont très longues : ces dernières (B) se nomment des *fibres*. Mais, *quelle que soit sa forme*, une cellule est toujours composée de trois parties essentielles (*fig.* 2) :

1° Le *protoplasma*.

2° La *membrane*.

3° Le *noyau*.

Le *protoplasma* (P) est une substance incolore, ayant à peu près la consistance du blanc d'œuf, comme aussi sa composition chimique; il constitue, pour ainsi dire, le corps de la cellule, et possède la propriété de réagir sous l'influence de certains agents extérieurs tels que la chaleur, la lumière et l'électricité : *il est donc sensible.* De plus, le protoplasma se meut *et se nourrit :* il est donc la substance vivante par excellence.

La *membrane* (M) n'est autre chose que la couche la plus externe du protoplasma de la cellule; elle enveloppe de toutes parts le protoplasma, à l'égard duquel elle joue un rôle protecteur.

Quant au *noyau,* il possède une structure assez compliquée, qu'on ne peut observer qu'avec un microscope fournissant un grossissement très puissant.

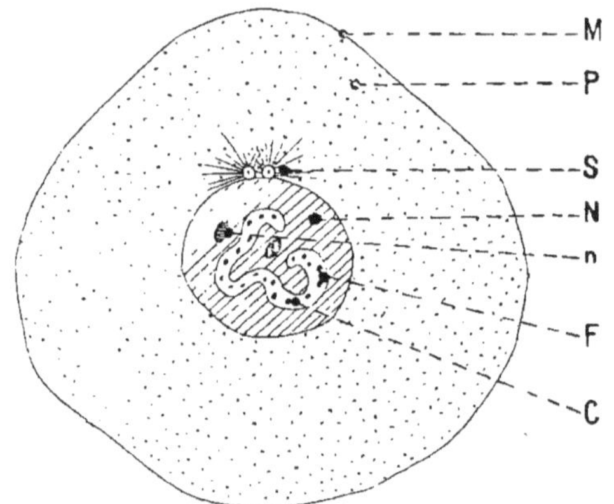

Fig. 2. — Cellule très grossie (M, Membrane. — P, Protoplasma. — S, Sphères directrices. — N, Suc nucléaire. — n, Nucléole. — F, Filament chromatique. — C, Grains de chromatine).

Ce noyau, de forme arrondie et noyé dans le protoplasma, est constitué par une substance (N), nommée *suc nucléaire,* chimiquement analogue au protoplasma. Le suc nucléaire est enveloppé d'une mince membrane et, à son intérieur, se trouve un filament (F) enroulé sur lui-même un grand nombre de fois [1].

La cellule a la propriété de se diviser de façon à donner naissance à deux cellules nouvelles qui grandissent, peuvent se diviser à leur tour, et ainsi de suite. Les cellules étant capables de se multiplier ainsi, on comprend qu'un organisme, qu'un être vivant d'abord très petit, formé primitive-

1. Ce filament contient des granulations (C) qui se colorent très fortement lorsqu'on plonge la cellule dans certaines substances colorantes; à cause de cette propriété qu'il a de se colorer facilement, le filament enroulé a reçu le nom de *filament chromatique* et les granulations qu'il renferme à son intérieur sont les *grains de chromatine* de *chroma,* couleur). Sur les côtés du noyau et appliqués contre lui, mais dans le protoplasma, on distingue deux petits corps (S) arrondis et brillants : ce sont les *sphères directrices.*

1.

ment d'une cellule ou d'un nombre restreint de cellules, devienne très grand et soit constitué par un nombre énorme de cellules.

C'est le noyau qui joue, dans cette multiplication, le principal rôle. Nous ne pouvons entrer ici dans le détail des phénomènes qui s'accomplissent quand une cellule se divise; mais nous devons faire remarquer que la cellule précédemment décrite (*fig.* 2) est une cellule *jeune*, c'est-à-dire qu'elle vient de naître de la division d'une cellule plus ancienne et que toutes les cellules jeunes ont la même structure et la même forme. Quand la cellule vieillit, elle change souvent de forme (voir, *fig.* 1, les formes diverses qu'ont prises des cellules primitivement toutes semblables). Ordinairement toutes les cellules d'un groupe évoluent dans le même sens, c'est-à-dire que *toutes* se déforment *dans le même sens*, de façon à devenir propres à accomplir *toutes la même fonction.*

Groupes de cellules. — Un groupe de cellules ainsi modifiées et toutes semblables constitue ce qu'on nomme un *tissu*. Exemple : le tissu musculaire, formé de *fibres* très longues (B, *fig.* 1), placées côte à côte, et qui, toutes, ont la propriété de se raccourcir, de se contracter sous diverses excitations.

De même qu'un tissu est un groupe de cellules, de même un *organe* est un groupement de plusieurs tissus. De même aussi l'association de plusieurs organes forme un *appareil* et enfin, c'est la réunion des appareils qui constitue l'*individu*.

Résumé. — On voit que, en définitive, l'élément primitif de tous les organismes est la cellule, être vivant et actif qui naît, se nourrit, grandit, se multiplie et meurt, et que l'homme, dont la structure est si compliquée, n'est, au fond, qu'une colonie d'innombrables cellules, de formes et de fonctions très variées.

Connaissant l'importance de la cellule, nous pouvons maintenant passer à l'étude des organes du corps humain et des fonctions qu'ils accomplissent.

CLASSIFICATION GÉNÉRALE DES ORGANES DU CORPS HUMAIN

Classement des fonctions. — Les fonctions de l'organisme humain que nous avons à étudier peuvent être ramenées à deux grandes catégories :

1° Les *fonctions de nutrition*[1], qui ont pour but l'entretien et l'accroissement de l'individu.

2° Les *fonctions de relation*, qui nous permettent d'entrer en relation avec le monde extérieur et avec nos semblables.

Fonctions de nutrition. — Les principales fonctions de nutrition sont :

1° La **digestion**, accomplie par *l'appareil digestif et ses annexes;*

2° La **circulation**, accomplie par *l'appareil circulatoire;*

3° La **respiration**, accomplie par *l'appareil respiratoire;*

4° L'**excrétion**, accomplie par les *appareils excréteurs.*

Fonctions de relation. — Ces fonctions sont évidemment la **sensibilité** et la **motricité** (possibilité de se mouvoir), car sans elles il nous serait impossible de savoir ce qui se passe autour de nous et d'y prendre part.

Les organes qui servent à l'accomplissement des fonctions de relation sont donc :

1° Les *os*, dont l'ensemble constitue le *squelette*, charpente solide du corps humain. Les os sont les organes passifs des mouvements.

2° Les *muscles*, qui forment *l'appareil musculaire;* ils constituent les organes actifs des mouvements.

3° Le *système nerveux* qui comprend tous les organes de sensibilité générale, *nerfs et centres nerveux*, auxquels il faut rattacher les *organes des sens.*

Nous pouvons résumer cette classification des fonctions dans le tableau suivant :

FONCTIONS DU CORPS HUMAIN	Fonctions de nutrition	*Digestion.* — Appareil digestif.
		Circulation. — Appareil circulatoire.
		Respiration. — Appareil respiratoire.
		Sécrétions et *excrétions.* — Glandes.
	Fonctions de relation	*Sensibilité* : Centres nerveux. / Nerfs. / Organes des sens.
		Motricité. — Muscles et squelette.

---

1. Les fonctions de *nutrition* servant à empêcher l'individu de périr, le *conservant* vivant, sont encore nommées fonctions de *conservation.*

De plus, comme les fonctions de nutrition se rencontrent également chez les végétaux, on les appelle aussi quelquefois *fonctions de la vie végétative*. On réserve le nom de *fonctions de la vie animale* aux fonctions de relation qui n'existent que chez les animaux.

PREMIÈRE PARTIE

FONCTIONS DE NUTRITION

SOLIDARITÉ DES ORGANES DE NUTRITION

Plan général de l'organisme. — Si l'on veut bien comprendre l'organisme humain, si l'on veut se rendre un compte exact de la façon dont tous les organes concourent au même but qui est d'entretenir la vie de l'individu, il est nécessaire de tracer un plan général du corps de l'homme, sur lequel seront indiqués les rapports qu'ont entre eux les différents organes. Il faut que ce plan soit simple, réduit à ses parties essentielles, afin qu'il soit facile de saisir d'un seul coup d'œil la façon dont les organes s'entr'aident et l'appui mutuel qu'ils se prêtent.

Quand, par l'étude de ce plan simplifié, nous aurons bien saisi dans quelle étroite solidarité les organes se trouvent les uns par rapport aux autres, quand nous aurons compris la raison d'être de chacun d'eux, il nous deviendra possible d'étudier successivement tous ces organes, sans risquer de nous égarer au milieu des mille détails dans lesquels nous serons obligés d'entrer, à condition toutefois qu'on ne perde jamais de vue le plan directeur primitif et qu'on ne manque pas de s'y reporter chaque fois que ses lignes paraîtront s'estomper et devenir confuses.

Le sang nourrit les cellules. — Imaginons que la figure 3 représente le corps humain, et détachons l'une quelconque (*Or*) de ses parties qui sera, par exemple, l'un de ses organes. Cet organe est formé d'une multitude de cellules vivantes qui ont besoin, pour ne pas mourir, d'être nourries.

Ces cellules étant immobiles et plongées dans la profondeur

des tissus, isolées, par conséquent, du milieu extérieur où se trouve la nourriture qui leur est nécessaire, sont dans l'impossibilité de pourvoir elles-mêmes, directement, à leur alimentation.

Il faut donc qu'il y ait un intermédiaire, une sorte de commissionnaire, qui aille s'approvisionner de nourriture au

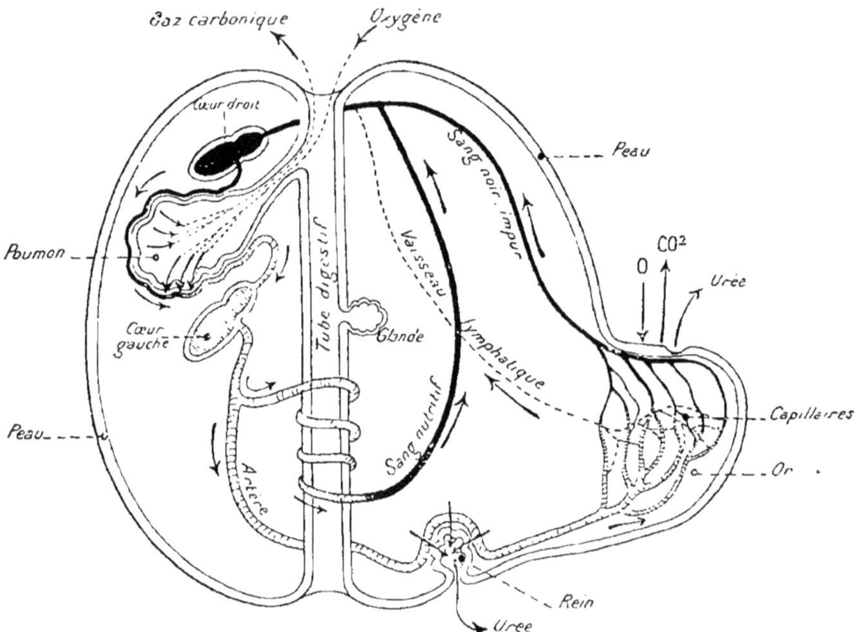

Fig. 3. — Représentation schématique de l'organisme humain.

dehors et revienne ensuite apporter cette nourriture aux cellules immobilisées dans l'intérieur de l'organe.

Cet intermédiaire est un liquide : c'est le *sang* qui circule dans des tubes nommés *vaisseaux*.

Les substances nécessaires aux cellules, et que le sang leur apporte, sont l'*oxygène* et les *matières nutritives*. Ces dernières doivent être riches en charbon, qui est la substance alimentaire indispensable à tout ce qui vit.

Le sang, lorsqu'il est muni de toutes les substances indispensables à la vie des cellules, se reconnaît à sa couleur : il est alors d'un *rouge vif*.

Il arrive donc rouge dans l'organe (Or) et s'y distribue par une multitude de petits canaux fins comme des cheveux, les *vais-*

seaux capillaires. Ces capillaires sont assez serrés pour que chaque cellule ait sa part de la nourriture que le sang apporte.

Les cellules prennent au sang des capillaires avec lesquels elles sont en contact, l'oxygène et les matières nutritives qu'il contient; mais, en échange, elles y déversent les *déchets* de leur nutrition (*gaz carbonique* et *urée*), déchets qu'elles ne peuvent garder, car ils constituent pour elles de violents poisons.

Le sang ayant nourri l'organe, devient impur. — Il en résulte qu'après avoir traversé l'organe, le sang : 1° ne renferme plus qu'une quantité tout à fait insuffisante d'oxygène et de matières nutritives; 2° contient des substances inutiles ou nuisibles (*acide carbonique* et *urée*). Ce changement dans la composition du sang est accompagné d'un changement de couleur : de rouge vif qu'il était, il est devenu *rouge foncé*, presque noir.

Donc, avant de revenir à l'organe, le sang doit : 1° se débarrasser de son gaz carbonique et de son urée; 2° se charger à nouveau d'oxygène et de matières nutritives.

Le sang commence à se purifier. — Remarquons (*fig.* 3) qu'avant de sortir de l'organe, le sang circule très près de la peau. C'est là qu'il commence à se purifier, en rejetant au dehors, à travers la peau, une partie du gaz carbonique qu'il contient, et en reprenant un peu d'oxygène qui lui vient de l'air extérieur.

Ce double échange constitue la *respiration par la peau* ou *respiration cutanée.*

D'autre part, une certaine quantité de son urée s'échappe par des appareils spéciaux (*glandes de la sueur* ou *glandes sudoripares*) qui existent dans l'épaisseur de la peau et qui produisent la *sueur* (*transpiration*).

Mais, bien qu'importants, ces deux actes, *respiration cutanée* et *transpiration*, seraient à eux seuls incapables de purifier complètement le sang, et la preuve, c'est que le sang continue à être noir même après avoir circulé sous la peau. La véritable purification s'accomplit plus loin.

Le sang reprend ses principes nutritifs. — Continuons à suivre le sang. Nous voyons qu'il reçoit d'abord un vaisseau qui vient du *tube digestif* et qui lui amène les principes nutritifs qui y ont été élaborés par la *digestion.*

Le sang achève de se purifier. — Ainsi enrichi en principes nutritifs, le sang se rend dans un organe propulseur, le *cœur* *droit* qui, par ses contractions, l'envoie au *poumon*. C'est dans le poumon que le sang se débarrasse de tout son gaz carbonique et reprend de l'oxygène. Cet échange gazeux, que l'on nomme la *respiration pulmonaire* a pour conséquence un changement de coloration du sang qui, de *noir* qu'il était, redevient *rouge*.

Il ne lui reste plus qu'à se débarrasser de son urée avant de pouvoir reprendre son rôle de nourricier des cellules. C'est ce qu'il fait dans un organe qu'on nomme le *rein*. Cette expulsion de l'urée se nomme une *excrétion*.

Le sang pur et nutritif retourne à l'organe. — Ayant repris de l'oxygène et s'étant débarrassé du gaz carbonique par la peau et les poumons; ayant retrouvé autour du tube digestif les principes nutritifs qu'il avait abandonnés aux cellules de l'organe; ayant expulsé, par l'intermédiaire du rein, l'urée qu'il contenait, le sang est redevenu apte à nourrir l'organe. Il y retourne et le même cycle recommence.

Remarque. — Il faut remarquer que toutes les matières nutritives apportées par le sang dans l'organe ne sont pas nécessairement utilisées par les cellules. Les matières qui sont en excès sont drainées par un système spécial de canaux (*système lymphatique, fig. 3*) qui les conduit dans certaines parties de l'organisme où elles s'emmagasinent pour les besoins ultérieurs, ou bien les ramène dans la circulation générale.

On voit par cet aperçu rapide que toutes les fonctions de nutrition sont étroitement solidaires, et que le moindre trouble apporté au bon fonctionnement de l'un des organes de nutrition ne peut manquer de retentir sur tous les autres, c'est-à-dire, en définitive, sur la santé et même la vie de l'individu.

Nous sommes maintenant en état de faire, en détail et sans nous égarer, l'étude *successive* des différentes fonctions. Nous allons commencer par la **Digestion**.

CHAPITRE PREMIER

DIGESTION ET ABSORPTION

SOMMAIRE

I. NOTIONS GÉNÉRALES. — Définition de la digestion. — Ses rapports avec la nutrition générale.

II. DIGESTION.
- 1. *Nature des aliments.*
  - Leur classification.
  - Leur composition chimique.
- 2. *Appareil digestif.*
  - Tube digestif
  - Organes annexes et leurs fonctions.

III. ABSORPTION.
- Absorption des graisses par les vaisseaux chylifères.
- Absorption de la glucose et des peptones par les capillaires de l'intestin.

I. — NOTIONS GÉNÉRALES

Définition de la digestion. Sa place dans la nutrition générale. — La plupart des aliments que nous introduisons dans notre bouche et de là dans notre appareil digestif, sont à l'état solide; mais, comme ils ne peuvent pas être *absorbés*[1] sous cet état, il est nécessaire qu'ils soient modifiés. Or, les liquides étant seuls capables de traverser la paroi de l'appareil digestif et de venir ensuite se mêler au sang chargé de distribuer les matières alimentaires à toutes les parties du corps, la modification nécessaire que doivent subir les aliments solides est leur *transformation en liquides*.

Voyons comment s'opère cette transformation.

L'appareil digestif est un long tube dans lequel nous introduisons les aliments. A l'origine de ce tube se trouvent les dents qui broient les aliments solides et les rendent plus aptes à s'imbiber des substances que vont déverser sur eux les nombreuses *glandes* échelonnées le long du tube [2].

---

1. C'est-à-dire traverser les parois du tube digestif pour se rendre dans le sang (se reporter à la fig. 3. page 13).

2. Voir la figure 3.

C'est sous l'influence des produits de ces glandes que les aliments solides, déjà broyés, subissent la transformation chimique qui leur permettra de se dissoudre dans les liquides du tube digestif[1].

Devenus liquides par dissolution, les aliments sont aussitôt *absorbés* par les parois du tube digestif et se mêlent au sang.

Emportés par le sang, ils vont se distribuer par l'intermédiaire des capillaires (*fig.* 3) à toutes les cellules du corps. Chaque cellule puise, pour son propre compte, dans le sang des capillaires, les matériaux nécessaires à son accroissement et à son entretien : c'est là le phénomène de l'*assimilation*.

Il ne suffit donc pas, pour qu'un aliment soit *digéré*, qu'il soit transformé en un liquide capable d'être *absorbé*, il faut encore que les cellules puissent utiliser, c'est-à-dire *assimiler* tout ou partie de ce liquide.

Ces considérations nous permettent de donner de la digestion la définition suivante :

La digestion est l'ensemble des transformations que subissent les aliments à l'intérieur du tube digestif, et à la suite desquelles ils deviennent solubles et assimilables.

Il résulte de ce qui précède que la *nutrition* des cellules prises dans un endroit quelconque du corps nécessite quatre opérations successives.

1º Une opération préparatoire qui est la *digestion*.

2º L'*absorption* des matières digérées et leur mélange avec le sang.

3º Leur *transport* par le sang jusqu'aux cellules des organes.

4º L'utilisation, par les cellules, des matières alimentaires qui leur sont apportées par le sang, c'est-à-dire l'*assimilation*, ou incorporation au protoplasma de chaque cellule, d'une certaine quantité de substance nouvelle.

Étudions maintenant, avec quelques détails, la façon dont s'effectuent ces opérations successives en commençant par la *digestion* et l'*absorption*.

---

1. On désignait autrefois sous le nom de *chyle*, à une époque où l'on ne savait presque rien sur la digestion, le mélange de tous les liquides provenant de la transformation chimique des aliments.

II. — DIGESTION

1º CLASSIFICATION ET COMPOSITION DES ALIMENTS

Généralités. — On appelle **aliments** toutes les substances qui sont susceptibles d'être transformées par le travail de la digestion, c'est-à-dire qui peuvent être rendues solubles et assimilables et, par suite, devenir propres à l'entretien de la vie et à l'accroissement du corps.

En principe, toutes les substances organiques [1] peuvent devenir des aliments, puisqu'elles sont capables de fournir les éléments essentiels dont notre corps est lui-même formé ; mais comme leur valeur nutritive est très variable, il est cependant nécessaire de faire un choix. Les unes, à cause de leur dureté, seraient, en effet, difficilement transformées par les sucs digestifs ; les autres peuvent renfermer des composés dangereux associés à des éléments utiles ; d'autres enfin sont si pauvres en matériaux nutritifs que leur consommation serait peu profitable.

Différentes classes d'aliments. — Quelle que soit leur origine, toutes les substances alimentaires ont été réparties en cinq grandes catégories suivant leur composition chimique :

1º *Les aliments d'origine minérale*. Exemples : l'*eau*, qui est composée d'hydrogène et d'oxygène (H_2O) ; les *sels minéraux* (sel de cuisine, sels calcaires, etc.).

2º *Les aliments sucrés*, tels que la *glucose* ou sucre de fruits ; la *lactose* ou sucre de lait ; la *saccharose*, sucre de canne (*fig. 4*) ou de betterave (*fig. 5*).

3º *Les aliments féculents* ou *amylacés*, tels que l'*amidon*, que l'on trouve dans la farine des céréales ; la *fécule*, qui n'est autre chose que l'amidon provenant de la pomme de terre.

4º *Les aliments gras* (graisses, beurres, huiles, etc.).

5º *Les aliments albuminoïdes*, appelés aussi aliments *azotés*, tels que l'*albumine* du blanc d'œuf ; la *caséine* du lait avec laquelle on fait les fromages ; la *fibrine* du sang ; le *gluten* du blé ; la *légumine* (gluten des haricots, pois, lentilles, etc.).

---

1. C'est-à-dire celles qui ont une origine végétale ou animale.

Si l'on étudie la composition chimique de ces diverses substances, on voit que les aliments sucrés, les aliments féculents et les aliments gras, ne renferment que trois corps simples : le *carbone* (C), l'*hydro-*

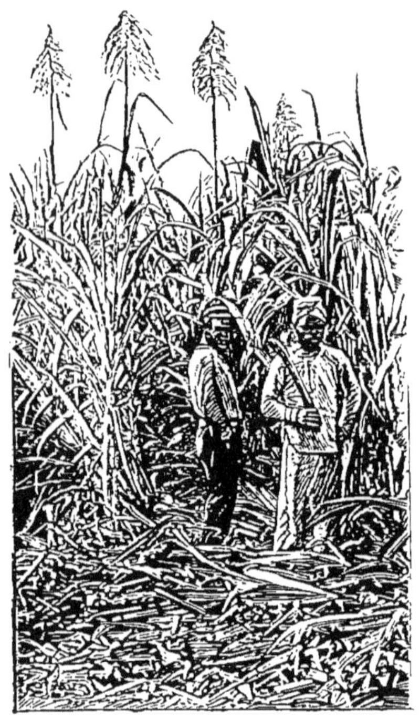

Fig. 4. — Récolte de la canne a sucre a la Martinique.

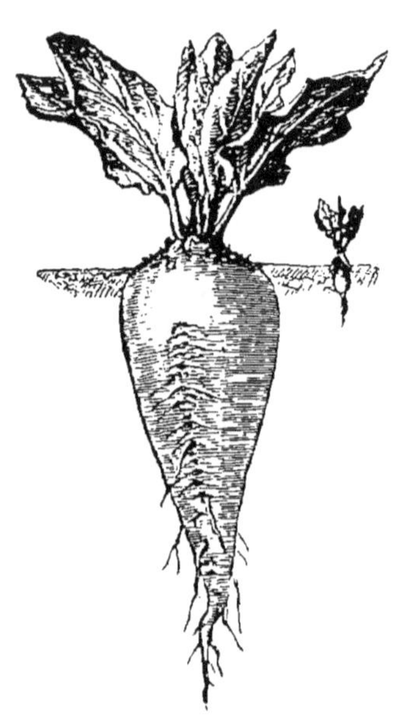

Fig. 5. — Betterave a sucre.

gène (H) et l'*oxygène* (O); on les désigne sous le nom de *composés ter-naires* ou carbonés (C.H.O. = composé ternaire).

Quant aux aliments albuminoïdes, en plus des trois corps simples que nous venons de signaler, ils renferment encore de l'azote : on les désigne pour cette raison, sous le nom de *composés quaternaires* ou *azotés* (C.H.O.Az. = composé quaternaire).

Considéré isolément, chacun de ces cinq groupes fournit des aliments dits *simples*, qui ne suffiraient pas à eux seuls pour l'entretien normal de la vie; il nous faut un mélange déter-miné des cinq catégories. Ce mélange rationnel constitue l'aliment dit **complet**, indispensable au bon entretien de nos organes et à l'équilibre de nos fonctions.

La nature nous fournit quelques exemples remarquables d'aliments complets, notamment l'*œuf* ou le *lait*, que les jeunes des oiseaux et les petits des mammifères trouvent tout préparés au début de leur existence.

Aliments minéraux. — Les substances minérales indispensables à la vie sont assez variées ; mais comme elles sont, en général, solubles dans l'eau ou dans les liquides digestifs, elles n'ont aucune transformation à subir pour pouvoir être directement absorbées. De plus, elles sont immédiatement assimilables.

Ces substances sont : l'*eau* (H^2O) ; le *sel marin* ou chlorure de sodium (NaCl) ; les *sels de chaux*, carbonates (CO^3Ca) et phosphates de calcium, nécessaires à la formation des os ; quelques *sels* de potassium, de fer, de magnésie.

Aliments sucrés. — Ce groupe comprend toutes les substances désignées sous le nom générique de **sucres** ; elles forment deux subdivisions bien distinctes, l'une ayant pour type la *glucose*, l'autre la *saccharose*.

La *glucose* ($C^6H^{12}O^6$), ou sucre de fruits, est *très soluble* dans l'eau et dans l'alcool ; de plus, elle est capable de fermenter *sous l'action d'un petit champignon, la levûre de bière*, et de se transformer alors en alcool, avec dégagement de gaz carbonique.

A la subdivision des glucoses appartiennent encore la *lactose* ou sucre de lait et la *maltose*, sucre prenant naissance dans le grain d'orge dès le moment où il commence à germer.

La *saccharose* ($C^{12}H^{22}O^{11}$), sucre de canne ou de betterave, est également très soluble dans l'eau ; mais, à l'inverse de la glucose, elle est *insoluble* dans l'alcool, et *ne peut fermenter directement sous l'action de la levûre de bière* [1].

Aliments féculents ou amylacés. — Les aliments appartenant à ce groupe ont pour type l'*amidon* de blé et la *fécule* de pomme de terre ; ils sont composés de carbone, d'hydrogène et d'oxygène, et constituent, par conséquent, comme nous l'avons dit, avec les corps gras et avec les sucres, des composés ternaires ou carbonés [2].

Aliments gras. — Ce sont des substances ternaires, comme

---

1. On verra, p. 39, la particularité relative à la digestion de la saccharose.

2. La composition de l'amidon peut être représentée par les symboles suivants :

$$C^6H^{10}O^5 = C^6(H^2O)^5$$

qui montrent que cette substance peut être considérée comme formée par six atomes de carbone (C^6) unis à cinq molécules d'eau [$5(H^2O)$] ; à cause de cette parles sucres, c'est-à-dire exclusivement composées de carbone, d'hydrogène et d'oxygène (C.H.O. = composé ternaire). Selon leur consistance et d'après leur origine, elles portent les noms de *graisses, beurres* ou *huiles.*

Aliments albuminoïdes. — On nomme ainsi tous les aliments qui ont pour type le blanc d'œuf ou *albumine :* en plus du carbone, de l'hydrogène et de l'oxygène, toutes les substances albuminoïdes renferment de *l'azote;* c'est pourquoi on les désigne encore, comme nous l'avons vu, sous le nom de substances *azotées* ou quaternaires (C.H.O.Az. = composé quaternaire). Les principales substances albuminoïdes sont :

1° L'*albumine* du blanc d'œuf;

2° La *fibrine* du sang (voir p. 103 et 104);

3° La *musculine* des muscles, abondante dans la viande des animaux;

4° La *caséine* du lait, qui se distingue des autres albuminoïdes en ce qu'elle n'est pas coagulable [1] par l'action de la chaleur;

5° Le *gluten,* partie intégrante de la farine des céréales;

6° La *gélatine,* substance albuminoïde complexe que l'on extrait des os et des cartilages.

Il s'agit maintenant de savoir où et comment ces différents aliments sont digérés, c'est-à-dire *liquéfiés.*

2°. — APPAREIL DIGESTIF

L'appareil digestif est formé par l'ensemble des organes qui servent à la division mécanique des aliments, à leur transformation chimique, et à l'expulsion au dehors des produits qui n'ont pas été digérés.

Il comprend deux parties :

1° Le **tube digestif,** qui reçoit les aliments;

2° Les **organes annexes,** servant à diviser les aliments (*dents*), ou à produire les sucs qui doivent les transformer (*glandes*).

ticularité, on dit encore quelquefois que l'amidon est un **hydrate de carbone** (*combinaison du charbon avec l'eau*).

Il en est de même pour les sucres, car la glucose $C^6H^{12}O^6 = C^6(H^2O)^6$ et la saccharose $C^{12}H^{22}O^{11} = C^{12}(H^2O)^{11}$.

1. On dit qu'une substance *se coagule* quand, de liquide ou de demi-liquide qu'elle était, elle devient solide : tel le blanc d'œuf, quand on le chauffe.

Tube digestif proprement dit.

Description du tube digestif. — Le *tube digestif* (*fig.* 6) est un canal irrégulier et contourné, de diamètre très variable et ouvert à ses deux extrémités. Il comprend les régions suivantes : la *bouche* (B), le *pharynx* (Ph), l'*œsophage* (Oe), l'*estomac* (E) et l'*intestin* (i, Gi, R).

1° BOUCHE. — La bouche est une cavité qui forme la partie antérieure du tube digestif et sert à l'introduction des aliments. Elle est limitée en avant par les lèvres, sur les côtés par les joues, en haut par la voûte du palais, en bas par le plancher de la bouche, sur lequel est fixée la langue : elle communique en arrière avec le *pharynx* (Ph) ou *arrièrebouche*, par un orifice rétréci que l'on désigne quelquefois sous le nom d'*isthme du gosier*.

A l'intérieur de la bouche on trouve les deux os maxillaires (*mâchoires*) qui portent de petits corps durs qu'on nomme les *dents* [1].

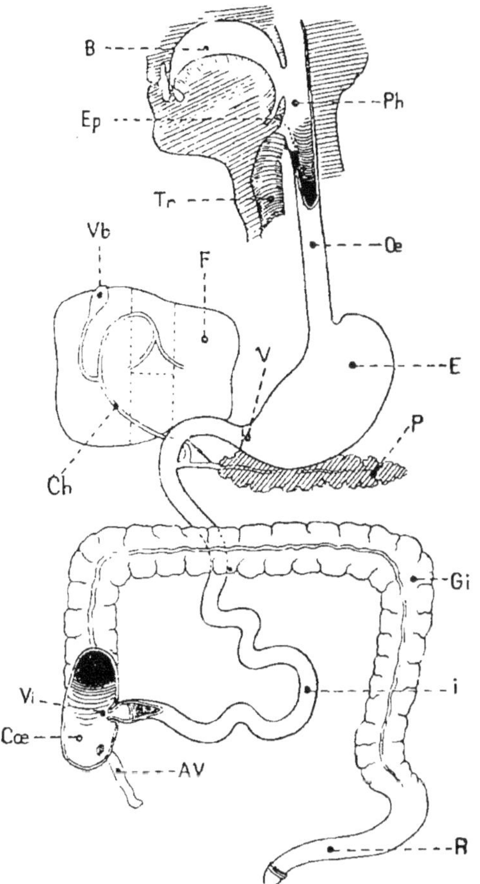

Fig. 6. — DIFFÉRENTES PARTIES DU TUBE DIGESTIF (*figure schématique*) (B, Bouche. — Ph. Pharynx. — Ep, Epiglotte. — Tr, Trachée-artère. — Oe, Œsophage. — E, Estomac. — V, Pylore. — P, Pancréas. — F, Foie. — Vb, Vésicule biliaire. — Ch, Canal cholédoque. — i, Intestin grêle. — Gi, Gros intestin ou côlon. — Vi, Valvule iléo-cæcale. — Cœ, Cæcum. — AV, Appendice vermiforme. — R. Rectum).

Le maxillaire inférieur seul est mobile : il s'abaisse ou se

1. Les dents seront décrites p. 28.

relève sous l'action de muscles dits *masticateurs*. Quant au maxillaire supérieur, il est complètement immobile, étant soudé aux autres os de la face.

Enfin, la bouche est tapissée, sur toute sa surface interne, par une membrane molle, de couleur rougeâtre, appelée *muqueuse ;* cette muqueuse n'est autre chose que la continuation de la peau extérieure qui change d'aspect au niveau des lèvres en deve-nant beaucoup plus mince. Dans la partie où elle recouvre les os maxillaires, la muqueuse de la bouche porte le nom de *gen-cive*.

2° PHARYNX. — En arrière de la bouche, après l'isthme du go-sier, vient l'*arrière-bouche* ou *pharynx* qui est une sorte de car-refour, dans lequel s'ouvrent, en avant, la bouche (*fig.* 7), en haut, les *fosses nasales*, en bas, l'*œsophage* (Oe), tube qui descend

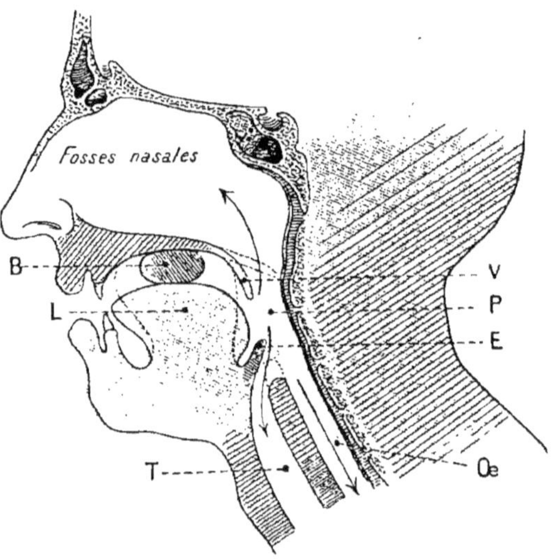

Fig. 7. — COUPE DE LA TÊTE POUR MONTRER LE CHEMIN SUIVI PAR LES ALIMENTS (B, Bol alimentaire. — V, Voile du palais. — P, Pharynx. — L, Langue. — E, Épiglotte. — Oe, Œsophage. — T, Trachée-artère).

dans l'estomac, et la *trachée-artère* (T) qui conduit l'air dans les poumons. Cette région pharyngienne est peu étendue (12 centimètres environ), mais elle a, en revanche, une importance très grande, parce qu'elle réunit un certain nombre de dispositions curieuses qui obligent les aliments à prendre le bon chemin c'est-à-dire à passer, sans y pénétrer, devant les fosses nasales et la trachée, et à s'engager dans l'œsophage (*fig.* 7).

En effet, au moment où les aliments, triturés par les dents et réunis sur la langue, en une pelote (B) qu'on nomme *bol alimentaire*, passent, poussés par la langue, de la bouche dans le pharynx (P), ils soulèvent une sorte de voile charnu (*voile du palais*, V), dont la partie postérieure (*luette*) pend dans le fond de la bouche. En se relevant, le voile du palais ferme automatiquement l'orifice des fosses nasales. Ce point dépassé, le bol alimentaire se trouve en présence de l'entrée de l'œsophage et de la trachée-artère. D'un mouvement spontané, l'œsophage se soulève et vient, en quelque sorte, à la rencontre du bol alimentaire. Dans ce mouvement, une sorte de soupape, *l'épiglotte* (E) s'abaisse sur l'entrée de la trachée-artère (T) qu'elle obstrue ; le bol alimentaire ne trouve donc plus qu'un passage libre : c'est l'orifice de l'œsophage dans lequel il s'engage.

Malgré la précision de tous ces mouvements, il arrive cependant parfois que des parcelles d'aliments ou des gouttelettes de liquides tombent dans la trachée-artère au lieu de passer dans l'œsophage. Cet accident se produit notamment lorsqu'on rit ou lorsqu'on parle inconsidérément en mangeant : on dit alors qu'on a *avalé de travers*.

3º ŒSOPHAGE. — L'œsophage est un tube droit (Oe, *fig*. 6, 7 et 9), placé derrière la trachée-artère, et servant à conduire les aliments du pharynx à l'estomac ; il est légèrement aplati à l'état de repos. Sa paroi, formée de *trois tuniques* superposées, renferme des fibres musculaires en forme d'anneau qui, par leur contraction, font progresser les aliments et les poussent peu à peu jusque dans l'estomac en étranglant successivement, de haut en bas, les différentes régions de l'œsophage. Ces mouvements de l'œsophage se nomment mouvements *péristaltiques*[1]. La muqueuse qui tapisse l'œsophage contient de nombreuses petites glandes qui sécrètent un liquide destiné à favoriser le glissement des aliments vers l'estomac.

L'orifice par lequel l'œsophage débouche dans l'estomac a reçu le nom de *cardia* (C, *fig*. 9, p. 25) ; on l'appelle ainsi parce qu'il se trouve dans le voisinage du cœur[2].

4º ESTOMAC. — La cavité du corps humain est divisée en deux étages superposés (*fig*. 8) par une cloison musculaire, transversale, le *diaphragme*. L'étage supérieur est le *thorax* ou *cavité thoracique* que l'on nomme encore *poitrine*. L'étage inférieur est *l'abdomen*. — Sitôt que l'œsophage a traversé le diaphragme pour passer du thorax dans l'abdomen, il se dilate en une poche ayant la forme d'un œuf : c'est *l'estomac* (C, *fig*. 8,

1. De *péri*, autour, et de *stellein*, resserrer.
2. Cœur, en grec, se dit *cardia*.

ou E, *fig.* 9, I). — A l'extrémité opposée au cardia, l'estomac se continue par l'intestin, avec lequel il communique par un orifice nommé *pylore* (P, *fig.* 9), muni d'une *valvule*, sorte de soupape, qui empêche le retour, dans l'estomac, des aliments qui ont passé dans l'intestin.

L'estomac est tapissé, à l'inté-

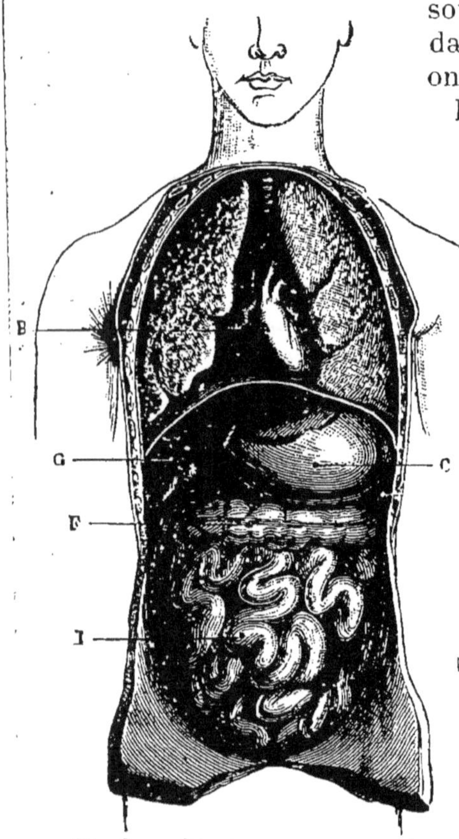

Fig. 8. — CORPS HUMAIN PARTAGÉ EN DEUX ÉTAGES PAR LE DIAPHRAGME. — Étage supérieur ou *thorax*, contenant les poumons et le cœur B; Étage inférieur ou *abdomen*, contenant l'estomac C, le foie G, l'intestin grêle I, le gros intestin F.

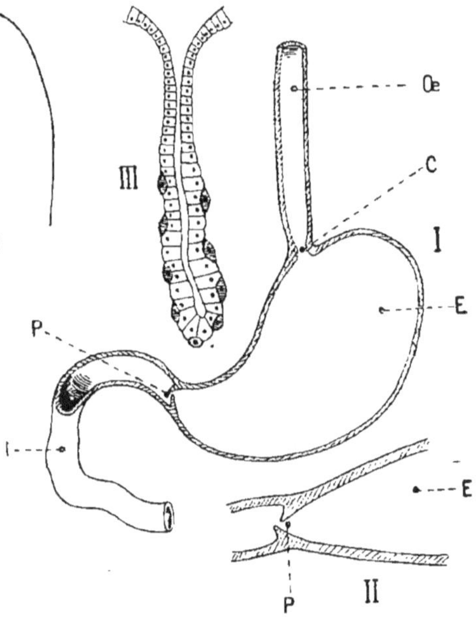

Fig. 9. — I. L'ESTOMAC E, dans lequel débouche l'œsophage Oe. par le cardia C. L'estomac communique avec l'intestin I, par le pylore P. — II. Le pylore P avec sa valvule. — III. Une glande gastrique.

rieur, par une muqueuse qui est la continuation de celle de l'œsophage; c'est dans l'épaisseur de cette muqueuse que sont placées les nombreuses glandes qui sécrètent le *suc gastrique* [1] (*fig.* 9. III) dont le rôle est si important dans la digestion des aliments albuminoïdes (voir p. 36).

1. De *gaster*, estomac.

Les parois de l'estomac, comme celles de l'œsophage, renferment de nombreuses fibres musculaires orientées dans toutes les directions (*fig.* 10); sous l'action de ces fibres, l'estomac exécute des mouvements très lents, mais très puissants, appelés aussi *mouvements péristaltiques*, qui déterminent le brassage des aliments et rendent plus intime leur mélange avec le suc gastrique.

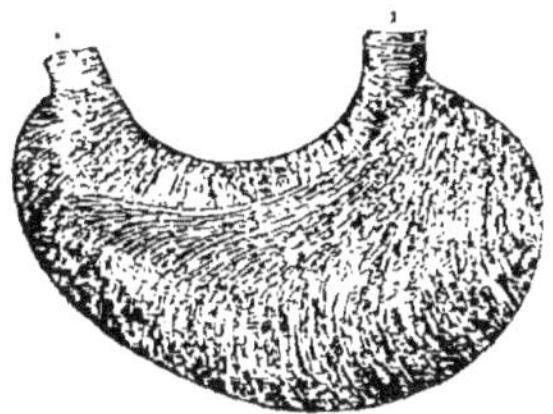

Fig. 10. — DISPOSITION DES FIBRES MUSCULAIRES, autour des parois de l'estomac.

5° INTESTIN. — L'intestin qui fait suite à l'estomac est un long canal comprenant deux parties d'inégal diamètre, l'*intestin grêle* et le *gros intestin*.

L'intestin grêle, dont la longueur chez l'homme est de 8 à 9 mètres et le diamètre de 2 cm. 5 environ, forme un tube étroit, pelotonné sur lui-même. Il commence au *pylore* et se termine au gros intestin sur le côté duquel il débouche (*fig.* 11). Sa paroi renferme, de nombreuses glandes servant à sécréter le **suc intestinal** : dans sa partie antérieure, et très près de l'estomac, il reçoit deux canaux provenant de deux grosses glandes latérales, le **foie** (F, *fig.* 6. p. 22) et le **pancréas** (P, *fig.* 6). Enfin, sa surface interne est tapissée par une multitude de petites saillies, dites *villosités intestinales*, qui lui donnent un aspect velouté et jouent un rôle prépondérant dans l'absorption.

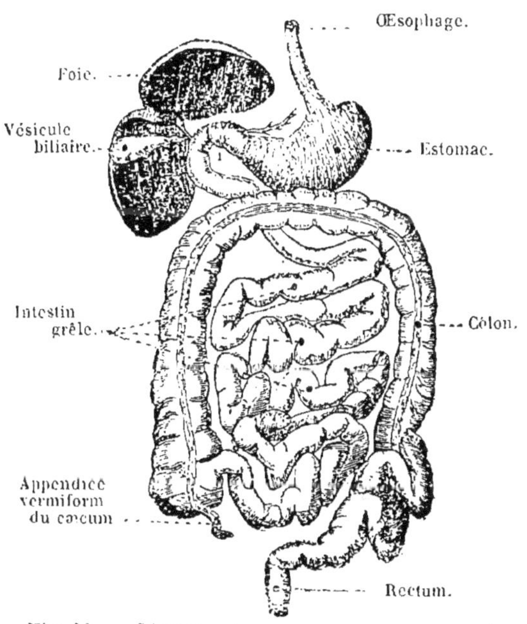

Fig. 11. — L'ESTOMAC, LE FOIE, ET LES DEUX RÉGIONS DE L'INTESTIN.

Le *gros intestin* vient à la suite de l'intestin grêle. C'est un gros tube, long de 1 m. 50 environ et ayant un diamètre de 5 à 6 centimètres. Il se divise en trois parties : le *cæcum* [1], le *côlon* [2] et le *rectum* [3] (*fig.* 11).

Grâce aux fibres musculaires qui existent dans l'épaisseur de leurs parois, l'intestin grêle et le gros intestin sont animés de mouvements contractiles analogues à ceux dont l'estomac est le siège : on les nomme *mouvements vermiculaires* parce qu'ils rappellent les mouvements des vers lorsqu'ils s'agglomèrent en formant des paquets. C'est grâce à ces mouvements que les aliments ou les déchets de la digestion progressent depuis le pylore jusqu'au *rectum* (*fig.* 11).

Il faut remarquer que l'intestin grêle ne vient pas déboucher exactement à l'extrémité du gros intestin, ni dans son prolongement : il s'ouvre sur le côté, par une ouverture en forme de boutonnière, munie d'une soupape désignée sous le nom de *valvule iléo-cæcale* (*fig.* 12), parce qu'elle se trouve au point où la dernière partie de l'intestin grêle, l'*iléon* [4] se raccorde avec la première partie du gros intestin, le *cæcum*. Cette valvule est disposée de telle façon qu'il est impossible aux aliments de retourner dans l'intestin grêle une fois qu'ils ont été déversés dans le cæcum.

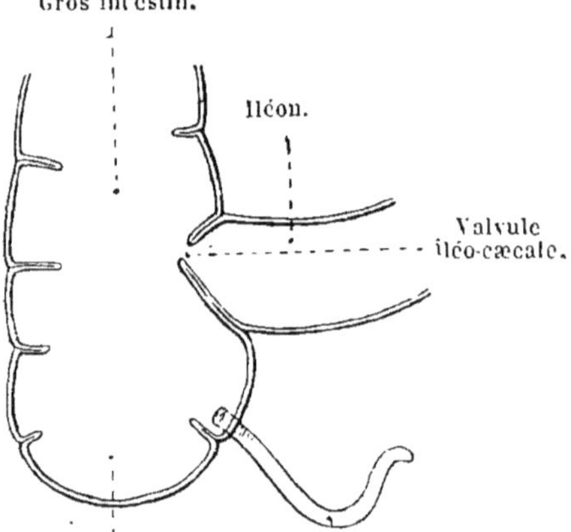

Fig. 12. — JONCTION DE L'INTESTIN GRÊLE AVEC LE GROS INTESTIN.

Le cæcum est muni d'un petit prolongement creux, appelé *appendice vermiforme* [5]. L'inflammation de cet organe provoque la maladie connue sous le nom d'*appendicite*.

---

1. Du latin : *cæcus*, aveugle, parce que cette première partie de l'intestin est terminée en *cul-de-sac*. Les tubes fermés par un bout s'appellent d'ordinaire des tubes *aveugles*.

2. *Côlon*, de *koloô*, j'arrête, parce que c'est là que les déchets de la nutrition s'arrêtent pendant un certain temps avant d'être expulsés.

3. *Rectum*, de *rectus, a, um*, droit, parce que sa direction est presque rectiligne.

4. *Iléon*, de *eileô*, je fais des contours.

5. *Vermiforme*, qui ressemble à un ver.

Le *rectum* est la partie terminale du gros intestin.

Enfin, l'abdomen est intérieurement tapissé par une membrane qui se replie de façon à envelopper aussi tous les intestins et tous les organes placées dans l'abdomen : c'est le *péritoine*. La maladie nommée *péritonite* est une inflammation du péritoine.

Organes annexes et transformations qu'ils font subir aux aliments.

Rappelons d'abord que les organes annexes du tube digestif sont : 1° les *dents* qui servent à triturer, à *mâcher* les aliments solides, afin de rendre plus intime et plus complète leur imbibition par les sucs digestifs; 2° les *glandes*, qui sécrètent les sucs digestifs dont le rôle est d'opérer la transformation des aliments insolubles en matières solubles et assimilables.

1° LES DENTS. — Les dents servent, avons-nous dit, à broyer les aliments; ce sont donc les organes essentiels de la **mastication**. Bien qu'elles soient très dures, les dents ne doivent pas être confondues avec les os, dont l'origine et la structure sont différentes. Chacune d'elles est implantée dans une cavité, appelée *alvéole*, de l'un ou l'autre des deux maxillaires.

Formes des dents. — Une dent quelconque (*fig.* 13 et 14) comprend toujours deux parties : l'une, extérieure (A), visible au-dessus de la gencive, est désignée sous le nom de *couronne*; l'autre (B) invisible, emprisonnée qu'elle est dans l'alvéole, est la *racine;* la région faiblement rétrécie qui marque la limite entre la couronne et la racine a reçu le nom de *collet.*

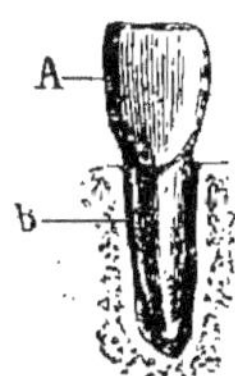

Fig. 13. — INCISIVE, avec une seule racine.

La forme de la couronne est adaptée au rôle que chaque dent remplit dans la mastication. Il y a, en effet, trois sortes de dents : les *incisives*, les *canines* et les *molaires*.

Les incisives (*fig.* 13), comme leur nom l'indique [1], servent à *couper* les aliments : elles ont une couronne amincie et tran-

1. Incisive, vient de *incidere*, couper.

chante. Leur racine est simple. On trouve 4 incisives à chaque mâchoire (par conséquent, 8 en tout) : ce sont les dents qui sont placées tout à fait sur le devant de la bouche (*fig.* 16).

Les canines sont ainsi nommées parce qu'elles ressemblent aux crocs du chien [1].

Elles servent à déchirer les aliments : leur couronne est arrondie et même pointue. Leur racine est simple. Elles sont au nombre de quatre, deux sur chaque mâchoire ; l'une est à droite, l'autre à gauche de la rangée d'incisives.

Les molaires (*fig.* 14) ont une couronne large et mamelonnée ; elles servent à broyer les aliments en agissant comme des *meules*, d'où leur nom. Il existe 10 molaires à chaque mâchoire chez l'homme adulte ; les deux premières molaires qui, de chaque côté, viennent à la suite des canines, sont plus petites que les autres : elles n'ont qu'une seule racine, ou deux tout au plus ; on les désigne sous le nom de *prémolaires*. Les trois autres molaires sont beaucoup plus fortes ; elles ont deux, trois et même quelquefois quatre racines : on les désigne sous le nom de *grosses molaires*. La dernière des grosses molaires, celle qui occupe tout à fait le fond de la bouche, n'apparaît guère que vers l'âge de vingt ou trente ans. Il arrive même quelquefois qu'elle ne se développe pas chez l'homme civilisé : on lui donne le nom de *dent de sagesse*.

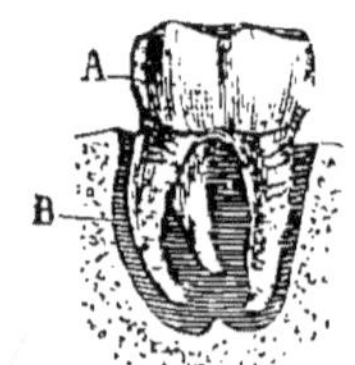

Fig. 14. — Molaire, avec ses trois racines. On voit nettement l'alvéole.

Variation de la dentition. — La dentition de l'enfant n'est pas la même que celle de l'homme adulte. Chez l'enfant, en effet, les dents sont au nombre de 20 seulement, tandis que chez l'adulte la dentition comprend 32 dents. Cette différence tient à ce que, chez l'enfant, les grosses molaires n'existent pas encore ; sa dentition est donc réduite aux 8 incisives, aux 4 canines et aux 8 prémolaires. Ces 20 premières dents persistent jusque vers l'âge de sept ans ; elles tombent ensuite, dans l'ordre même de leur apparition : les incisives d'abord, puis les prémolaires, et enfin les canines. Elles sont alors remplacées par les 32 dents définitives. La dentition de l'enfant a reçu le nom de *dentition de lait*.

---

1. Chien, en latin, se dit *canis*.

2.

De ce que nous avons deux dentitions successives, il ne faudrait pas conclure que les dents se forment à deux périodes différentes de la vie. En réalité, toutes nos dents se sont formées, à très peu de chose près, à la même époque ; mais la rapidité de leur développement n'est pas la même. En effet, dans l'épaisseur des maxillaires, on trouve, à la base des dents de lait, les *germes* (G) des dents définitives (*fig.* 15) qui attendent pour sortir que les premières soient tombées. Les dents de la dentition définitive sont donc contemporaines de celles de la dentition de lait.

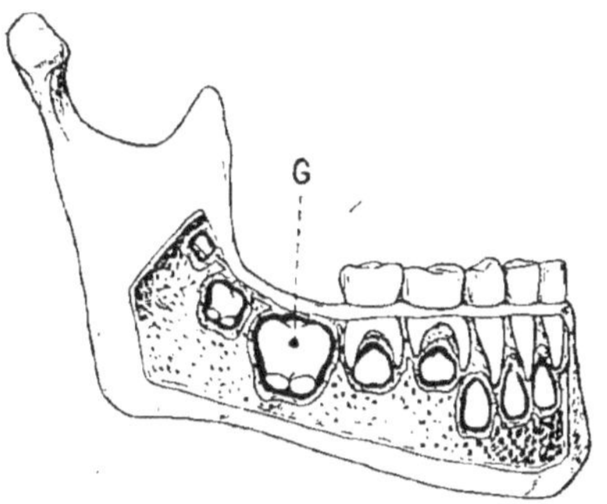

Fig. 15. — MAXILLAIRE INFÉRIEUR coupé en partie pour montrer les germes (G) des dents de remplacement ou définitives.

Formules dentaires. — Lorsqu'on veut comparer entre elles les dentitions des différents animaux, il est avantageux de représenter le nombre et la disposition des dents de chacun d'eux à l'aide de symboles faciles à saisir d'un coup d'œil, et dont l'ensemble constitue la *formule dentaire* caractéristique de l'animal. Pour établir cette formule, on écrit sous forme de fraction le nombre des dents de chaque espèce, de sorte que tous les numérateurs désignent les dents appartenant au maxillaire supérieur, tandis que les dénominateurs se rapportent au maxillaire inférieur.

On a ainsi, pour l'homme adulte (*fig.* 16) :

$$\frac{4}{4}\,I + \frac{2}{2}\,C + \frac{4}{4}\,m + \frac{6}{6}\,M = \frac{16}{16} = 32\ \text{dents.}$$

$\frac{4}{4}$ I signifie qu'il y a 4 incisives à la mâchoire supérieure et 4 à la mâchoire inférieure ; $\frac{2}{2}$ C se rapporte aux canines et indique qu'il y a 2 canines en haut et 2 en bas ; les formules $\frac{4}{4}$ m et $\frac{6}{6}$ M s'interprètent de la même façon et sont relatives, la première aux prémolaires, la seconde aux grosses molaires.

On aurait de même pour la formule dentaire de l'enfant pendant la dentition de lait :

$$\frac{4}{4}\,I + \frac{2}{2}\,C + \frac{4}{4}\,m = \frac{10}{10} = 20 \text{ dents.}$$

Généralement, pour simplifier les formules, on ne compte les dents que sur *la moitié* de la mâchoire supérieure et *la*

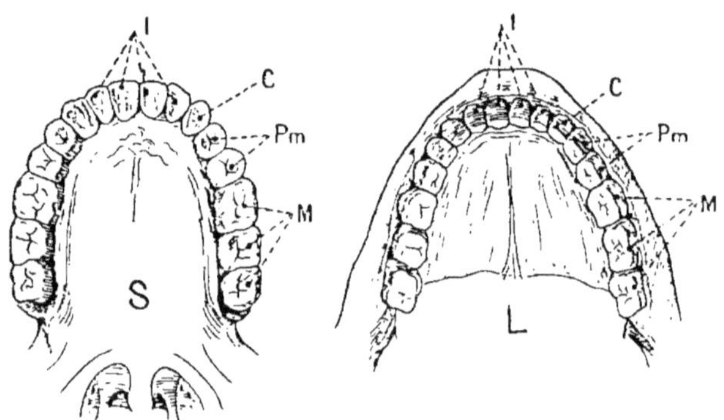

Fig. 16. — Les deux maxillaires vus de face, pour montrer les positions relatives des dents (S, Maxill. supérieur. — L, Maxill. inférieur. — I. Incisives. — C, Canines. — Pm, Prémolaires. — M, Molaires).

moitié de la mâchoire inférieure, et alors les deux formules précédentes deviennent : pour l'homme adulte

$$\frac{2}{2}\,I + \frac{1}{1}\,C + \frac{2}{2}\,m + \frac{3}{3}M$$

et pour l'enfant

$$\frac{2}{2}\,I + \frac{1}{1}\,C + \frac{2}{2}m.$$

Structure des dents. — Afin d'étudier la structure d'une dent, il faut en faire une *coupe en long (fig. 17)*. On voit alors, sur cette coupe, que la substance dure de la dent est creusée, au centre, d'une cavité remplie d'une matière molle, appelée *pulpe dentaire;* au sein de la pulpe dentaire viennent se ramifier les vaisseaux, *artères* et *veines*, qui apportent la nourriture à la dent, et le *nerf* qui lui donne la sensibilité.

La pulpe dentaire est entourée par l'*ivoire* qui constitue la masse principale ou le corps de la dent.

Dans la région de la couronne, l'ivoire est recouvert d'une

couche protectrice, très dure, très résistante, appelée *émail*[1]; il existe aussi une couche protectrice qui recouvre la racine; cette couche, beaucoup moins résistante que l'émail, a reçu le nom de *cément*.

Rôle des dents. — La fonction que les dents accomplissent est la *mastication*. Sous l'action de muscles spéciaux, le maxillaire inférieur s'écarte et se rapproche alternativement du maxillaire supérieur immobile. Les matières alimentaires, serrées entre les dents, sont divisées, broyées, triturées, et rendues ainsi plus pénétrables aux différents sucs avec lesquels elles se trouveront en contact tout le long du tube digestif.

La mastication est donc l'acte préparatoire *indispensable* à la digestion. Une mastication incomplète entraîne nécessairement une fatigue de l'estomac et des maladies très douloureuses de cet organe.

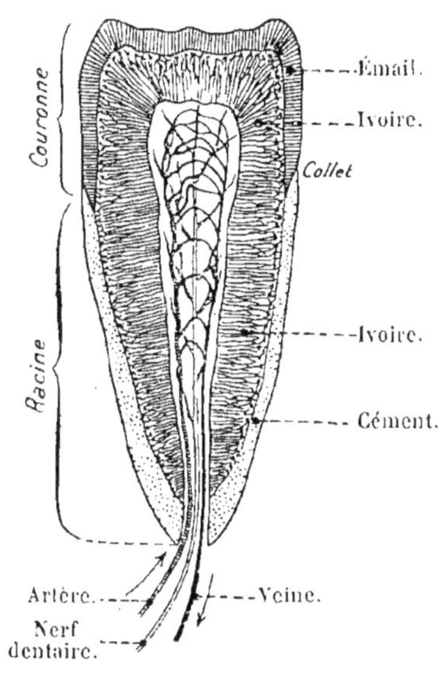

Fig. 17. — Coupe longitudinale d'une dent.

2° LES GLANDES ANNEXES. — Les dents font subir aux aliments une transformation purement mécanique. Les transformations chimiques ayant pour effet de les rendre solubles et assimi-

1. L'émail des dents, bien que dur, est très fragile; s'il vient à se fendiller, l'ivoire situé au-dessous se détruit sous l'action combinée des acides et des bac-

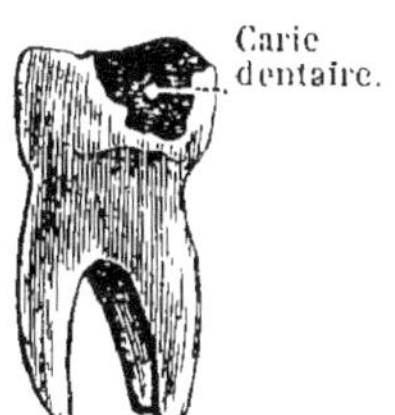

Fig. 18. — Une dent cariée.

téries (*microbes*); il en résulte une cavité qui peut s'étendre jusqu'à la pulpe dentaire : on dit alors que la dent est *cariée* (*fig.* 18).

lables, s'accomplissent sous l'action de sucs variés, sécrétés par des glandes qui, dans l'ordre même où elles sont rencontrées par les aliments, sont : 1° les *glandes salivaires;* 2° les *glandes de l'estomac;* 3° et 4° le *pancréas* et le *foie;* 5° les *glandes intestinales.*

Nous allons étudier successivement ces différentes glandes, analyser les liquides qu'elles déversent dans le tube digestif et rechercher quelle influence chacun d'eux exerce sur les aliments ingérés.

Glandes salivaires. — Les *glandes salivaires,* comme leur nom l'indique, sont les organes chargés de sécréter la *salive;*

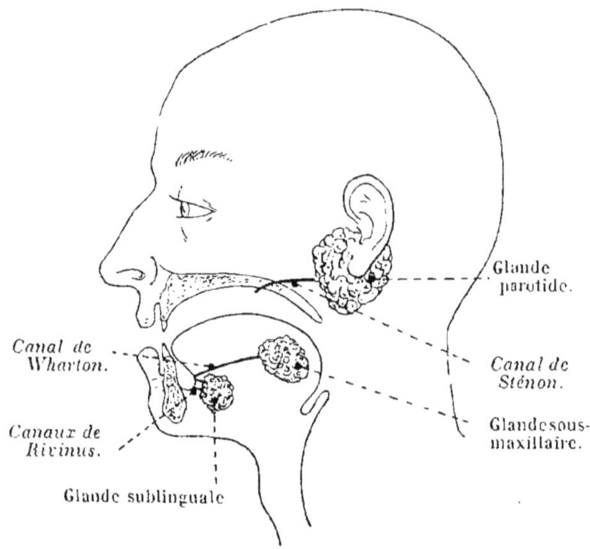

Fig. 19. — Glandes salivaires. (Cette figure montre comment les trois paires de glandes salivaires sont disposées sur les côtés de la bouche.)

elles sont au nombre de trois paires, placées symétriquement de chaque côté de la bouche (*fig.* 19) : *glandes parotides*[1], *glandes sous-maxillaires* et *glandes sublinguales;* les noms qu'on leur a donnés rappellent les positions qu'elles occupent.

Chacune d'elles comprend une partie sécrétante qui est la glande proprement dite, puis un canal servant à conduire dans la bouche la salive produite par la partie sécrétante. Leur constitution et surtout leur forme permettent de les

____

1. De *para,* auprès, et *ous, otos,* oreille : qui est auprès de l'oreille.

ranger dans la catégorie des glandes *en grappes*[1] (*fig.* 20).

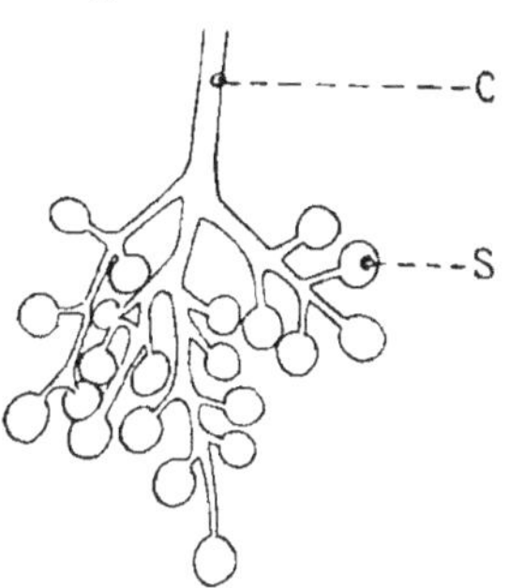

Fig. 20. — Disposition d'une glande en grappe. (S, Partie sécrétrice ; C, Canal, d'évacuation.)

Il y a en outre, dans l'épaisseur de la muqueuse qui tapisse la bouche, et disséminées sur les joues, sur les lèvres, sur la voûte palatine, sur le voile du palais, à la face inférieure de la langue, une foule de petites glandes déversant séparément leurs produits dans la bouche et qu'on nomme *glandes buccales.*

Les *glandes parotides* sont situées au-dessous et un peu en avant de l'oreille ; ce sont les plus grosses. La salive qu'elles produisent s'écoule dans la bouche par le *canal de Sténon* qui vient déboucher au niveau de la deuxième prémolaire supérieure.

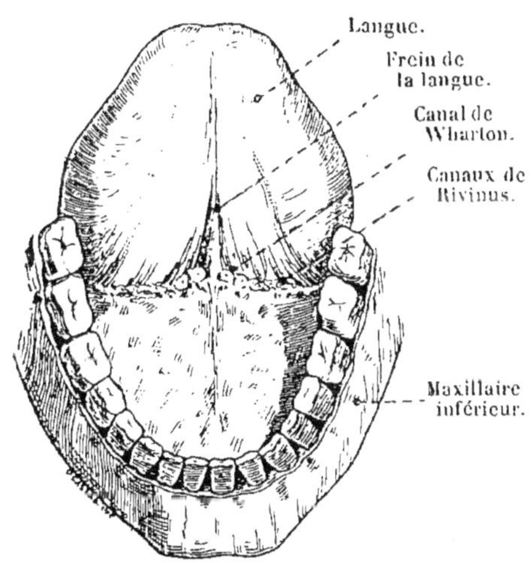

Fig. 21. — Orifices d'écoulement des glandes sub-linguales et sous-maxillaires (La langue est supposée relevée).

Les *glandes sous-maxillaires* sont placées à l'intérieur des branches du maxillaire inférieur ; leur salive arrive dans la bouche, à la base de la langue, par le *canal de Wharton* (fig. 21).

Les *glandes sublinguales* sont placées sous la langue, dans l'épaisseur du plancher de la bouche ; leur salive est déversée par plusieurs petits canaux (*canaux de Rivinus*) qui s'ouvrent de chaque côté du *frein* de la langue (*fig.* 21).

Insalivation. — Pendant que la mastication s'opère, les glandes salivaires déversent

---

1. Les glandes en grappes sont formées d'un tube qui se ramifie un grand nombre de fois. Les extrémités des ramifications se dilatent, se renflent ou se pelotonnent sur elles-mêmes, de façon à former de petites boules (S). Ces

dans la bouche la salive qu'elles produisent alors en abondance et qui imprègne les aliments. C'est à cette imprégnation qu'on a donné le nom d'*insalivation*.

Composition et rôle de la salive. — Il est d'abord évident que la salive doit faciliter la mastication, surtout celle des aliments secs. Mais ce n'est là qu'un rôle mécanique; son rôle le plus important est un rôle chimique.

La salive mixte, résultant du mélange des salives particulières secrétées par les différentes glandes salivaires renferme, en effet, les éléments suivants :

SALIVE

{ Eau, 99 p. 100 environ;
{ Sels minéraux (chlorure, carbonate et phosphate de sodium);
{ Mucus [1];
{ Ptyaline (*diastase*), principe actif de la salive.

La *ptyaline* est une *diastase* [2] ou *ferment soluble* dont la propriété essentielle est de *transformer en glucose* les substances amylacées ou féculentes, telles que l'amidon et la fécule.

Or, l'amidon étant *insoluble*, et la glucose étant, au contraire, *soluble*, on voit que, d'après la définition même que nous avons donnée de la digestion (voir p. 17), *le rôle de la salive est de digérer les aliments féculents (pain, pommes de terre, etc.).*

En réalité, cette digestion des féculents par la salive est peu active, car les aliments, séjournant très peu de temps dans la bouche et se trouvant très rapidement transportés dans l'estomac où ils s'imbibent d'un autre suc, l'action de la salive sur les féculents s'exerce pendant un temps trop court pour que leur transformation soit bien profonde; aussi, au lieu de dire que la salive *digère* les féculents est-il beaucoup plus exact de dire que la salive *commence, ébauche la digestion des féculents.*

boules constituent la partie sécrétrice de la glande : le reste des canaux (C) sert seulement à évacuer les produits de la sécrétion. On voit que ces boules sécrétrices qui terminent les rameaux évacuateurs, donnent à l'ensemble de la glande l'aspect d'une grappe, d'où le nom de *glande en grappe.*

1. Nom donné à tous les liquides provenant de la sécrétion des muqueuses.

2. On donne le nom de *diastases* à un certain nombre de substances azotées qui, sous un très petit volume, ont la propriété d'opérer la transformation chimique d'une masse relativement grande de quelques autres substances organiques.

Il est utile d'ajouter que la salive n'agît sur aucune des substances alimentaires autres que les substances féculentes.

Glandes de l'estomac; digestion stomacale. — Dès que les matières alimentaires pénètrent dans l'estomac, elles touchent la muqueuse de l'organe, dans l'épaisseur de laquelle existent de très nombreuses glandes. Aussitôt, ces glandes se mettent à sécréter abondamment un liquide clair, incolore, qui est le *suc gastrique*. On a calculé que les glandes de l'estomac d'un homme adulte peuvent produire jusqu'à 7 litres de suc gastrique par jour.

Rôle mécanique de l'estomac; fonction chimique du suc gastrique. — En même temps que les glandes sécrètent le suc gastrique, les muscles de la paroi stomacale se contractent lentement, brassent, en quelque sorte, les aliments déjà mâchés et broyés que contient l'estomac et les mélangent intimement avec le suc gastrique.

La composition du suc gastrique est la suivante :

SUC GASTRIQUE

—

Eau, 99 p. 100;
Sels minéraux (chlorure et phosphate de sodium);
Mucus;
Acide chlorhydrique libre;
Pepsine (*diastase*), principe actif du suc gastrique.

Ce tableau nous apprend que le suc gastrique, grâce à la présence de l'acide chlorhydrique libre, est *acide*, c'est-à-dire qu'il rougit la teinture de tournesol. Cette acidité est nécessaire, car la *pepsine*, qui est la partie active du suc gastrique, *ne peut agir que si elle se trouve dans un milieu acide.*

De même que la ptyaline de la salive rend soluble les féculents en transformant l'amidon en glucose, de même la *pepsine digère les matières albuminoïdes*, qui sont insolubles, comme la viande, le fromage, le gluten du pain, *en les transformant en peptones*, substances solubles.

Les fonctions de l'estomac sont donc : 1º de brasser les aliments; 2º de secréter le suc gastrique qui contient la *pepsine*, substance propre à digérer les aliments albuminoïdes.

Remarque. — Nous ferons, au sujet de l'estomac, une remarque analogue à celle que nous avons faite à propos de la salive, c'est que les aliments séjournent trop peu de temps dans l'estomac pour que la digestion des albuminoïdes y soit complète. Elle devra donc, comme la digestion des féculents, s'achever plus loin.

Enfin, ajoutons que le suc gastrique ne digère que les albuminoïdes et qu'il est sans action sur toutes les autres catégories d'aliments.

Glandes annexes de l'intestin : digestions intestinales.

Au moment où les contractions des muscles de l'estomac poussent les matières alimentaires, digérées ou non dans l'intestin grêle, les féculents et les substances albuminoïdes ont seuls subi un commencement de digestion. On peut donc dire que quand les aliments pénètrent dans l'intestin par le pylore, la digestion n'est encore qu'ébauchée : ce sont les glandes annexes de l'intestin qui sont chargées de la compléter.

Ces glandes qui déversent dans l'intestin le produit de leur sécrétion sont de trois sortes : il y a le *pancréas*, les *glandes intestinales* et le *foie*.

Le pancréas. — Le pancréas est une glande allongée, de couleur rose, située un peu au-dessous et en arrière de l'estomac (voir *fig.* 6, p. 22, et *fig.* 23, p. 40).

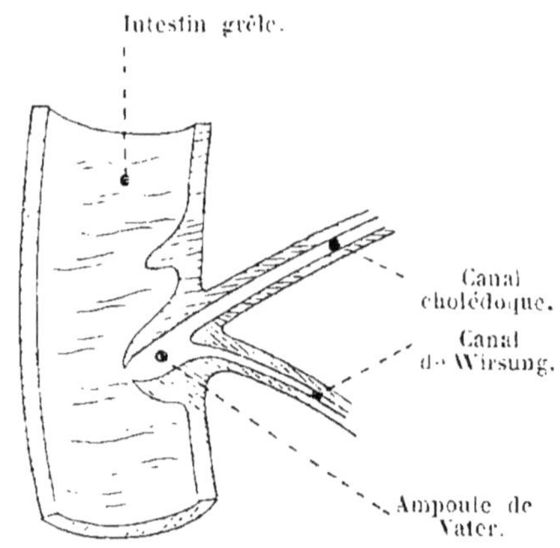

Fig. 22. — Coupe de l'intestin grêle, pour montrer l'ampoule de Vater.

Elle produit un liquide clair, le *suc pancréatique*, qui se déverse dans l'intestin grêle par deux canaux : l'un, le plus large et le plus important, est le *canal de Wirsung;* l'autre est un canal étroit, qu'on nomme *canal supplémentaire* ou *accessoire* (*fig.* 23).

Le canal de Wirsung débouche avec le canal cholédoque, qui vient du foie (*fig.* 23), dans une cavité formée par un repli de la muqueuse de l'intestin et nommé *l'ampoule de Vater* (*fig.* 22). Cette ampoule, généralement fermée, ne s'ouvre qu'au moment des digestions; de sorte que c'est par le canal accessoire que le suc pancréatique s'écoule normalement et continuellement dans l'intestin. L'ampoule de Vater ne livre passage qu'à des jets intermittents.

Le suc pancréatique est un liquide incolore, ayant la consistance d'un sirop et renfermant :

SUC PANCRÉATIQUE

—

{ Eau, 90 p. 100 ;
{ Sels minéraux (chlorures et phosphates de potasse ou de soude);
{ Mucus;
{ **Trois diastases** actives.

La présence de ces trois diastases amène de suite à penser que le *suc pancréatique* doit jouer un rôle important dans la digestion.

L'une de ces diastases (*amylopsine*) agit, en effet, de la même manière que la salive, sur les substances amylacées insolubles et les transforme en glucose soluble : *elle achève donc l'œuvre que la salive a commencée dans la bouche.*

Une autre diastase (*trypsine*) agit sur les substances albuminoïdes : elle les dissout et, par conséquent, *complète l'action du suc gastrique.*

La troisième enfin (*stéapsine*) agit sur les matières grasses; elle les *émulsionne*, c'est-à-dire qu'elle les fait passer à l'état de gouttelettes extrêmement fines qui restent en suspension dans le liquide et peuvent être alors absorbées par les *villosités intestinales.*

Le suc pancréatique ne fait pas qu'émulsionner les graisses, il les *saponifie*, c'est-à-dire qu'il les dédouble en glycérine (soluble) et en acides gras : ces derniers, s'unissant aux alcalis qu'ils rencontrent dans le suc pancréatique lui-même, forment des *savons* (solubles); d'où le terme : saponifier.

On voit que le suc pancréatique est le suc digestif par excellence puisque aucune catégorie d'aliment n'échappe à son action [1]. Non seulement, en effet, il digère et émulsionne les matières grasses qui, jusqu'alors, n'avaient encore subi aucune transformation, mais encore *il achève et complète*

---

1. Sauf cependant le *sucre* de canne, dont nous nous occuperons plus loin (p. 39).

toutes les digestions commencées dans les autres parties du tube digestif.

Les glandes intestinales et le suc entérique. — Tous les aliments solides et non naturellement solubles sont donc digérés quand ils ont subi l'action du suc pancréatique. Et comme les aliments solubles n'ont besoin de subir aucune transformation, il semble que la digestion soit terminée.

Il y a cependant une substance alimentaire qui, bien que soluble, doit être modifiée avant d'être absorbée : c'est le sucre de canne. Ce sucre de canne, en effet, n'est pas *assimilable*, c'est-à-dire que s'il pénétrait tel qu'il est dans la circulation et arrivait dans les capillaires des organes, les cellules ne pourraient pas l'utiliser, tandis qu'elles se nourrissent fort bien de glucose. Or, il existe dans la paroi de l'intestin, une multitude de petites glandes qui sécrètent un liquide limpide, le *suc intestinal* ou *entérique*, renfermant un principe actif, l'*invertine*, capable d'*intervertir* le sucre ordinaire ou saccharose, c'est-à-dire de le transformer en glucose et de le rendre par cela même *assimilable* [1].

Voici la composition élémentaire du suc intestinal :

SUC INTESTINAL

—

Eau, 98 p. 100 ;
Sels minéraux (carbonate et phosphate de sodium) ;
Mucus ;
Invertine (*diastase*).

Résumé. — Il nous est possible de résumer en quelques lignes toutes les notions relatives à la digestion que nous avons jusqu'à présent acquises.

La *salive*, par la *ptyaline* (diastase), commence la digestion des aliments féculents.

Le *suc gastrique*, grâce à la *pepsine*, transforme en *peptones* solubles les aliments albuminoïdes insolubles.

Le *suc pancréatique* agit sur les trois sortes d'aliments par trois diastases différentes : 1° il achève la digestion des féculents commencée par la salive ; 2° il achève la digestion des albuminoïdes commencée par le suc gastrique ; 3° il émulsionne

---

1. Voir p. 17, la définition de l'assimilation.

les graisses ou les saponifie. Les trois diastases qui opèrent ces transformations sont respectivement l'*amylopsine*, la *trypsine* et la *stéapsine*.

Enfin, le *suc intestinal* contient de l'*invertine* qui transforme la saccharose en glucose et la rend ainsi assimilable.

Le foie. — Au point où nous en sommes, il semble donc que toutes les substances alimentaires étant digérées, il n'y a

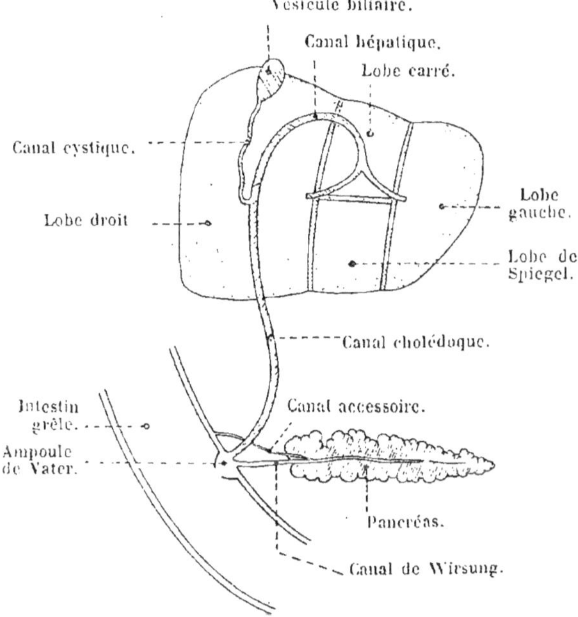

Fig. 23. — Le foie vu par sa face inférieure; ses relations avec l'intestin grêle et le pancréas.

plus qu'à rechercher comment elles sont absorbées; mais il est nécessaire d'étudier préalablement une grosse glande qui, si elle n'a sur la digestion proprement dite qu'une action indirecte, joue dans l'absorption un rôle très important : c'est le *foie*.

Le foie est une glande de couleur brun rouge, dont le poids peut atteindre jusqu'à deux kilogr.; il est situé dans la partie droite de l'abdomen, immédiatement au-dessous du diaphragme (voir *fig.* 6, p. 22, *fig.* 8, p. 25); sa face inférieure, concave, recouvre la partie droite de l'estomac et le commencement de l'intestin grêle; sa surface supérieure est bombée. La glande entière est enveloppée d'une membrane très mince, appelée *capsule de Glisson*.

Si l'on soulève légèrement le foie pour examiner sa face inférieure, on y constate l'existence de sillons qui divisent la surface de la glande en quatre parties inégales, appelées *lobes;* ce sont : le *lobe droit*, le *lobe gauche*, le *lobe carré* et le *lobe de Spiegel* (*fig.* 23).

De chacun des lobes droit et gauche sort un petit canal, et ces deux petits canaux s'unissent bientôt en un conduit unique qui est le *canal hépatique*. Sur un point de son parcours, le canal hépatique reçoit un autre canal, le *canal cystique*, qui sort d'une petite poche nommée la *vésicule biliaire* ou *poche du fiel*. A partir du point où le canal cystique vient s'unir au canal hépatique, ce dernier change de nom : il devient le *canal cholédoque* qui va s'ouvrir dans l'intestin grêle, à l'intérieur de l'ampoule de Vater, dans laquelle (voir *fig.* 22, p. 37), débouche aussi le canal de Wirsung, venant du pancréas.

Le foie est une glande à fonction double, parce que les cellules dont il se compose possèdent à la fois la propriété de sécréter la bile, c'est la *fonction biliaire*, et celle, non moins importante, de fabriquer du glycogène : cette dernière est la *fonction glycogénique;* nous nous en occuperons au moment où nous étudierons l'absorption (p. 44).

Fonction biliaire; la bile. — Il existe, dans l'épaisseur du foie, une multitude de petits canaux dans lesquels viennent s'ouvrir de minuscules glandes en grappe : ce sont les *canaux biliaires*. Ces canaux se réunissent tous pour former le canal hépatique, prolongé par le canal cholédoque, qui amène la bile dans l'intestin au point où se trouve l'ampoule de Vater.

La bile ou *fiel* est un liquide jaune-verdâtre que le foie sécrète d'une façon continue; mais comme l'ampoule de Vater est ordinairement fermée dans l'intervalle des digestions, la bile rebrousse chemin par le canal cystique et va s'emmagasiner dans la vésicule biliaire (*fig.* 23). Au moment où l'ampoule s'ouvre, c'est-à-dire quand les aliments venant de l'estomac arrivent en face d'elle, la vésicule dégorge le liquide qu'elle renferme, et il se produit dans l'intestin grêle un abondant jet de bile.

La bile, fraîchement sécrétée par le foie, est un liquide

jaune, parfaitement limpide; elle n'acquiert une coloration verdâtre que lorsqu'elle a séjourné pendant un certain temps dans la vésicule biliaire. La bile est ainsi composée :

BILE

—

{ Eau, 85 p. 100;
{ Sels minéraux (chlorure, carbonate et phosphate de sodium);
{ Substances organiques azotées;
{ Cholestérine, etc.;
{ Matières colorantes (bilirubine, biliverdine).

Comme on le voit, la bile *ne renferme pas de diastase active*; elle paraît néanmoins jouer un rôle important dans la digestion ou dans l'absorption des matières grasses, car un chien auquel on a fait une fistule biliaire [1] maigrit et perd ses poils. Pour qu'il continue à se bien porter, il faut mélanger de sa propre bile à ses aliments.

Faute de cette précaution, non seulement il maigrit, mais ses excréments ont une odeur repoussante, ce qui semble indiquer que la bile est *antiseptique*, c'est-à-dire qu'elle empêche la putréfaction des aliments dans le tube digestif.

De plus, le jet de bile qui se produit toujours *après* chaque digestion balaie l'intestin et le prépare à la digestion suivante.

Enfin c'est peut-être le contact de la bile qui provoque la contraction des muscles de l'intestin, détermine les mouvements vermiculaires et fait, par conséquent, avancer les aliments dans le tube digestif de l'estomac au rectum.

Il résulte de ce que nous venons de dire que la bile, qui est surtout un produit d'excrétion, c'est-à-dire qui contient beaucoup de substances destinées à être simplement expulsées, n'en concourt pas moins à l'œuvre de la digestion : 1º *par son action sur les matières grasses*; 2º *en provoquant les mouvements vermiculaires de l'intestin*; 3º *en retardant les fermentations*: 4º *en déterminant la chute de l'épithélium* [2] *de l'intestin* qui se trouve ainsi faire peau neuve après chaque digestion.

Résultat de la digestion. — Nous voyons que, la bile mise à part, tous les sucs qui jouent un rôle direct dans la diges-

---

1. C'est une opération qui consiste à couper le canal cholédoque pour faire écouler la bile à l'extérieur.
2. Épiderme de la muqueuse qui tapisse l'intestin.

tion sont constitués par de l'eau contenant en dissolution des sels et une substance active, appartenant au groupe des *diastases*.

Sous les actions combinées et successives de ces diverses diastases salivaire, gastrique, pancréatiques ou intestinale, peut-être aussi sous l'action de la bile, tous les aliments capables d'être digérés sont transformés en une bouillie claire que les anciens physiologistes appelaient le *chyle* et qui est composée de la façon suivante : un liquide provenant du mélange de toutes les substances alimentaires digérées, c'est-à-dire dissoutes, et tenant en suspension des globules très petits de graisse émulsionnée. C'est la présence de ces globules qui donne au chyle son aspect laiteux.

Les déchets, formés de tout ce qui n'a pas été digéré, constituent les excréments: ils sont destinés à être expulsés.

Quant au chyle, il faut qu'il traverse les parois de l'intestin pour être ensuite conduit par la circulation dans toutes les parties de l'organisme. C'est à cette pénétration des matières digérées dans le système circulatoire qu'on a donné le nom d'*absorption*.

Le tableau suivant permet de saisir d'un coup d'œil tout ce que nous avons dit relativement à la digestion.

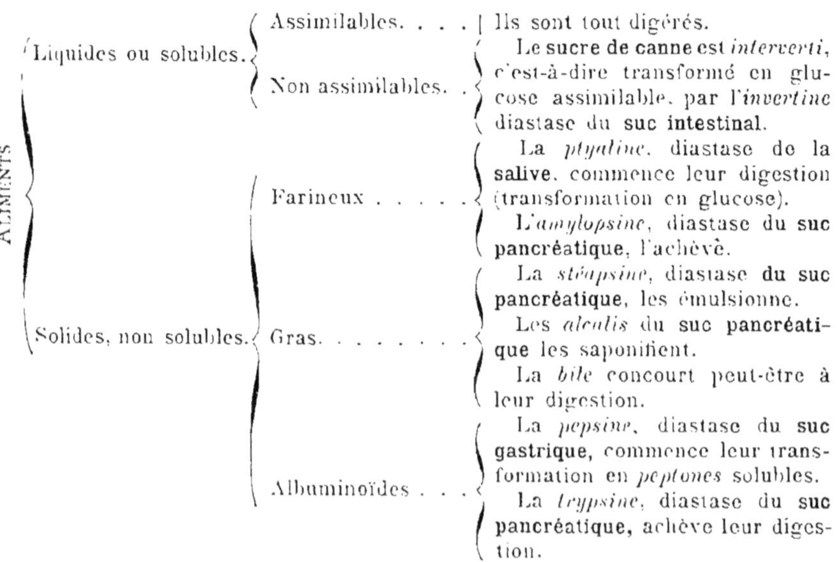

ALIMENTS

Liquides ou solubles.
- Assimilables. . . . | Ils sont tout digérés.
- Non assimilables. . { Le sucre de canne est *interverti*, c'est-à-dire transformé en glucose assimilable, par l'*invertine* diastase du suc intestinal.

Solides, non solubles.
- Farineux . . . . . { La *ptyaline*, diastase de la salive, commence leur digestion (transformation en glucose). L'*amylopsine*, diastase du suc pancréatique, l'achève.
- Gras . . . . { La *stéapsine*, diastase du suc pancréatique, les émulsionne. Les *alcalis* du suc pancréatique les saponifient. La *bile* concourt peut-être à leur digestion.
- Albuminoïdes . . . { La *pepsine*, diastase du suc gastrique, commence leur transformation en *peptones* solubles. La *trypsine*, diastase du suc pancréatique, achève leur digestion.

III. — ABSORPTION

Les voies de l'absorption. — C'est, ainsi que nous venons de le dire, le passage des aliments digérés à travers la paroi intestinale qui constitue le phénomène de l'absorption.

Voici par quelles voies s'effectue ce passage.

Si nous examinons la paroi interne de l'intestin grêle, nous verrons qu'elle porte de nombreux replis transversaux en forme de croissants qui en augmentent assez notablement la surface; tous ces replis, appelés *valvules conniventes*, présentent, ainsi d'ailleurs que le reste de l'intestin, une multitude de petites saillies, ayant à peu près un millimètre de hauteur, et qui sont les organes actifs de l'absorption : on les a désignées sous le nom de *villosités intestinales* (*fig.* 24); leur nombre n'est pas inférieur à 4 millions.

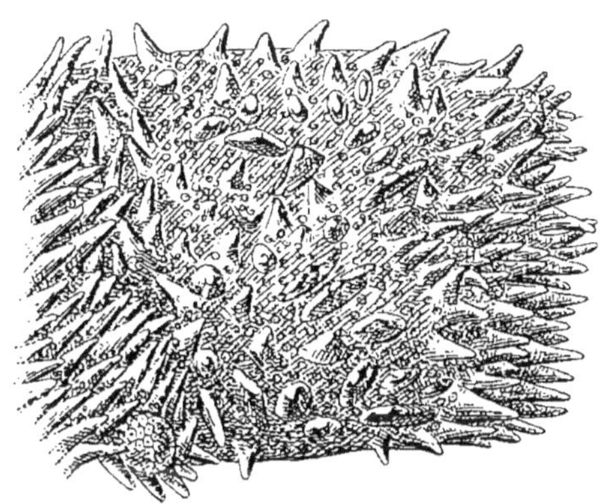

Fig. 24. — UNE PARTIE DE LA PAROI INTÉRIEURE DE L'INTESTIN GRÊLE, hérissée de villosités intestinales.

Si nous étudions à un fort grossissement l'une de ces villosités (*fig.* 25), nous voyons qu'à l'intérieur, c'est-à-dire dans l'axe de chacune d'elles, se trouve un canal irrégulier, assez large, fermé à son extrémité, et qui représente l'origine d'un *vaisseau chylifère* (Ch). Autour de ce canal, existe un réseau sanguin très serré, alimenté par une artère (A). Le sang qui a parcouru la villosité s'en va par une veine (V).

Les substances digérées qui sont dans l'intestin traversent les parois de chaque villosité. Là, une véritable sélection s'opère : l'eau, les sels, la glucose, les peptones et, d'une façon générale, *toutes les substances dissoutes, se rendent dans les vaisseaux sanguins* (V). Les *graisses*, qui sont seulement émulsionnées, mais non dissoutes, pénètrent *jusqu'au centre de la villosité, dans le canal chylifère* (Ch) qui s'y trouve.

L'absorption se fait donc par deux voies bien distinctes que nous allons étudier successivement.

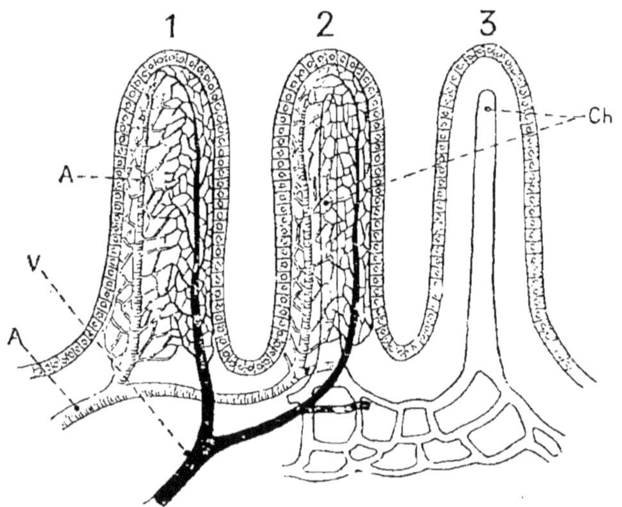

Fig. 25. — VILLOSITÉS INTESTINALES, très grossies et coupées dans le sens de leur longueur (A, artère. — V, veine. — Ch, chylifères). Dans la villosité 1, les vaisseaux sanguins sont seuls dessinés ; dans la villosité 2, le chylifère central est indiqué ; dans la villosité 3, on a supprimé le réseau sanguin.

Absorption par les chylifères. — Ainsi que le font les veines qui les accompagnent, les vaisseaux chylifères de toutes les villosités se réunissent de proche en proche ; ils forment par leur réunion des canaux de plus en plus gros, entremêlés de renflements appelés *ganglions*, puis, finalement, aboutissent à un canal unique, le *canal thoracique* (Th, *fig.* 26), qui va s'ouvrir dans la veine sous-clavière gauche (Scg), à une petite distance du cœur. *C'est donc par ce point que pénètrent dans la circulation les substances grasses absorbées par les villosités.*

Absorption sanguine. — Quant au sang qui sort des villosités en emportant les matières alimentaires devenues solubles (glucoses, peptones, sels minéraux, etc.), il suit un chemin très singulier.

Les veines qui sortent des villosités intestinales forment, par leur réunion, une grosse veine qui, dans le cas actuel, prend le nom de *veine-porte* (Vp, *fig.* 26). Mais, au lieu de se jeter, comme le font toutes les veines du corps au sortir d'un organe quelconque, dans le courant circulatoire général, la veine-porte se rend d'abord dans le foie (F) où elle se résout en une foule de capillaires qui pénètrent jusque dans les recoins les plus profonds de l'organe.

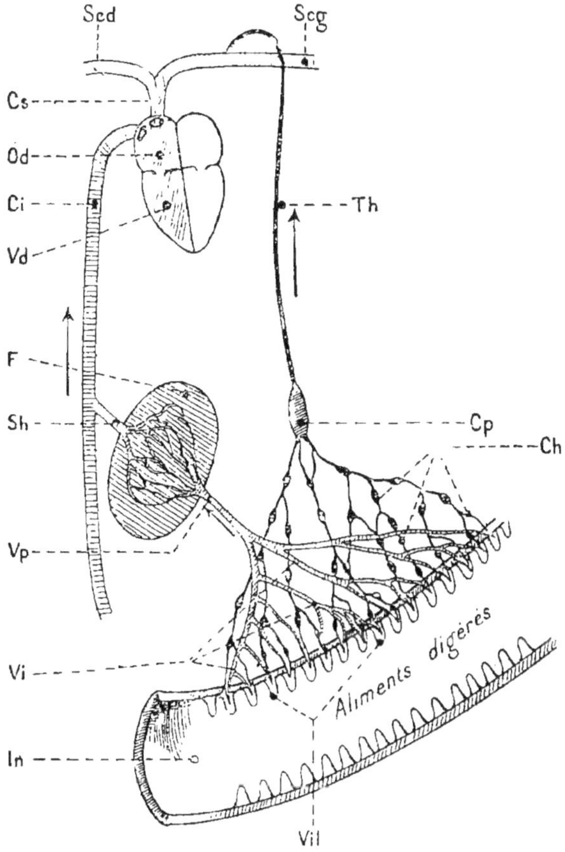

Fonction glycogénique du foie. — Il résulte de cette disposition qu'il n'existe pas une seule cellule du foie qui ne soit directement baignée par le sang, riche en peptones et en glucose, amené du tube digestif dans la veine porte.

Puis, tous ces capillaires se réunissent à nouveau, et le sang, qui a ainsi traversé le foie, s'en échappe par une grosse veine, la *veine sus-hépatique* (Sh), qui déverse son contenu dans la veine cave inférieure (Ci).

Fig. 26. — LES VOIES DE L'ABSORPTION (In, intestin. — Vil, villosités. — Ch, Vaisseaux chylifères — Cp, Th, canal thoracique. — Vi, veines intestinales. — Vp, veine porte. — F, foie. — Sh, veine sus-hépatique. — Ci, veine cave inférieure. — Cs, veine cave supérieure. — Scd et Scg, veines sous-clavières droite et gauche. — Od, oreillette droite. — Vd, ventricule droit).

Si maintenant nous examinons au microscope les cellules du foie, nous verrons qu'elles contiennent une grande proportion de granules d'une sorte d'amidon [1], qu'on nomme *glycogène* ou *amidon animal*.

[1] On reconnaît que ces granules sont constitués par de l'amidon parce qu'ils *bleuissent* sous l'action de l'iode.

Or, deux cas peuvent se présenter : ou bien l'alimentation, s'étant faite surtout avec des albuminoïdes, le sang de la veine-porte est pauvre en glucose, ou bien il est trop riche en glucose, parce qu'on a introduit dans le tube digestif beaucoup d'aliments féculents.

Dans le premier cas, le glycogène qui est dans les cellules du foie se transforme en glucose que le sang de la veine sus-hépatique emporte; dans le second cas, les cellules du foie arrêtent au passage l'excès de glucose et l'emmagasinent sous forme d'amidon ou glycogène. De telle sorte que, quelle que soit la nature de l'alimentation, la veine sus-hépatique déverse toujours, grâce au foie, dans la circulation générale, la même quantité de cette glucose qui est si nécessaire aux cellules de toutes les parties de l'organisme, mais qui ne doit pas être en trop grande quantité dans le sang [1].

On voit que le foie possède une propriété précieuse qui est de régulariser la quantité de sucre que doit contenir le sang de la circulation générale. Cette fonction régularisatrice s'appelle la *fonction glycogénique* du foie. Grâce à elle, la composition du sang reste toujours la même, quelque variation que l'on fasse subir à l'alimentation. On comprend alors ce que nous avons voulu dire (p. 41) quand nous avons indiqué que le foie était une glande à fonction double. Chaque cellule hépatique possède, en effet : 1° la propriété de sécréter la bile; 2° la propriété de régler la production et la consommation du glycogène.

Résumé général de l'absorption. — En résumé, l'organe principal de l'absorption est la villosité intestinale.

Les substances absorbées suivent, pour arriver dans la circulation générale, deux voies :

1° Les substances grasses émulsionnées suivent les chylifères qui les amènent dans la veine sous-clavière gauche;

2° Les substances dissoutes (sucres, peptones, matières grasses saponifiées) suivent la voie sanguine et ne viennent se mêler au sang de la veine cave qu'après avoir circulé dans le foie. Par sa fonction glycogénique, le foie régularise la quantité de glucose que le sang doit contenir.

---

1. Une proportion trop grande de sucre dans le sang est le symptôme de cette maladie qu'on nomme le diabète.

CHAPITRE II

NOTIONS TRÈS SOMMAIRES
SUR LES SOURCES PRINCIPALES DES ALIMENTS
LES PLUS NÉCESSAIRES

SOMMAIRE

I. — ALIMENTS D'ORIGINE ANIMALE

1° MAMMIFÈRES

- *Domestiques*
  - leurs produits alimentaires : *viande, graisse, lait, beurre, fromage.*
  - leurs races alimentaires principales :
    - 1° *Bovidés.*
    - 2° *Ovidés.*
    - 3° *Porcins.*
    - 4° *Equidés.*
- *Sauvages* : chasse, *gibier de poil.*

2° OISEAUX
- *Domestiques* : leurs produits : *chair, œufs.*
- *Sauvages* : chasse, *gibier de plume.*

3° POISSONS ET INVERTÉBRÉS
- 1° *Poissons* : pêche.
- 2° *Crustacés* (écrevisse, homard, etc.).
- 3° *Mollusques* (huître. moule).
- 4° *Insectes* (miel des abeilles).

II. — ALIMENTS D'ORIGINE VÉGÉTALE

1° CÉRÉALES : *Farines (gluten, pain).*

2° LÉGUMES
- farineux.
- herbacés.

3° FRUITS.
4° CHAMPIGNONS.
5° CONDIMENTS.

III. — ALIMENTS D'ORIGINE MINÉRALE

1° SELS.
2° EAU.

Origine des matières alimentaires. — De tout temps, l'homme a utilisé, pour son alimentation, les produits naturels qu'il rencontre en abondance autour de lui.

Aux premiers âges de l'humanité, la chasse et la pêche suffisaient à l'homme et assuraient son alimentation ; il y ajoutait quelques fruits ou quelques graines. qu'il rencontrait çà et là, au hasard de ses déplacements, car il était nomade ; mais lorsqu'après avoir découvert le feu, l'homme se fut fixé près de son précieux foyer, il songea à grouper autour de lui le gibier et les végétaux dont il se nourrissait : c'est alors qu'il devint cultivateur. Il réunit dans un enclos, afin de les avoir toujours à sa portée, les herbivores capturés, destinés à son alimentation, et qui, nourris chaque jour de sa main, ne tardèrent pas à s'apprivoiser et même à se *domestiquer*. Peu à peu, il découvrit les méthodes propres à perfectionner les espèces animales dont il s'était entouré ; il devint donc aussi éleveur, et c'est ainsi qu'aujourd'hui encore. la *chasse*, la *pêche*, la *culture* et l'*élevage* des animaux domestiques sont les quatre sources auxquelles l'homme va puiser presque tous ses aliments.

Il est donc indispensable d'étudier quelle est l'origine des aliments si variés qu'exige pour sa table l'homme civilisé.

I. — ALIMENTS D'ORIGINE ANIMALE

Les principaux aliments d'origine animale sont :

1° La *chair* ou *viande* qui nous est fournie par les animaux les plus variés : *viande de boucherie. gibier, volailles, poissons, mollusques, crustacés*, etc. ;

2° Le *lait*. le *beurre*, le *fromage*. les *graisses*, qui nous sont donnés par les mammifères domestiques ;

3° Enfin les *œufs* qui nous sont fournis par les *oiseaux*.

Occupons-nous d'abord de ce que nous tirons, au point de vue alimentaire. de l'élevage des animaux domestiques appartenant à la classe [1] des Mammifères.

---

[1]. Rappelons qu'on nomme *embranchements* les grandes divisions du règne animal. Les embranchements sont eux-mêmes divisés en *classes*, les classes en *ordres*, les ordres en *familles*, les familles en *genres*, les genres en *espèces* et parfois, les espèces en *races* ou *variétés*. Exemple : le bœuf Durham appartient à la *race* Durham de l'*espèce* domestique du *genre* Bœuf. Les genres Bœuf, Cerf, Mouton, etc., forment la *famille* des Ruminants qui est une division de l'*ordre* des Ongulés. Les Ongulés font partie de la *classe* des Mammifères, subdivision de l'*embranchement* des Vertébrés.

I. — MAMMIFÈRES

1° *Animaux mammifères*[1] *domestiques :*
leurs produits alimentaires.

La *domestication* des animaux remonte, ainsi que nous l'avons indiqué (p. 49), à la plus haute antiquité et les premiers hommes nourrissaient déjà près d'eux tous les animaux domestiques actuels. Mais, si nous n'avons ajouté à l'héritage qu'ils nous ont laissé que quelques variétés, il est certain que l'intervention de l'homme a empêché la disparition de nombreuses espèces qui, sans la domestication, auraient très probablement cédé la place à d'autres plus vigoureuses.

Viande. — Dans le langage courant, on donne le nom de *chair* ou de *viande* à tous les tissus mous qui recouvrent les os; la plus grande partie est formée par les muscles associés à une quantité plus ou moins grande de graisse et autre substance conjonctive[2].

Voici, à titre d'exemple, et pour montrer à quelles substances elle doit ses propriétés nutritives, la composition approximative de la chair du bœuf, qui peut être considérée comme le type des viandes de boucherie :

VIANDE DE BŒUF [3]

Matières albuminoïdes.....	**17,48**
Subst. gélatineuses........	3,21
Graisses.........................	2,87
Matières solubles	1,39
Cendres.	1,65
Eau	73,40
	100,00

La viande de boucherie comprend donc des substances azotées, des graisses et des sels : c'est un *aliment complet* et facile à digérer.

---

1. Nous rappelons que les mammifères sont des Vertébrés (animaux à squelette osseux, interne), à température constante, possédant des poils et allaitant leurs petits.

2. On nomme ainsi le tissu de soutien ou de remplissage : os, tendons, cartilages, tissus gras, etc.

3. Les élèves ne doivent point chercher à retenir tous ces petits tableaux indiquant la composition des diverses substances alimentaires. Les renseignements qu'ils fournissent sont seulement destinés à faciliter la comparaison des substances alimentaires entre elles.

Le *bœuf* donne une viande noire, très nourrissante, dont la

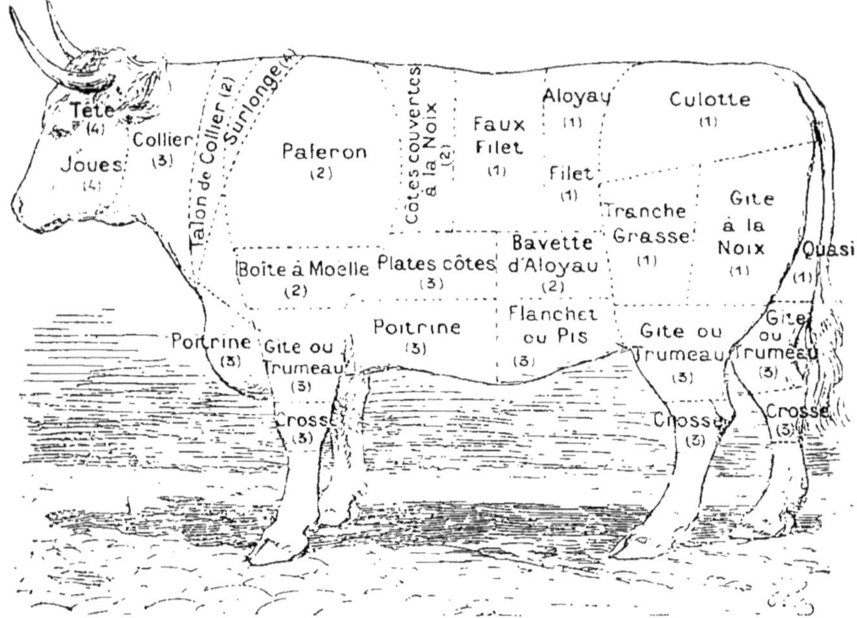

Fig. 27. — DIVERSES RÉGIONS DU CORPS DU BŒUF (Les chiffres indiquent la qualité de la viande).

qualité varie cependant un peu suivant les régions du corps de l'animal qui la produit; on la distribue en quatre catégories [1] (fig. 27).

La viande de première catégorie se trouve dans toute la partie postérieure du corps, sur les deux côtés de la colonne vertébrale et sur une partie des côtes; les principaux mor-

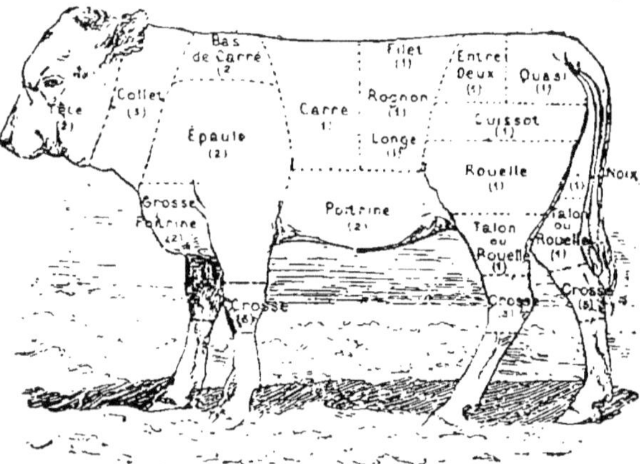

Fig. 28. — RÉGIONS ALIMENTAIRES DU CORPS DU VEAU.

ceaux qu'elle forme sont l'aloyau, le filet, le gîte à la noix, etc. (*fig.* 27).

1. Nous conseillons de regarder très attentivement les figures qui indiquent les différentes régions du corps des animaux, afin de se familiariser avec les dénominations de ces régions, qui sont d'un usage courant.

Le *veau* donne une viande blanche, plus facile à digérer que celle du bœuf, mais moins nourrissante; elle doit être mangée bien cuite et convient surtout pour les convalescents (*fig.* 28).

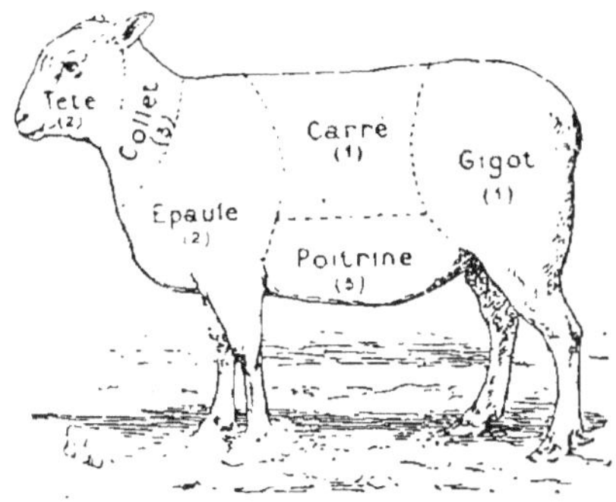

Fig. 29. — RÉGIONS ALIMENTAIRES DU CORPS DU MOUTON.

La viande du *mouton* est presque aussi riche en matières azotées que celle du bœuf (*fig.* 29).

Le *porc* (*fig.* 30) donne une chair très agréable au goût, mais assez difficile à digérer, parce qu'elle est trop grasse; on *doit la consommer toujours très cuite* pour éviter de contracter certaines maladies, telles que la *trichinose*, le *ver solitaire*, etc. (voir p. 96).

La chair du *cheval* doit être rangée dans la catégorie des viandes noires; elle est plus succulente et plus nourrissante que celle du bœuf. Enfin, dans certains cas, la chair du *mulet* et celle de l'*âne* sont également employées, surtout sous forme de charcuterie : ainsi, le saucisson de Lyon, si renommé, est fabriqué avec la chair crue du mulet, finement broyée dans un mortier et fortement assaisonnée avec des épices.

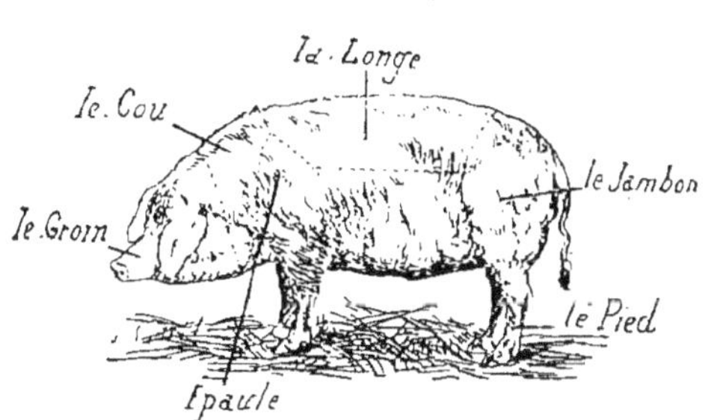

Fig. 30. — RÉGIONS ALIMENTAIRES DU CORPS DU PORC.

En résumé, toutes les viandes de boucherie ont une composition voisine de celle du bœuf; *elles ne diffèrent les unes des autres que par la quantité plus ou moins grande de matières albuminoïdes qu'elles contiennent.*

Graisses. — La *graisse* existe en quantité plus ou moins grande dans la viande de tous les mammifères; mais, chez certains d'entre eux, comme par exemple chez le porc, elle s'accumule sous la peau en une couche épaisse qui constitue le *lard*.

Extraite par l'action de la chaleur et considérée à l'état

isolé, la graisse de porc porte les noms d'*axonge* et de *saindoux*; elle est fréquemment employée dans l'alimentation et constitue un aliment très riche en carbone, ainsi que le montre le tableau suivant :

COMPOSITION CHIMIQUE DE LA GRAISSE DE PORC

Carbone....................................	79
Hydrogène..................................	11,7
Oxygène..............................	9,3
	100,00

La graisse des animaux herbivores, tels que le bœuf, le mouton, etc., est désignée sous le nom de *suif*; ses usages alimentaires sont très restreints, mais elle est employée dans l'industrie pour la préparation de la chandelle, des bougies et des savons.

Lait. — Le *lait* nous est donné par un certain nombre de mammifères domestiques : vache, chèvre, brebis, ânesse; il constitue un aliment complet, c'est-à-dire qu'il renferme, dans la proportion voulue, les quatre principales substances nécessaires à l'entretien et à l'accroissement de notre corps : carbone, hydrogène, oxygène et azote.

Voici quelle est la composition ordinaire du lait de vache :

LAIT

Eau...........	86,40
Beurre (matière grasse).....................	4,05
Sucre..	5,50
Matière azotée (caséine)..................	3,65
Sels minéraux....	0,40
	100,00

Les substances albuminoïdes sont représentées par la *caséine*; les substances hydrocarbonées, par le sucre (*lactose*), et les matières grasses, par le *beurre*.

Le *beurre* se trouve, dans le lait, à l'état de très fines gouttelettes en suspension dans le liquide (*fig.* 31); il y forme donc une véritable *émulsion* et c'est en partie à cette particularité que le lait doit sa couleur blanche. Au repos, la matière grasse, plus légère que l'eau, monte à la surface et constitue la *crème*. Le lait écrémé est du lait privé de ses matières grasses, il a donc perdu une grande partie de ses propriétés nutritives;

cette remarque est très importante au point de vue de l'alimentation des nouveau-nés.

La partie albuminoïde du lait, la *caséine*, ne se coagule pas sous l'action de la chaleur : c'est par ce caractère qu'elle se distingue des autres substances albuminoïdes ; mais, en revanche, elle se coagule très facilement au contact des acides : elle se prend alors en une masse blanche, compacte, qui constitue le *caillé* avec lequel on fabrique le *fromage*. La coagulation du lait se produit en général spontanément, sous l'influence de *bactéries* (microbes existant dans l'air) ; mais, pour aller plus vite, on la provoque artificiellement à l'aide de quelques gouttes de *présure* [1], ou plus simplement encore avec un fragment de l'estomac du veau.

Le liquide qui reste lorsqu'on a enlevé au lait le beurre et la caséine, s'appelle *petit-lait ;* il constitue un

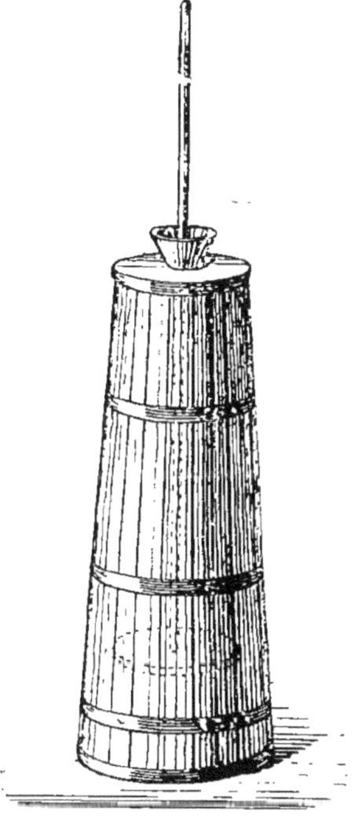

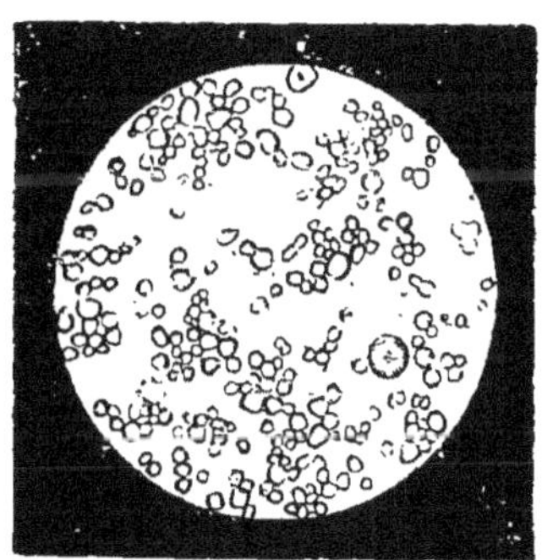

Fig. 31. — UNE GOUTTE DE LAIT, examinée au microscope ; on voit le beurre, sous forme de globules graisseux, en suspension dans le liquide.

Fig. 32. — UNE BARATTE.

breuvage rafraîchissant que l'on utilise dans les cas de digestions difficiles.

Beurre. — Lorsqu'on laisse du lait frais au repos pendant un certain temps, on voit se former à sa surface une couche

1. Liquide obtenu en faisant macérer dans l'eau une partie de l'estomac du veau. On se rappelle que le suc de l'estomac est acide ; le nom de *caillette* qu'on donne à certaine région de l'estomac du veau vient précisément de ce qu'on se sert de cette région acide pour faire *cailler* le lait.

jaunâtre de *crème*, plus ou moins épaisse ; cette crème est constituée par des gouttelettes extrêmement fines d'une graisse spéciale, existant en suspension dans le lait et qui, étant plus légère que le liquide, monte à la surface. Pour obtenir le *beurre*, on bat la crème dans des appareils nommés barattes (*fig.* 32), de manière à réunir. à souder en une seule masse toutes les gouttelettes de graisse éparses dans la crème [1].

Comme toutes les substances grasses, le beurre est dû à la combinaison de trois corps simples, le *carbone*, l'*hydrogène* et l'*oxygène;* ce n'est donc pas un aliment complet, puisqu'il lui manque l'*azote;* mais en l'associant avec le pain qui lui fournit le *gluten* (*substance azotée*) et avec un peu d'eau comme boisson, on obtient une alimentation renfermant tous les principes nécessaires.

Fromage. — Nous savons que le lait, abandonné à lui-même, ou mis en contact avec de la présure, possède la propriété de se coaguler, c'est-à-dire de se séparer en deux parties bien distinctes, le *caillé* et le *petit-lait*.

Le caillé est ensuite placé dans des égouttoirs, de formes très variées, de façon à faire écouler le petit-lait : la partie solide. presque entièrement formée par la *caséine* qui reste sur l'égouttoir, est le *fromage blanc*. On aura des *fromages gras* si la coagulation du lait a été effectuée avant qu'on n'en ait d'abord séparé la crème ; mais, si l'on a préalablement retiré la crème, on obtient les *fromages maigres*. Les premiers se rapprochent davantage de l'aliment complet parce qu'ils contiennent encore la substance grasse du lait, c'est-à-dire le *beurre*.

Les fromages. lorsqu'on les consomme frais. constituent une nourriture saine et rafraîchissante : mais lorsqu'on les laisse fermenter plus ou moins longtemps afin de leur communiquer un arome et une saveur plus agréables. ils deviennent d'une digestion difficile : ils ne doivent alors être absorbés qu'en petite quantité, en guise de dessert plutôt que comme aliments courants.

Ainsi. l'un des fromages les plus renommés. le *Roquefort*, est fabriqué dans le département de l'Aveyron avec du lait de brebis ; pour lui donner l'arome qui le caractérise, on le laisse

---

1. Vingt à trente litres de lait peuvent donner un kilogramme de beurre.

séjourner pendant quelque temps dans des caves humides, où il se trouve soumis à l'action de certaines moisissures.

Voici la composition approximative d'un fromage blanc et d'un fromage fermenté, pour bien montrer leur différence au point de vue alimentaire :

FROMAGE BLANC			FROMAGE FERMENTÉ	
Eau................	66,70		Eau................	40
Substances azotées.	19		Substances azotées.	31,5
Graisses	8,40		Graisses	24
Subst. non azotées..	5		Subst. non azotées..	1,5
Sels minéraux......	0,90		Sels minéraux......	3
	100,00			100,00

2° *Principales races alimentaires de mammifères domestiques.*

Les animaux domestiques les plus communément utilisés par l'homme au point de vue alimentaire sont, avons-nous dit : le bœuf, le mouton, la chèvre, le porc et le cheval; ils forment ainsi quatre groupes définis par leurs caractères zoologiques.

1° Les Bovidés (le type des Bovidés est le bœuf).
2° Les Ovidés (Mouton, chèvre).
3° Les Porcins (Porc).
4° Les Équidés (Cheval).

Bovidés. — Ce groupe comprend tous les grands ruminants [1], ressemblant plus ou moins à notre *bœuf domestique*; ils existent dans toutes les parties du monde et, presque partout, l'homme les a utilisés pour en obtenir de la chair ou du lait.

L'espèce bovine renferme un grand nombre de races, ayant chacune ses qualités particulières : on les divise en :
1° *Races de boucherie;*
2° *Races laitières;*
3° *Races productrices de travail* (Ce dernier point de vue sera examiné au Chap. XV).

---

1. On nomme *ruminants* les mammifères à sabots qui avalent une première fois leur nourriture, presque sans la mâcher, la laissent se ramollir dans une dépendance de leur estomac, puis la ramènent dans leur bouche et la mâchent alors plus complètement.

Voici quelques-unes des races les plus importantes à connaître.

BŒUFS. — *Races de boucherie.* — Les qualités que doit présenter le bœuf de boucherie ne sont pas les mêmes que celles qui sont recherchées pour les animaux de travail : en principe, on recherche le type qui donne le plus de viande possible, avec le volume osseux le plus faible. Comme la tête renferme toujours beaucoup plus d'os que de chair, on accordera donc la préférence aux races qui auront la tête la plus petite, en même temps qu'un corps très charnu ; la race des bœufs anglais à cornes courtes, dite race Durham, est celle qui réalise le mieux ce type.

Race Durham. — Cette race (*fig.* 33), obtenue tout d'abord en Angleterre, il y a une centaine d'années, est maintenant répandue dans un grand nombre de pays ; elle est représentée par des animaux énormes dont le poids peut atteindre jusqu'à 1 600 kilogr; le pelage est blanc ou rouge, ou mélangé de ces deux couleurs ; les cornes sont courtes, presque horizontales et dirigées vers l'avant; les yeux sont à fleur de tête; les oreilles sont petites et implantées sur les côtés de la tête, presque au niveau des yeux. Les bœufs Durham sont surtout avantageux à cause de leur croissance rapide et de la facilité avec laquelle ils s'engraissent.

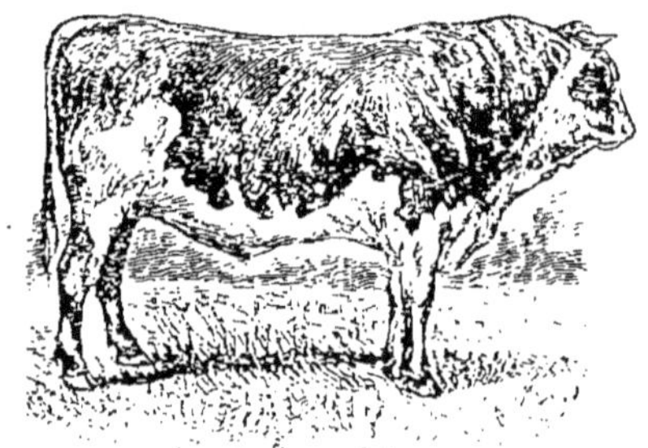

Fig. 33. — BŒUF. RACE DURHAM.

Jamais, pour aucune race, on n'a obtenu une réduction plus grande du squelette avec un aussi grand développement des parties charnues (*fig.* 33).

Cependant, au point de vue économique, cette race possède aussi quelques défauts : elle est très exigeante sous le rapport de l'alimentation, et il lui faut une nourriture abondante et choisie. Toutefois, elle s'est admirablement acclimatée dans l'Ouest de la France, surtout dans les départements de la Sarthe, de la Mayenne et de Maine-et-Loire.

Les vaches Durham sont, par surcroît, de moyennes laitières qui peuvent produire jusqu'à 12 litres de lait par jour.

Parmi les autres races des bœufs de boucherie que nous rencontrons encore en France, et qui sont d'ailleurs plus ou moins croisées de Durham, nous pouvons citer :

La *race normande*, à pelage rouge, marbré de noir; elle est aussi remarquable par ses aptitudes laitières que par la qualité de sa viande.

Cette race produit d'énormes bœufs dont le poids peut atteindre 1 900 kilogr. Dans les pâturages du Cotentin, certaines vaches (*fig.* 34) donnent normalement de 25 à 30 litres de lait par jour.

La *race flamande* est principalement une race laitière ; cependant les bœufs s'engraissent avec facilité.

La *race charolaise* dont les individus atteignent rapidement leur taille définitive, est l'une des meilleures races de boucherie ; elle est reconnaissable à son pelage couleur café au lait.

La *race parthenaise* présente une association remarquable de toutes les qualités de l'espèce bovine : la rapidité de l'engraissement, la résistance à la fatigue et les qualités laitières.

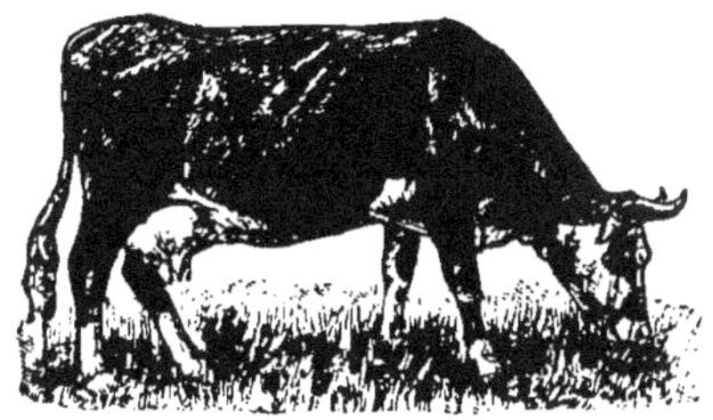

Fig. 34. — VACHE NORMANDE.

La *race limousine* était autrefois exclusivement une race de travail ; mais, par une amélioration méthodique, elle a acquis une grande aptitude à l'engraissement et se place aujourd'hui au premier rang des races françaises pour la qualité de sa viande.

Races laitières. — Parmi les races qui sont surtout renommées pour la production du lait, nous pouvons citer :

La *race normande*, dont les caractères et les qualités ont été mentionnés ci-dessus (*fig.* 34).

La *race bretonne*, facile à reconnaître à son pelage généralement noir, orné de grandes taches blanches. Les vaches de cette race sont petites, assez bonnes laitières : elles peuvent, en effet, fournir en moyenne de 5 à 6 litres de lait par jour.

Ovidés. — Les ovidés comprennent les moutons et les chèvres.

Au point de vue économique, on divise les moutons en producteurs de laine (voir p. 168) et producteurs de viande.

Ainsi, par exemple, le mouton *Dishley* (*fig.* 35), originaire d'Angleterre, est, avec le *Southdown*, le type des moutons de boucherie, tandis que le *mérinos*, importé d'Espagne, est le type des producteurs de laine.

Le poids d'un mouton varie entre 60 et 90 kilogr.

Les races du Berri et de la

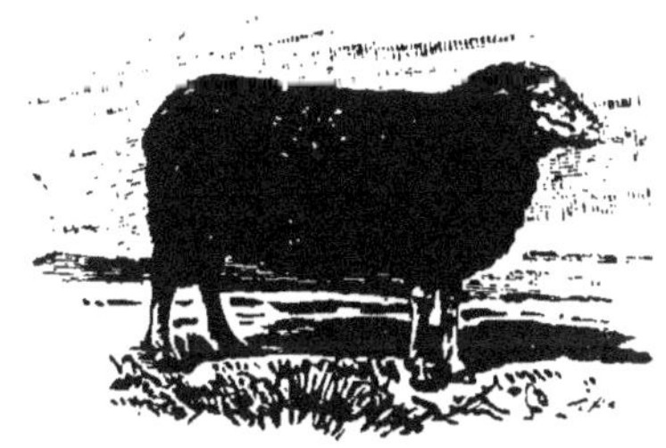

Fig. 35. — MOUTON DISHLEY.

Sologne fournissent une chair très recherchée.

Quelques espèces, comme les brebis du Larzac par exemple, sont exploitées pour leur lait. C'est avec le lait de brebis qu'on fabrique le fromage de Roquefort.

De tous les animaux domestiques, c'est la chèvre qui donne le plus de lait relativement à son poids. La viande de chèvre ne se mange pas; seuls les jeunes chevreaux sont employés pour la boucherie.

Porcins. — Le porc est, avant tout, un animal producteur de viande : sous ce rapport aucun autre ne peut lui être comparé, car tout, chez lui, est utilisé : sa graisse fournit le *saindoux* et le *lard;* ses bas morceaux, hachés, servent à faire des *saucisses;* le sang, lui-même, est la matière première des *boudins;* les pieds et le groin, convenablement apprêtés, constituent des mets assez appréciés.

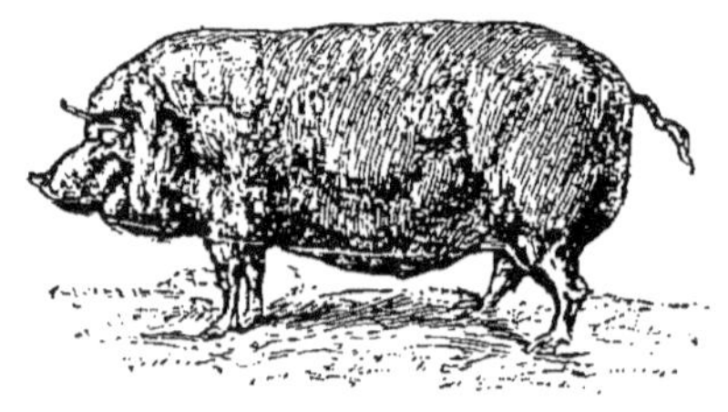
Fig. 36. — PORC DU CRAONNAIS

Les races françaises les plus estimées sont : la race craonnaise (de Craon, Mayenne, *fig.* 36) et la race normande.

De même que pour le bœuf, on a réussi à créer, en Angleterre, des races à squelette très réduit et à tête petite qui s'engraissent rapidement et qui donnent peu de déchets à l'abatage.

Équidés. — Jusqu'ici le cheval n'a guère été élevé que comme animal de course ou comme producteur de force; cependant sa viande, qui est très savoureuse, est d'un usage habituel dans certaines contrées du nord de l'Europe et cet usage commence à se répandre en France.

En Orient, le lait de jument est employé pour fabriquer une boisson rafraîchissante, désignée sous le nom de *koumiss.*

Autres animaux domestiques alimentaires. — En Afrique, le chameau est surtout un animal de travail; cependant les indigènes mangent sa chair et boivent son lait.

Dans l'Amérique du Sud, les différentes espèces de lamas domestiqués, qui sont de la même famille que le chameau, sont élevés non seulement pour leur laine, mais aussi pour leur chair qui est fort estimée.

Enfin le renne est extrêmement précieux pour le Lapon, auquel il donne sa chair, son lait et sa force.

3° *Animaux mammifères sauvages.*

Chasse. Gibier. — La chasse était une nécessité pour les hommes primitifs, avant qu'ils aient découvert l'art de domestiquer les animaux; beaucoup de peuplades inférieures n'ont pas encore d'autre moyen de se procurer leur nourriture; mais dans les contrées où les progrès de la civilisation ont mis sous la main de l'homme, et toujours à sa portée, des aliments abondants et

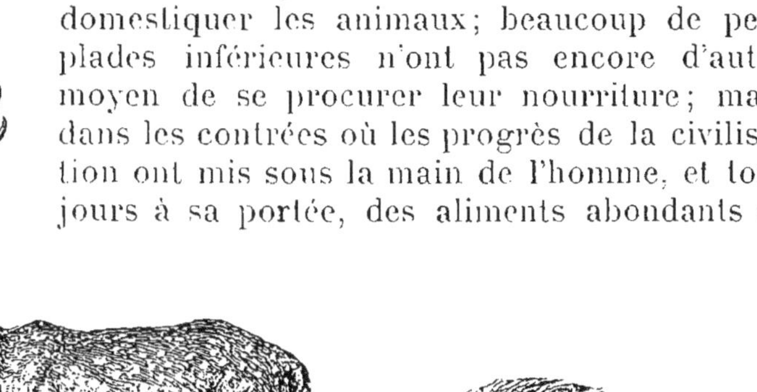

Fig. 37. — Daim.

Fig. 38. — Sanglier.

variés, la chasse n'est plus guère qu'un exercice hygiénique.

On donne le nom de **gibier** à l'ensemble des animaux qui vivent à l'état sauvage et que l'homme recherche pour varier son alimentation. On se procure ces animaux par un grand nombre de procédés dans le détail desquels nous n'avons pas à entrer et qui constituent la **chasse**.

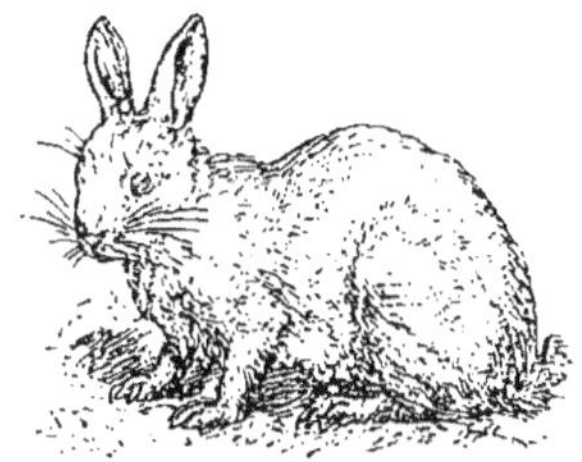

Fig. 39. — Lapin.

Gibier de poil. — Les principaux animaux mammifères qui forment ce qu'on est convenu d'appeler le *gibier de poil*, et qui entrent pour une notable part dans l'alimentation, sont : le *cerf*, le *daim* (*fig.* 37), le *chevreuil*, le *chamois* ou *isard*, le *sanglier* (*fig.* 38), le *lièvre* et le *lapin* [1] (*fig.* 39).

1. Ce dernier a donné un certain nombre de variétés domestiquées.

La chair de tous ces animaux est très riche en matériaux nutritifs, parce qu'elle reste ordinairement imprégnée de sang ; son arome particulier la fait rechercher des gourmets, mais elle est plus difficile à digérer que celle des animaux de boucherie.

II. — OISEAUX

1° *Oiseaux domestiques.*

Volailles. — La classe des Oiseaux fournit un certain nombre d'espèces domestiquées que l'homme élève pour leur chair ou pour leurs œufs, et qu'on désigne sous le nom de *volailles* ou *oiseaux de basse-cour.* Les plus importantes sont le *coq* et la *poule* (*fig.* 41), la *pintade* (*fig.* 42), le *faisan,* le *dindon* (*fig.* 43), qui appartiennent à l'ordre des Gallinacés [1], puis l'*oie* (*fig.* 45) et le *canard* qui sont des Palmipèdes [2].

A part ces deux derniers, tous les oiseaux de basse-cour ont une chair blanche, très facile à digérer. Tout le monde sait, en effet, que le blanc de poulet est fréquemment recommandé aux convalescents et, en général, aux personnes qui digèrent difficilement. Ce qui rend la chair de l'oie et celle du canard plus difficiles à digérer que la chair des autres oiseaux, c'est qu'elle est beaucoup plus grasse.

Œufs. — Les œufs des différents oiseaux sont de couleur et de dimensions très variables, depuis l'œuf de l'autruche qui pèse environ 1 600 grammes et équivaut environ à 30 œufs de poule, jusqu'à l'œuf du bengali qui ne pèse que quelques grammes ; mais tous ont la même constitution que l'œuf de poule.

En allant de l'extérieur vers l'intérieur (*fig.* 40), on trouve dans un œuf les quatre parties suivantes : 1° La *coquille* (C), fortement incrustée de *sels calcaires* qui lui donnent de la rigidité et de la dureté : cette coquille est percée de trous ou pores excessivement fins, par où pénètre l'air qui doit servir à la respiration du jeune oiseau. 2° Doublant la coquille à l'intérieur, se trouvent deux membranes très minces, appelées

---

1. Oiseaux ayant aux pattes trois doigts en avant et un doigt en arrière, ce dernier étant attaché plus haut que les autres. Les pattes sont écailleuses et le mâle porte un *ergot* ou *éperon,* arme offensive et défensive.

2. Oiseaux ayant les pattes palmées, c'est-à-dire les doigts réunis par une membrane.

membranes coquillières (M¹,M²), qui, dans la région du gros bout de l'œuf, s'écartent et circonscrivent une cavité (Ch) appelée *chambre à air*. 3º Une substance demi-liquide, transparente (B), désignée sous le nom de *blanc d'œuf*. Le blanc d'œuf n'est autre chose que la substance azotée, déjà signalée sous le nom d'*albumine*, et qui est considérée comme le type des substances albuminoïdes. Cette substance possède la propriété de se coaguler sous l'action de la chaleur; elle devient alors d'un blanc pur et mat, ainsi que tout le monde a pu l'observer dans les œufs

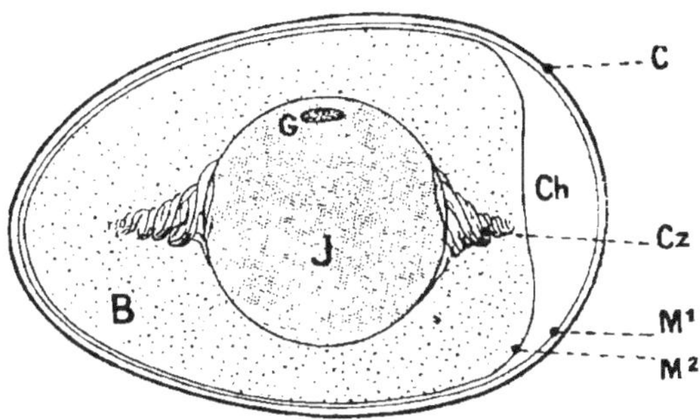

Fig. 40. — ŒUF DE POULE, coupé en long (J. jaune de l'œuf. — B. blanc. — Cz. chalaze. — G. germe. — M¹,M¹. membranes coquillières. — C. coquille. — Ch. chambre à air).

cuits dur. 4º Au centre de l'œuf, se trouve une partie à peu près sphérique, de couleur jaune, appelée *jaune d'œuf* (J) : c'est une réserve de *substances grasses*, mélangée avec des matières colorantes. 5º Enfin, sur le jaune, une petite tache blanche (G), le *germe*, qui, en se développant aux dépens des réserves nutritives de l'œuf, deviendra le jeune oiseau.

Valeur nutritive des œufs. — Les œufs doivent être rangés parmi les substances alimentaires les plus importantes. Il ne leur manque en effet qu'une certaine quantité d'eau pour avoir à peu près la même composition que le lait : un œuf de poule, de grosseur moyenne, et dont le poids est de 60 à 65 grammes, peut être considéré comme ayant une valeur nutritive équivalente à 100 grammes de lait de vache. Voici d'ailleurs la composition des œufs :

ŒUFS

Eau	51
Substances albuminoïdes	**14,6**
Graisse	15 •
Sels divers	19,4
	100.00

La substance albuminoïde, c'est-à-dire l'aliment azoté, est fournie par le blanc; les matières grasses et les sels minéraux sont surtout contenus dans le jaune. Il est bon de faire remarquer que les œufs sont d'autant plus faciles à digérer qu'ils sont moins cuits.

Poules (*fig.* 41). — Suivant leur taille, on peut, au point de vue économique, diviser les poules en trois races principales : les *races naines* de Bentam et du Cambodge; les *races moyennes*, poules de Padoue, de Hou-

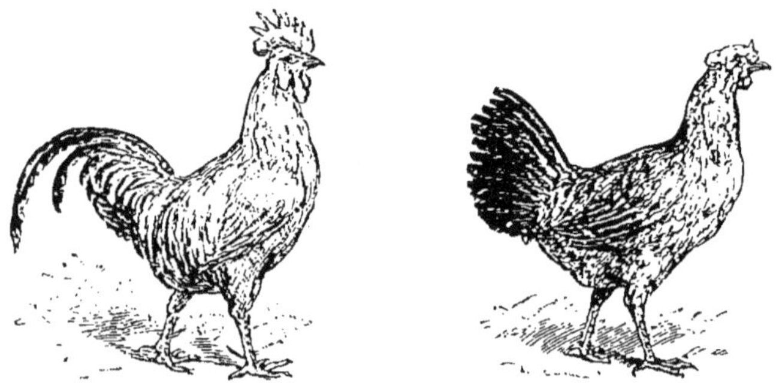

Fig. 41. — Coq et Poule domestiques.

dan, de Crèvecœur, etc.; les *grandes races*, poules cochinchinoises, russes, etc.

Une bonne poule pondeuse peut produire, pendant quatre à cinq années successives, une moyenne de 150 à 180 œufs par an. Quant aux poules destinées à l'alimentation, elles sont généralement consommées sous le nom de poulets depuis l'âge de trois mois jusqu'à un an environ.

Pintades (*fig.* 42). — Les pintades sont originaires d'Afrique; l'espèce

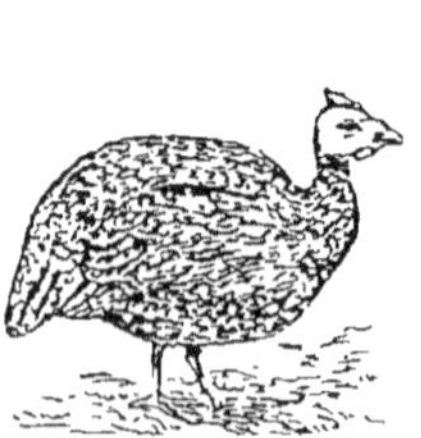

Fig. 42. — Pintade.

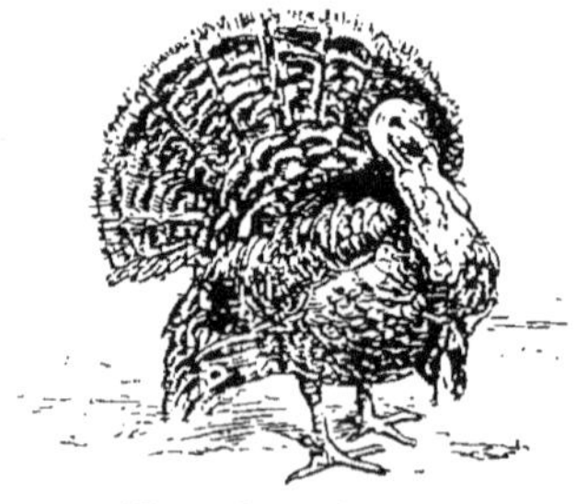

Fig. 43. — Dindon.

commune provient du Sénégal; sa chair était déjà tenue en grande estime par les Romains; elle est d'ailleurs très succulente et d'une digestion facile.

Dindon (*fig.* 43). — Le dindon commun, bien qu'un peu délicat à élever, est une excellente espèce de basse-cour; il est originaire des

États-Unis et son introduction en Europe paraît remonter au milieu du xviᵉ siècle. Lorsqu'il est convenablement nourri, il peut atteindre un poids de 10 à 12 kilogr.; sa chair est ferme et savoureuse.

Pigeon (*fig.* 44). — Cet oiseau donne de très nombreuses variétés qui toutes sont très recherchées pour la finesse et la délicatesse de leur chair.

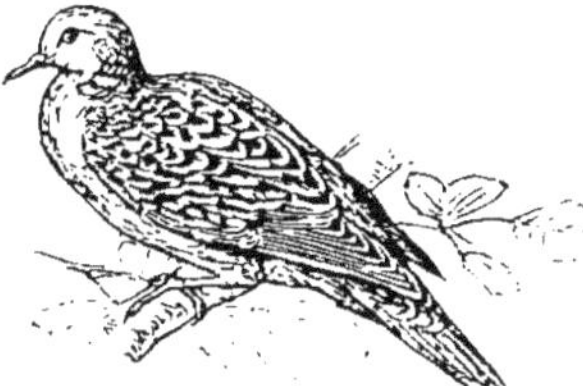

Fig. 44. — Pigeon.

Oie (*fig*. 45). **Canard** (*fig*. 46). — L'oie et le canard appartiennent, comme nous l'avons dit, au groupe des Palmipèdes; ce sont des oiseaux aquatiques dont les pattes sont transformées en rames, grâce à l'existence d'une membrane qui relie les doigts entre eux. La chair de ces oiseaux possède un goût agréable: de plus, leur foie peut prendre, sous l'influence d'une nourriture appropriée, un développement considérable et acquérir un poids supérieur à un kilogramme : il sert alors à fabriquer les pâtés dits de *foie gras*.

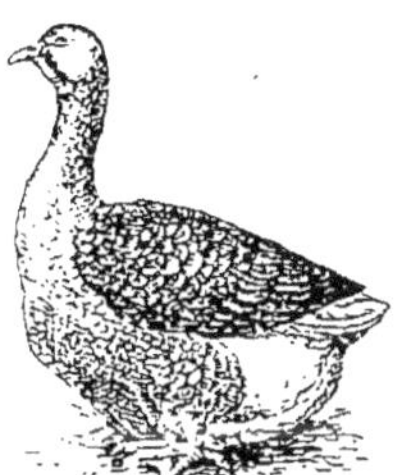

Fig. 45. — Oie.

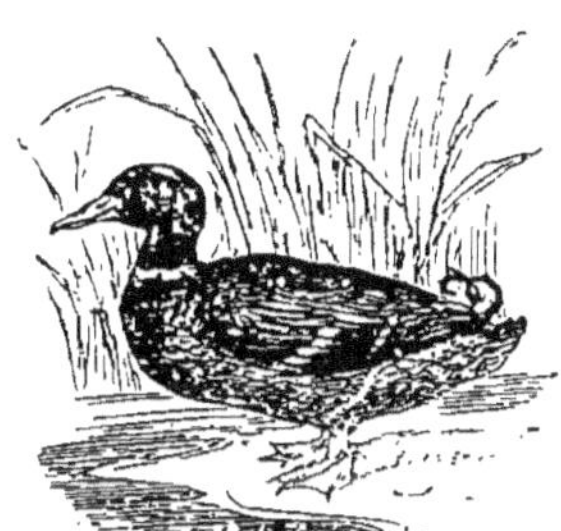

Fig. 46. — Canard domestique.

Les Romains, qui connaissaient déjà cette particularité, engraissaient les oies avec des figues [1].

2° *Oiseaux sauvages.*

Gibier de plume. — Le gibier de plume comprend un assez grand nombre d'oiseaux dont nous ne pouvons, on le comprend, citer que les principaux. Ce sont la *perdrix*, la *caille*, appartenant à l'ordre des Gallinacés [2] (cette dernière est un oiseau de passage qui passe l'hiver en Afrique et, vers les premiers jours de mai, se répand dans toute l'Europe; elle n'est bonne à manger que quand elle est reposée des fatigues

1. D'où le nom de « foie ». *Ficus*, racine du mot foie, signifie, en effet, figue.
2. Voir la note, p. 61.

du voyage); le *héron*, le *barge*, le *pluvier*, le *vanneau*, le *râle*, la *bécasse*, la *bécassine* et les *poules d'eau*, qui font partie de l'ordre des Échassiers[1]; le *canard* et l'*oie sauvages* (Palmipèdes): enfin des oiseaux de taille très variable appartenant à l'ordre des Passereaux[2], comme, par exemple, la *grive*, le *merle*, l'*alouette*, etc.

A ces espèces, nettement sauvages, nous ajouterons le *faisan* (*fig.* 47), bel oiseau de l'ordre des Gallinacés, actuellement acclimaté dans la plupart des forêts de France, et qui constitue l'un des meilleurs gibiers.

Les faisans paraissent être originaires d'Asie; l'espèce commune vit encore, en

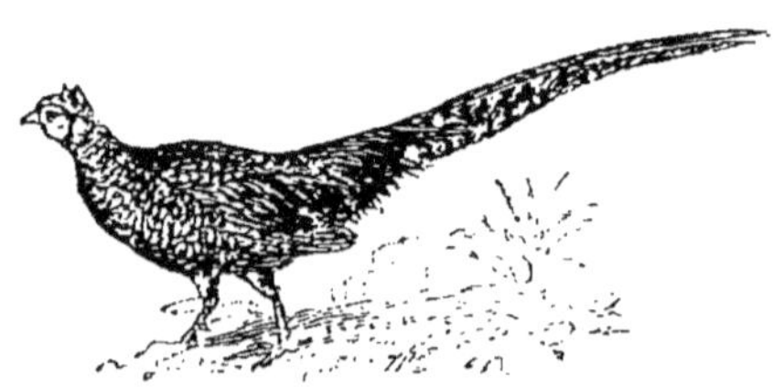
Fig. 47. — Faisan, originaire d'Asie.

effet, à l'état sauvage sur les bords de la mer Caspienne. On pense qu'il fut introduit en Europe par les Grecs[3]. En France, on ne le rencontre guère à l'état sauvage que dans la Touraine et le Berri.

L'espèce connue sous le nom de faisan doré est originaire des montagnes de la Chine.

III. — POISSONS ET INVERTÉBRÉS

1° *Poissons*.

Importance des poissons au point de vue alimentaire. — De tout temps les poissons sont entrés pour une part importante dans l'alimentation de l'homme; dans tous les pays, la pêche a été et est encore la principale et même quelquefois l'unique ressource des habitants des côtes maritimes : certaines populations du nord de l'Europe et de l'Asie se nourrissent même exclusivement de poisson. Non seulement la pêche doit pourvoir à l'alimentation de l'homme, mais aujourd'hui, grâce à

1. Oiseaux à longues jambes. Les plumes ne descendent pas jusqu'à l'articulation de la jambe.

2. Les Passereaux n'ont pas de caractères bien tranchés.

3. Son nom latin, *Phasianus* (oiseau du Phase, fleuve d'Asie Mineure), indique que les Romains lui attribuaient aussi une origine asiatique.

la rapidité des moyens de transport, elle doit être très lucrative pour celui qui s'y livre. « Tout homme qui pêche un poisson, dit Franklin, tire de la mer une pièce de monnaie. »

La pêche a donc, de nos jours, une importance économique beaucoup plus grande que la chasse. Cependant on a peut-être eu tort de considérer la richesse de la mer comme indéfinie, car il paraît malheureusement trop prouvé que nos côtes de la Manche et de l'Océan s'appauvrissent de plus en plus, et qu'actuellement la pêche sur les fonds du large est seule capable de donner des bénéfices rémunérateurs.

Valeur nutritive de la chair de poisson. — La chair des poissons est presque aussi riche en principes azotés que la viande de boucherie et, de plus, elle est d'une digestion généralement facile. Voici, à titre de renseignement, la composition comparée de la chair du bœuf et de celle du saumon :

VIANDE DE BŒUF		CHAIR DU SAUMON	
Eau....................	73,40	Eau....................	76,86
Sels minéraux..........	3 »	Sels minéraux..........	3,04
Substances azotées......	20,73	Substances azotées.....	15,30
Graisses..............	2,87	Graisses..............	4,80
	100,00		100,00

On voit que la différence porte surtout sur les quantités relatives de matières grasses et de substances albuminoïdes.

En se plaçant au point de vue des qualités digestives, on peut classer les poissons en trois catégories.

1° *Poissons à chair blanche*, d'une digestion très facile : *truite, gardon, chevesne, morue fraîche, merlan, sole, limande, carrelet, turbot*, etc.

Quelques-uns de ces poissons sont souvent dédaignés des pêcheurs, parce que leur chair est sèche et un peu fade; cependant la chair des moins estimés renferme encore, en moyenne, 8 p. 100 de matières azotées.

2° *Poissons à chair dense*, plus ou moins grasse, quelquefois colorée, se digérant assez bien : *esturgeon, saumon, alose, thon, maquereau, brochet, carpe, hareng, sardine, goujon*, etc. : la chair de cette catégorie de poissons renferme, en moyenne, 16 p. 100 de substances azotées.

3° *Poissons à chair très chargée de graisse*, d'une digestion difficile : *anguille, murène, congre, lotte, lamproie;* leur chair ne renferme plus guère, en moyenne, que 9 à 10 p. 100 de matières azotées; on voit donc que si elle est plus agréable au goût, sa valeur alimentaire est, en réalité, plus faible que celle des poissons blancs.

Pêche maritime. — La pêche qui se fait dans les eaux de la mer comprend deux branches principales : la *grande pêche* et la *pêche côtière.*

La grande pêche s'exerce loin des côtes; elle exige des navires de grandes dimensions et des hommes solides; elle apporte un sérieux appoint à l'alimentation générale; elle a d'ailleurs l'avantage de former d'excellents marins. Les produits de cette pêche sont préparés de façon à pouvoir être conservés. L'opération est exécutée à bord même des navires qui s'y livrent et qui sont munis, à cet effet, d'un outillage complet. La grande pêche comprend la pêche de la baleine [1], abandonnée en France depuis près d'un demi-siècle, et la pêche de la morue sur le grand banc de Terre-Neuve et le long des côtes d'Islande.

Sous le nom général de pêche côtière, on désigne toutes les pêches qui ne nécessitent pas l'emploi de navires de fort tonnage ou n'exigent pas des séjours prolongés à la mer. Elle comprend la pêche de poissons comme le hareng, la sardine, le maquereau, le thon, et de mollusques comme les huîtres. Malgré son nom de pêche côtière, elle ne s'exerce pas seulement près des côtes, mais aussi au large; c'est ainsi que les pêches, avec salaison à bord, du hareng et de la morue dans la mer du Nord, du maquereau sur les côtes d'Irlande, sont considérées comme des pêches côtières.

Suivant leurs dimensions et surtout suivant la façon dont ils sont équipés, les navires qui s'occupent de la pêche sont désignés sous les noms de *barques* ou de *chalutiers;* ces derniers sont ainsi appelés parcequ'ils se servent d'un filet appelé *chalut* qu'ils traînent sur le fond; mais les procédés de pêche variant d'un port à l'autre, il est impossible d'entrer dans de plus longs détails à ce sujet.

Principaux poissons de mer. — *Morue.* — Économiquement, le plus important de tous est la morue, qui se pêche surtout dans les

---

1. Il ne faut pas oublier que la baleine est un mammifère et non un poisson.

mers froides ; elle abonde sur les côtes du Labrador, de Terre-Neuve, du Groënland et de l'Islande, et descend même jusque dans la Manche où on la connaît sous le nom de *cabillaud*.

Dans les régions septentrionales, la taille de la morue dépasse quelquefois un mètre et son poids peut atteindre jusqu'à 40 kilogr. ; c'est un poisson extrêmement vorace, vivant d'ordinaire à une profondeur de 80 à 100 mètres. On le pêche généralement à l'hameçon.

La chair de la morue est consommée fraîche ou salée. C'est de son foie que l'on extrait l'*huile de foie de morue* employée comme fortifiant.

Hareng. — Ce poisson est très abondant dans toutes les mers septentrionales dont la latitude est supérieure à 50°. Vers le sud, il dépasse rarement l'embouchure de la Loire. Les harengs vivent en société. Ils habitent ordinairement les grandes profondeurs du large ; mais quand ils veulent frayer, c'est-à-dire pondre, ils se rapprochent des côtes et montent à la surface où ils nagent en bandes tellement serrées, qu'ils arrivent à faire, sur plusieurs kilomètres de long, de véritables barrages vivants : c'est le *banc* d'où chaque coup de filet ramène des milliers de poissons. Quand les harengs ont déposé leurs œufs sur les rivages, ils regagnent les profondeurs.

Le banc se montre subitement le long des côtes d'Écosse et vers le nord de la Norvège, dès le milieu de juillet ; c'est là que vont le chercher les pêcheurs normands et picards.

Mais, à mesure que la saison s'avance, d'autres bancs se montrent successivement en des points de plus en plus méridionaux et ce n'est guère que vers la fin de l'automne qu'on en voit apparaître dans la Manche. Or, comme pour rencontrer des bancs de harengs, les pêcheurs sont obligés de se déplacer peu à peu vers le sud, on croyait que le hareng était un poisson migrateur et que c'était le même banc qui descendait des côtes d'Écosse vers les côtes de France. On voit qu'il n'en n'est rien : ce sont des bancs différents qui apparaissent successivement en des points de plus en plus méridionaux, lorsque la température de la surface est devenue propice à l'opération du frai.

La chair du hareng, qui est très savoureuse et facile à digérer, est consommée fraîche, salée ou simplement fumée (*hareng saur*).

Sardine. — La sardine tire son nom de l'île de Sardaigne, où se faisait autrefois le principal commerce de ce poisson ; mais comme on la rencontre dans toutes les mers de l'ouest de l'Europe, des pêcheries très importantes sont maintenant échelonnées depuis l'embouchure de la Gironde jusqu'à la baie de Douarnenez.

Le genre de vie des sardines est le même que celui des harengs. Leur chair, très délicate, est consommée fraîche, salée ou conservée dans l'huile.

Maquereau. — C'est l'un des plus beaux poissons de nos côtes ; on le pêche de mars à juillet. Le maquereau atteint quelquefois une longueur de 0 m. 50. Sa chair blanche, à fibres courtes, est très estimée ; on la mange fraîche ou salée. Bouillie, elle est d'une digestion facile.

Thon (*fig.* 48). — Le thon est un gros poisson : sa longueur peut aller jusqu'à 3 et 4 mètres et son poids atteindre 50 ou 100 kilogr.

Le thon est très commun dans la Méditerranée et dans le golfe de Gascogne. On le capture, soit avec de longues lignes, soit à l'aide de filets appelés *seines*, ou même en le chassant dans des espèces de parcs nommés *mandragues*, établis le long des côtes : le poisson entre facilement dans ces parcs, et quand il y est. on le harponne.

La chair du thon est courte et un peu sèche; on la consomme fraîche ou marinée dans l'huile d'olive. Rôtie, elle a l'aspect et la consistance de la chair du veau.

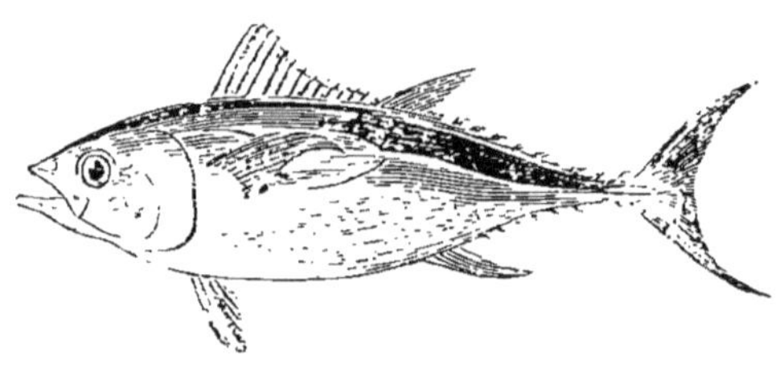

Fig. 48. — Thon.

Poissons plats. — Ces poissons, à chair très fine, tirent leur nom de la forme aplatie de leur corps.

La **raie** (*fig.* 49) appartient au groupe des poissons *cartilagineux* [1]; son corps est terminé par une queue allongée, garnie d'aiguillons. La raie la plus estimée est celle que l'on désigne sous le nom de *raie bouclée*, à cause des écailles pointues (*boucles*) qu'elle porte sur le dos.

La **sole** est un poisson osseux; elle vit sur le sable et quitte rarement le fond de la mer; son corps est aplati, ovale; il repose sur le côté droit et la tête n'est pas distincte.

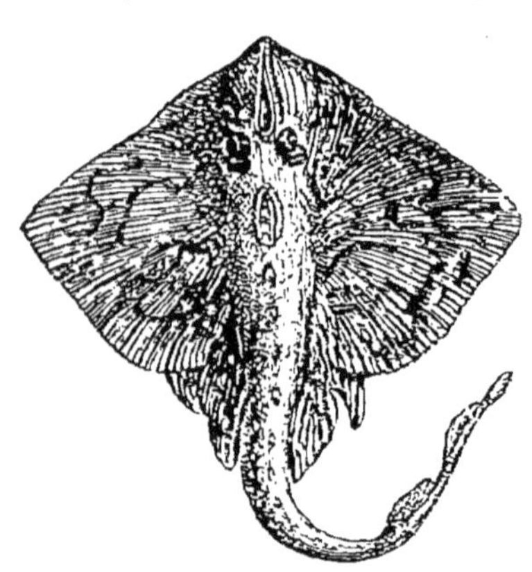

Fig. 49. — Raie bouclée.

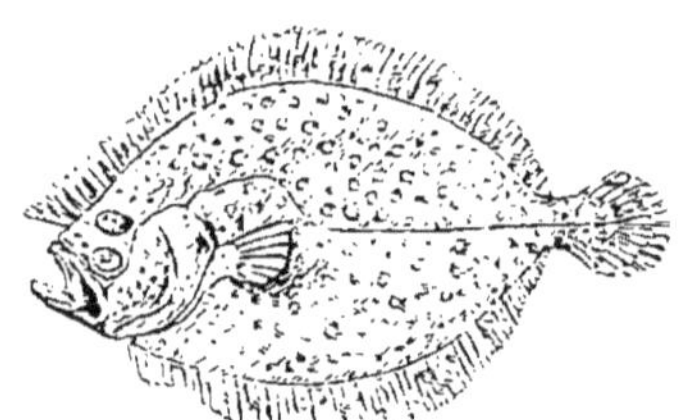

Fig. 50. — Turbot.

Le **turbot** (*fig.* 50) rappelle un peu la sole par son aspect et par sa forme générale, mais son corps est plus élargi; il repose aussi sur le côté droit.

Chez la **limande**, la tête est distincte du corps et les yeux sont placés en dessus sur le côté droit du corps; la limande repose donc sur le côté gauche.

1. Ainsi appelés parce que leur squelette, non complètement ossifié, reste à l'état cartilagineux.

Chez le **carrelet**, la peau est marquée de taches rouges; la tête est distincte, et les yeux sont aussi placés sur le côté droit.

Pêche en eau douce. — Les eaux douces, quoique bien moins productives que la mer, pourraient, si elles étaient sagement et judicieusement exploitées, apporter également un appoint sérieux à l'alimentation.

Principaux poissons d'eau douce. — La pêche des eaux douces n'est pas organisée comme celle des eaux marines, cependant un grand nombre d'étangs et de cours d'eau donnent lieu, en France, à des pêches importantes et méthodiquement pratiquées; de plus, beaucoup de rivières sont aménagées en vue de la propagation des espèces migratrices, telles que le *saumon* et l'*alose*, qui vivent alternativement dans la mer et dans les eaux douces.

Saumon. — Ce poisson est le type de la famille des *Salmonides*, à laquelle appartiennent également la *truite* (*fig.* 50 *bis*) et l'*ombre-chevalier*. Les jeunes saumons naissent dans les eaux douces; mais vers la fin de leur première année, ils descendent dans la mer où ils prennent, en quelques mois, un accroissement extraordinaire. Chaque année, au printemps, les saumons adultes remontent à nouveau dans les eaux douces, quelquefois jusque vers

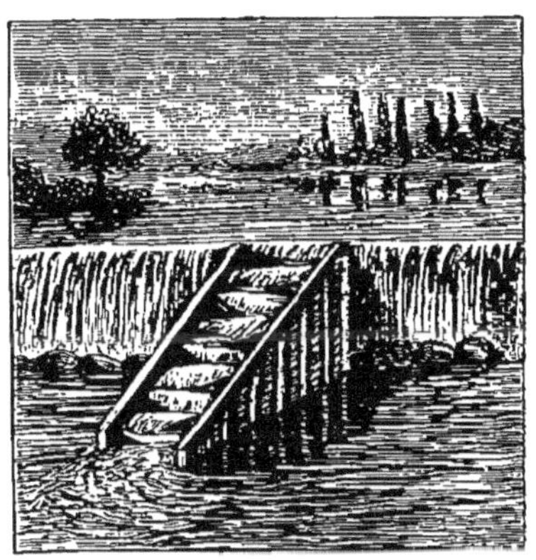
Fig. 51. — ÉCHELLE A SAUMONS.

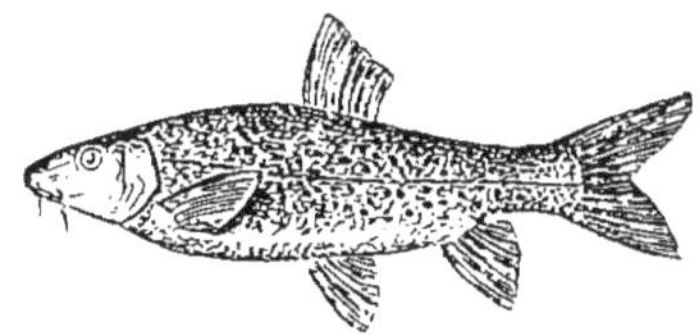
Fig. 50 *bis*. — TRUITE.

la source des cours d'eau, pour pondre leurs œufs. Si, dans ce trajet, ils rencontrent des obstacles qui s'opposent à leur passage, digues ou barrages d'écluses, ils les franchissent en exécutant des sauts de plusieurs mètres de hauteur.

Pour faciliter aux saumons le passage des obstacles, on établit, dans le cours d'eau où ils pénètrent d'habitude, des plans inclinés munis de cloisons transversales ou de gradins et appelés *échelles à saumons*; celle de Châtellerault est l'une des plus remarquables (*fig.* 51).

Alose. — Les *aloses* vivent dans toutes les mers qui baignent les côtes de France; au printemps, elles remontent également les cours d'eau, quelquefois très loin. Leur chair est ferme, délicate et savoureuse.

Anguille. — L'*anguille*, vit normalement dans les eaux douces, mais, à l'inverse des saumons et des aloses, elle se rend à la mer pour frayer, c'est-à-dire pour déposer ses œufs.

Esturgeon. — Parmi les poissons ayant une certaine importance alimentaire, nous devons citer aussi l'*esturgeon*, dernier représentant d'un groupe autrefois fort nombreux, et dont les individus étaient caractérisés par une queue à deux lobes inégaux et par des rangées d'écailles osseuses (*fig.* 52).

Ce poisson, qui peut atteindre une longueur de cinq mètres, se rencontre dans toutes les mers d'Europe; il remonte les cours d'eau à l'époque du frai et donne alors lieu à des pêches très importantes qui

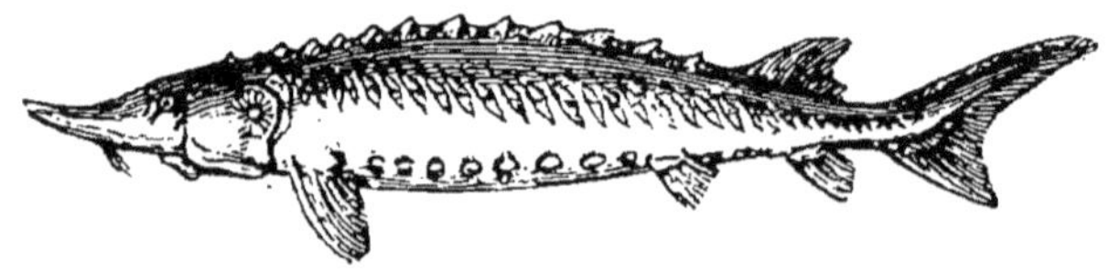

Fig. 52. — ESTURGEON (vit dans la mer et remonte dans les fleuves pour pondre).

se pratiquent surtout en Russie, dans la Volga et dans le fleuve Oural où ces animaux abondent.

La chair de l'esturgeon est très délicate. On utilise aussi ses œufs que l'on sale pour la fabrication d'un mets très recherché, le *caviar*; sa vessie donne la colle de poisson; sa peau fournit un cuir estimé; enfin sa graisse peut remplacer l'huile et le beurre.

Autres poissons d'eau douce. Pisciculture. — Il existe une foule d'autres espèces de poissons d'eau douce que nous ne pouvons citer ici. Tels sont les *goujons*, les *chevesnes*. les *perches*, les *barbeaux*. les *ablettes* [1]. etc. Tous ces poissons ont une chair très nutritive et dont le goût est généralement agréable. Malheureusement ils deviennent de plus en plus rares dans nos cours d'eau.

Afin de lutter contre le dépeuplement des rivières. on recueille les œufs des poissons les plus utiles. et on les fait éclore dans des aquariums aménagés à cet effet. Les jeunes grandissent ainsi à l'abri des dangers. et quand ils sont devenus suffisamment forts pour se défendre contre leurs ennemis ou les fuir. ou pour pouvoir résister à toutes les causes de destruction, on les jette à la rivière.

1. Nous devons ajouter à cette énumération, bien que ce ne soit pas un poisson, la *grenouille*, batracien à chair délicate. On nomme *Batraciens* des vertébrés à peau nue (sans poils. ni plumes, ni écailles) et qui subissent des métamorphoses : au sortir de l'œuf, ils respirent dans l'eau. au moyen de branchies; adultes. ils respirent par des poumons.

On nomme *alevins* les jeunes poissons destinés à repeupler les cours d'eau, et l'ensemble des pratiques qui permettent de se procurer de l'alevin, de l'élever et de lutter ainsi contre la dépopulation des rivières, constitue la *pisciculture*. La pisciculture a été imaginée vers 1850 par un pauvre pêcheur de truites des environs de Remiremont, Remy, qui s'est ensuite adjoint son compatriote Gehin, pour la mise en œuvre des procédés qu'il avait découverts.

2° *Invertébrés* [1].

Le groupe des Invertébrés fournit quelques espèces alimentaires; les plus importantes appartiennent à la classe des Crustacés et à l'embranchement des Mollusques.

Crustacés [2]. — Le *homard*, la *langouste*, l'*écrevisse* (*fig.* 53) sont des crustacés très recherchés; leur chair est ferme et très savoureuse, mais elle est d'une digestion difficile.

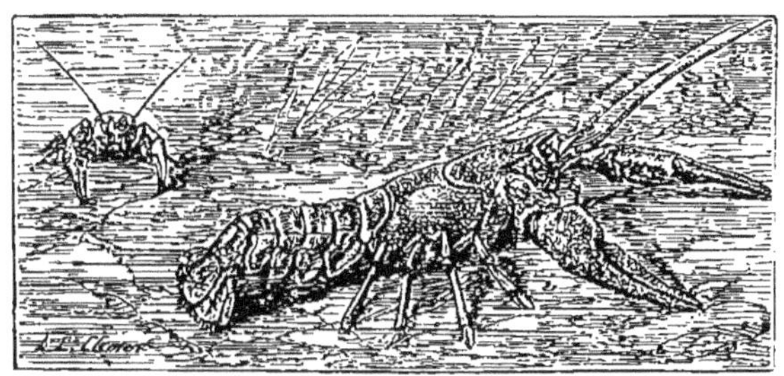

Fig. 53. — Écrevisse (vit dans les ruisseaux et les rivières).

Mollusques [3]. — Les *huîtres*, les *moules* (*fig.* 54 et 55), les *peignes*, les *buccardes*, constituent des aliments légers et faciles à digérer, mais ils sont faiblement nutritifs : on a calculé qu'il faudrait environ 10 douzaines d'huîtres pour avoir la même valeur nutritive qu'un kilogramme de pain.

Si l'importance des mollusques est faible au point de vue

1. *Invertébrés*, animaux qui n'ont pas de squelette osseux interne.

2. Animaux dont le corps a une peau dure, incrustée de sels calcaires et qui vivent dans l'eau. Crustacé vient de *crusta*, mot latin qui signifie croûte.

3. Invertébrés à corps mou, souvent enfermé dans une coquille calcaire de forme variable, sécrétée par une membrane qui enveloppe le corps de l'animal et qu'on nomme le *manteau*. La partie antérieure du corps porte une saillie charnue, le *pied*, qui, chez les mollusques à coquille *bivalve* (à 2 valves), a la forme d'une langue; chez les mollusques *gastéropodes* (escargots), le pied est une plate-forme sur laquelle l'animal rampe; chez les *céphalopodes* (poulpe, seiche), le pied a la forme d'une couronne de tentacules armés de ventouses.

alimentaire, elle est, en revanche, considérable au point de vue commercial. La consommation des huîtres a tellement augmenté dans ces cinquante dernières années que les nombreux bancs naturels qui existaient le long des côtes de l'Océan se sont épuisés ; on a remédié à ce fâcheux état de choses en élevant des huîtres artificiellement, dans des bassins côtiers qu'on nomme des parcs ; il s'est ainsi créé toute une industrie,

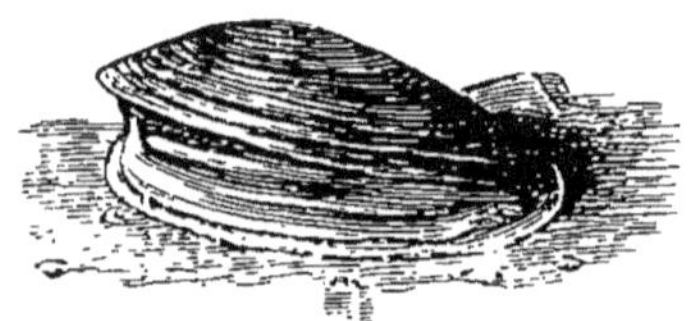

Fig. 54. — MOULE COMMUNE (vit fixée sur les rochers ou sur des claies que la mer recouvre à chaque marée).

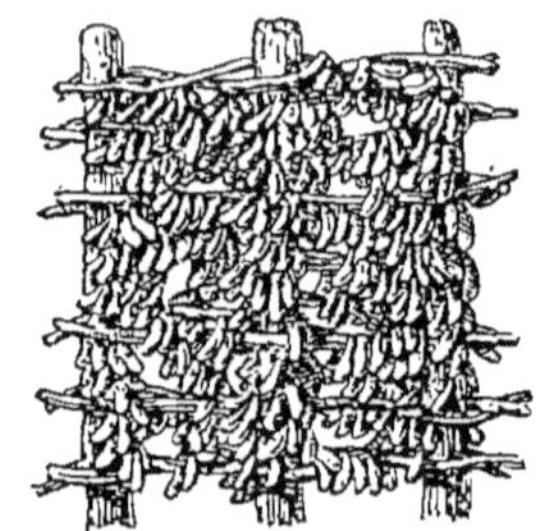

Fig. 55. — MOULES fixées sur des claies.

l'*ostréiculture*. Aujourd'hui, la production dépasse la consommation et, dans l'espace de dix années, les établissements d'Arcachon ont produit, à eux seuls, pour plus de 45 millions de francs d'huîtres.

Miel. — Parmi les produits alimentaires provenant des invertébrés, on peut encore citer le miel des abeilles. Le miel est un liquide sucré, extrait des fleurs par les abeilles et que celles-ci dégorgent après qu'il a subi une élaboration particulière dans leur jabot. Il est essentiellement formé par de la glucose mélangée à des substances aromatiques. Une abeille peut produire, en moyenne, 7 gr. et demi de miel par jour. Les méthodes d'élevage des abeilles et les procédés mis en usage pour obtenir de ces insectes le maximum de rendement en miel, constituent l'*apiculture*.

II. — ALIMENTS D'ORIGINE VÉGÉTALE

Valeur alimentaire des produits végétaux. — Les végétaux nous fournissent un certain nombre de substances dont la valeur nutritive est souvent aussi grande que celle des substances animales. Il existe cependant une différence chimique assez profonde entre ces deux catégories d'aliments : tandis que les animaux nous fournissent surtout des produits azotés et des matières grasses, les végétaux nous donnent, au contraire, des produits *riches en carbone*, mais pauvres en azote, parmi lesquels le plus répandu est l'*amidon*.

Il faut cependant remarquer qu'un certain nombre de graines renferment, mélangée à l'amidon, une substance azotée appelée *gluten;* aussi, bien qu'elles ne contiennent qu'une très faible quantité de principes gras, ces graines sont-elles des substances alimentaires de premier ordre. Avec le *gluten* et l'*amidon*, on trouve encore dans les graines, des *gommes*, des *sucres*, des *matières grasses* et des *sels*, c'est-à-dire toutes les substances qui entrent dans la composition de l'aliment complet; c'est pour cela que les animaux herbivores peuvent s'entretenir avec une nourriture exclusivement végétale.

Selon leur provenance, leur

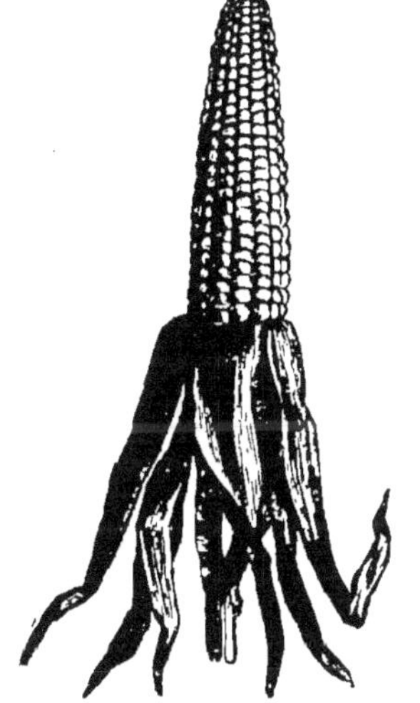

Fig. 56. — Épi de maïs.

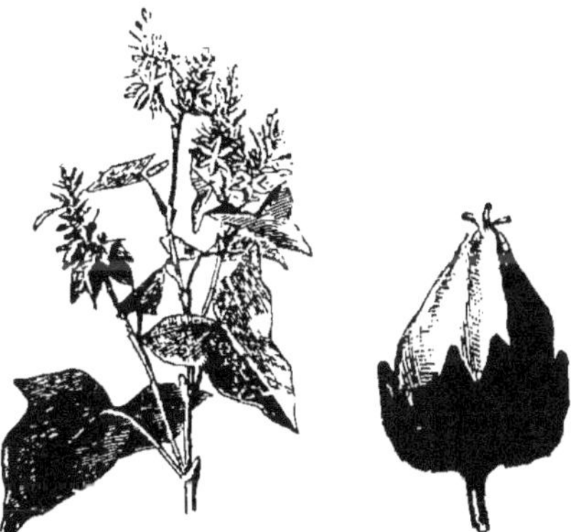

Fig. 57. — Sarrasin, fleurs et fruit grossi.

mode d'emploi et leurs propriétés, les aliments d'origine végétale ont été pratiquement groupés sous cinq titres principaux : *céréales, légumes, fruits, champignons, condiments*.

Les plus importants de tous sont les céréales.

1° CÉRÉALES. — On donne le nom de *céréales* à toutes les plantes cultivées dont les graines peuvent donner une farine alimentaire. Les principales céréales sont : le *blé* (*fig.* 58), le *seigle*, l'*orge*, l'*avoine*, le *maïs* (*fig.* 56), le *riz*, le *sarrasin* (*fig.* 57); à l'exception du sarrasin, qui appartient à la même famille que l'oseille (Polygonées), toutes les céréales sont des Graminées,

Blé. — Le blé ou *froment* (*fig.* 58) est certainement la plus
importante de toutes les céréales cultivées, car, partout où il
a été possible de le propager, il a remplacé dans une large
mesure les autres céréales et les graines
plus grossières dont l'homme avait fait
jusque là sa nourriture.

Le blé semble originaire de l'Asie : tout
au moins trouve-t-on des renseignements
sur sa culture dans des livres chinois
qui ont été écrits plusieurs siècles avant
notre ère.

Le blé appartient à la famille des Graminées [1] ; c'est une herbe annuelle, à tige
creuse, nommée *chaume*, et dont les fleurs
sont disposées en épis (*fig.* 58).

On peut répartir dans deux grandes
classes les nombreuses variétés de froment
qui existent : les *froments nus* et les *froments vétus*. Par le battage, les graines des
premiers sortent facilement de leurs enveloppes nommées *balles*. Les autres, beau-

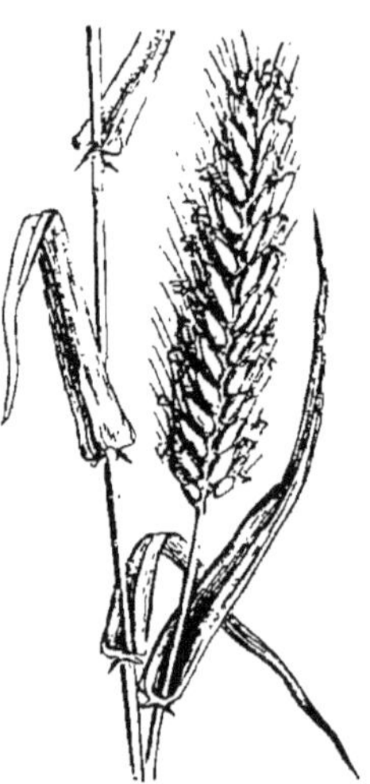

Fig. 58. — Tige et épi
du blé cultivé.

coup plus robustes, et supportant mieux la rigueur des hivers,
ne se séparent de leurs balles que sous l'action plus énergique de
meules en bois : on les désigne encore sous le nom d'*épeautres*.

Quelle que soit la variété que l'on considère, la graine du
blé (*grain de blé*, réduite en farine, sert à fabriquer le pain.
Voici la composition de cette graine dans l'une des meilleures
variétés cultivées :

BLÉ D'ALSACE

Eau	14,2
Graisses	1,4
Substances azotées (gluten)	**14,6**
Cellulose	1,2
Gommes et sucres	7,3
Amidon	59,7
Sels minéraux	1,6
	100

1. Voir Colomb et Houlbert, *Botanique descriptive*, classe de 5ᵉ A et B, Librairie
Armand Colin.

Il existe même, dans le midi de la France et en Algérie, certaines variétés de blés qui renferment jusqu'à 20 p. 100 de gluten ; elles sont donc presque aussi riches en substances azotées que la viande.

Farine. — La farine est une poudre fine, plus ou moins blanche, que l'on obtient en écrasant les graines des céréales sous des meules ou sous des cylindres en acier ; l'enveloppe de la graine, constituant le *son*, est ensuite séparée de la farine à l'aide d'un tamis (*bluttoir*) qui laisse passer la farine, mais arrête le son.

La valeur alimentaire d'une farine dépend de la graine qui l'a produite et s'apprécie d'après la quantité de gluten qu'elle renferme ; le petit tableau qui suit permettra de comparer, sous ce rapport, les principales céréales :

RICHESSE EN GLUTEN

Farine d'avoine, en moyenne	....	15,7	p. 100 de son poids
— de blé	—	....	15	—
— d'orge	—	....	13,2	—
— de seigle	—	....	11,6	—
— de sarrasin	—	. .....	9,1	—
— de maïs	—	.. ....	8,8	—
— de riz	—	....	6,3	—

Comme on le voit, c'est la farine de riz qui est la moins riche en principes azotés ; celle d'avoine (*fig.* 59) est, au contraire, plus riche que celle du blé ; mais comme le gluten qu'elle renferme possède un goût amer très prononcé, elle n'est employée à faire du pain que dans les régions les plus pauvres de la Norvège. En Bretagne et en Écosse, on prépare avec cette farine une bouillie légère, de digestion facile.

Gluten. — Le gluten est la substance azotée qui existe dans les graines des céréales et qui donne à la farine de ces graines la propriété de former un pâte liante avec l'eau.

Il est facile d'extraire le gluten en triturant une petite quantité de pâte de farine sous un filet d'eau : l'eau entraîne l'amidon et le gluten reste. Le gluten est une substance solide, de couleur jaunâtre, très élastique à l'état humide, mais devenant cassante par la dessiccation. Le gluten est rarement

employé à l'état pur; cependant, comme il se moule facilement, on l'utilise, additionné d'un peu de farine. pour la fabrication des pâtes alimentaires, telles que le *macaroni*, le *vermicelle*, etc.

Pain. — Le pain est un mélange renfermant à peu près
toutes les substances qui constituent l'aliment complet; on le
prépare en mêlant à la farine une
certaine quantité d'eau. de façon à
obtenir une pâte ferme à laquelle on
ajoute du sel et un *ferment* désigné
sous le nom de *levain*. Sous l'influence
de ce ferment et de la fermentation
qu'il provoque. il se produit. à l'intérieur de la pâte. une grande quantité
de gaz carbonique qui détermine. en
se dégageant pendant la cuisson. la
formation de ces nombreuses cavités
que l'on observe dans le pain et qui le
rendent ainsi moins compact. plus léger
et plus digestif.

Les autres céréales donnent du pain
de qualité très inférieure à celui que
l'on obtient avec la farine de blé. Ainsi.
le *pain de seigle* est très savoureux. il
conserve longtemps sa fraîcheur. mais
il est difficile à digérer. Le *pain d'orge*
fermente mal. dégage peu de gaz carbonique: il est par conséquent lourd et
grossier. Enfin, le *sarrasin*. qui donne
un pain très noir. se conservant mal et
se desséchant vite. tend de plus en

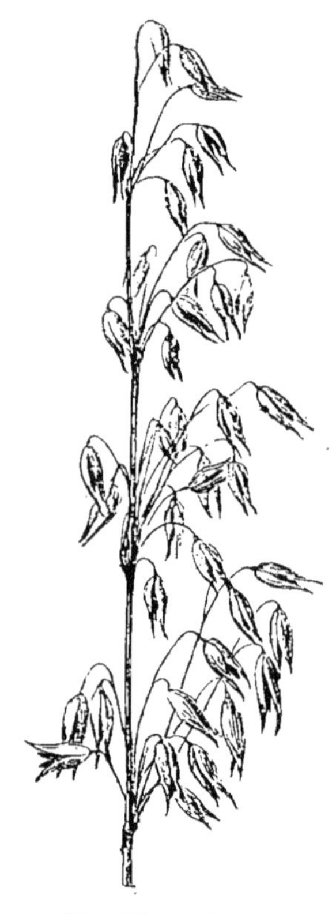

Fig. 59. — AVOINE.

plus à disparaître de l'alimentation: pourtant il est encore
employé en Bretagne, à la préparation de *galettes* qui y rem-
placent fréquemment le pain.

Quant aux farines de *maïs*, de *millet* et de *riz*. elles ne peuvent servir à la préparation du pain parce qu'*elles ne lèvent
pas* sous l'action du levain; on les consomme sous forme de
bouillie. Ainsi. la *polenta* du Piémont ou les *gaudes* de Franche-
Comté ne sont autre chose qu'une bouillie de farine de maïs.
On en fait aussi quelquefois des gâteaux.

2° Légumes. — On désigne sous le nom de *légumes* toutes les plantes, autres que les céréales, qui sont cultivées pour la consommation et que l'on mange crues ou cuites. La valeur nutritive de certains légumes est parfois très grande; associés au pain, ils peuvent former la base d'une excellente alimentation, à tel point qu'on a pu soutenir que les aliments végétaux constituaient le régime naturel de l'homme. Certains hommes en effet, s'abstiennent de viande et se nourrissent exclusivement de végétaux; on les désigne sous le nom de *végétariens*.

On divise les légumes en deux grandes catégories : les *légumes farineux* et les *légumes herbacés*.

Légumes farineux. — La famille des *Légumineuses* tient le premier rang dans ce groupe important. Elle nous donne les *haricots* (*fig.* 60), les *pois* (*fig.* 61), les *lentilles* (*fig.* 62), les

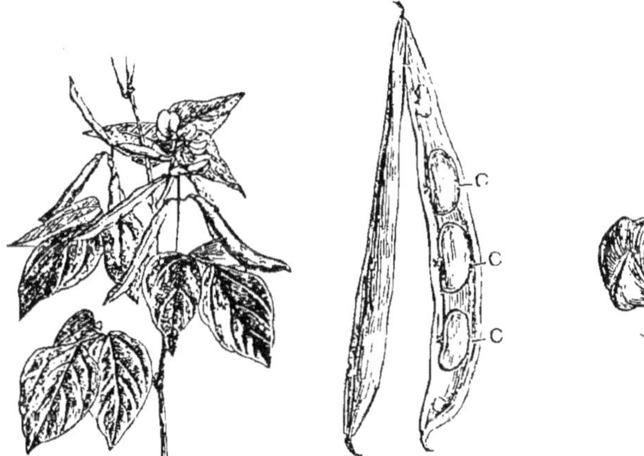
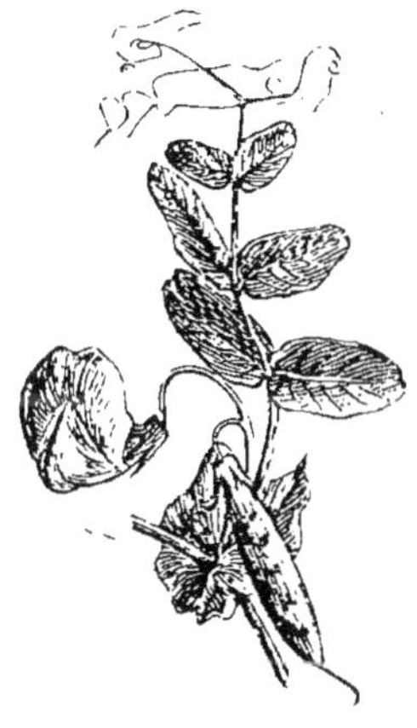

Fig. 60. — Tige du haricot (A droite, sa gousse isolée dans laquelle on voit les graines C).

Fig. 61. — Pois cultivé (Légume farineux).

fèves, etc. Toutes ces graines renferment, comme celles des céréales, de l'amidon et une proportion généralement très forte d'une substance azotée, non coagulable par la chaleur, qu'on désigne sous le nom de *légumine* ou de *caséine végétale*. La richesse de ces graines en azote est toujours bien supérieure à celle des céréales; elle égale et dépasse même quelquefois celle de la viande de boucherie; ce sont donc des aliments de premier ordre.

Voici la composition des principales graines de Légumineuses :

	LENTILLES	HARICOTS	FÈVES	POIS
Eau.......................	15	12,1	16,2	8,9
Graisses	3,2	2,4	1,3	2,1
Subst. azotées (légumine).	**25.9**	**25,5**	**24,4**	**23,8**
Amidon et cellulose......	52,4	57,4	54,5	63,2
Sels minéraux	3,5	2,6	3,6	2
	100,00	100,00	100,00	100,00

Comme on le voit, ce sont les lentilles qui renferment la
plus grande proportion d'azote; mais comme elles ne se
digèrent pas très bien, il est préférable
de leur substituer les haricots.

Toutes ces graines doivent être consommées très cuites; c'est sous la forme
de purées qu'elles sont digérées le
plus facilement.

On doit encore rattacher au groupe
des légumes farineux les *pommes de
terre* (*fig.* 63), qui ne sont autres que
les tiges souterraines, renflées en tubercules, d'une plante de la famille des
Solanées, nommée la *Morelle tubéreuse.*
Les pommes de terre fournissent, en
grande quantité, une substance fari-
neuse appelée *fécule,* qui est une variété
d'amidon. Bien que la farine de pomme

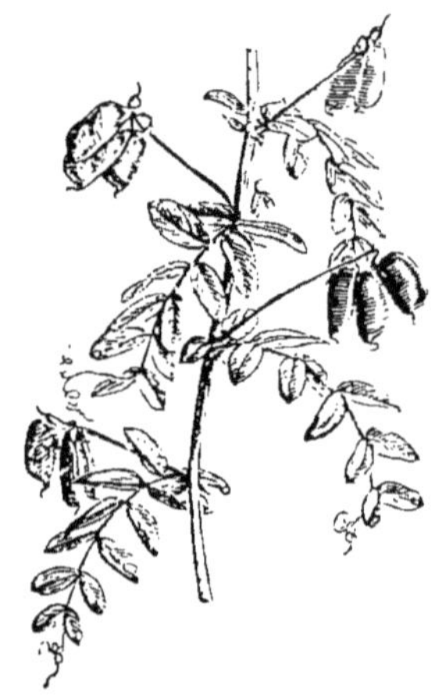

Fig. 62. — TIGE DE LA
LENTILLE.

de terre soit peu riche en matières azotées, elle n'en constitue
pas moins un aliment très nourrissant et de digestion facile.

Voici la composition des tubercules de la pomme de terre,
comparée à celle du haricot et du blé :

	POMME DE TERRE	HARICOT	BLÉ
Eau......................	75	12,1	14,2
Graisses.................	0,2	2,4	1,2
Substances azotées........	**2,1**	**25,5**	**14,6**
Amidon et cellulose.......	21.8	57,4	68,4
Sels minéraux...........	0,9	2,6	1,6
	100,00	100,00	100,00

La pomme de terre est le type des *aliments féculents;* son

pouvoir nutritif est certainement inférieur à celui des Légumineuses. mais, par la facilité de sa culture et par son prix peu élevé. elle mérite aujourd'hui d'être placée sur le même rang que les céréales. Associée à la viande de boucherie, qui lui procurera les matières grasses et les substances albuminoïdes dont elle est très faiblement pourvue, elle peut fournir une alimentation irréprochable.

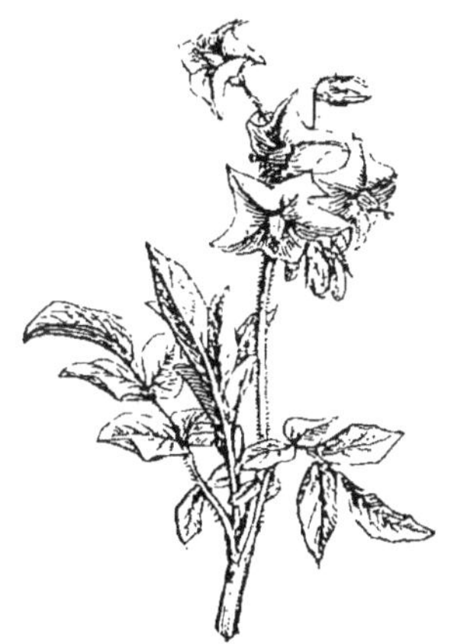
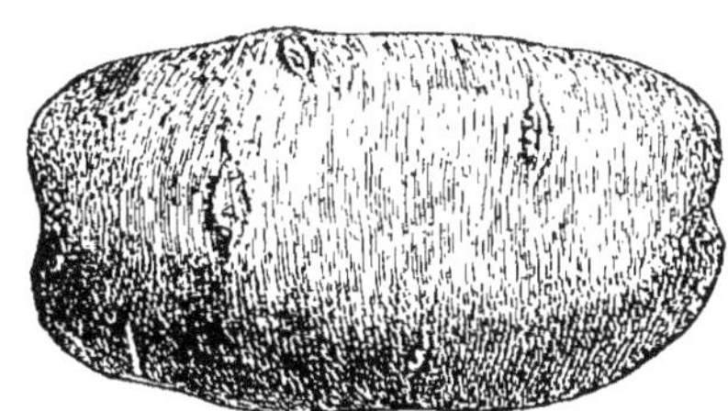

Fig. 63. — Tige fleurie de la pomme de terre et tubercule (à droite).

La pomme de terre est originaire du Chili, où elle vit encore à l'état sauvage.

Les tiges souterraines, et renflées en tubercules, du *topinambour* peuvent être aussi considérées comme des légumes farineux, bien que la substance alimentaire qu'elles contiennent ne soit pas de l'amidon. C'est une substance très voisine de l'amidon qu'on nomme l'*inuline*.

Légumes herbacés. — Ce groupe de légumes est formé par toutes les plantes alimentaires *peu riches en amidon et en substances albuminoïdes*; ils sont consommés crus ou cuits et sont constitués, suivant les cas, par les parties les plus diverses des plantes.

(a). Racines alimentaires :

La carotte (*fig.* 64), appartenant à la famille des Ombellifères et qui contient beaucoup de sucre.

Le navet, le radis, appartenant à la famille des Crucifères;

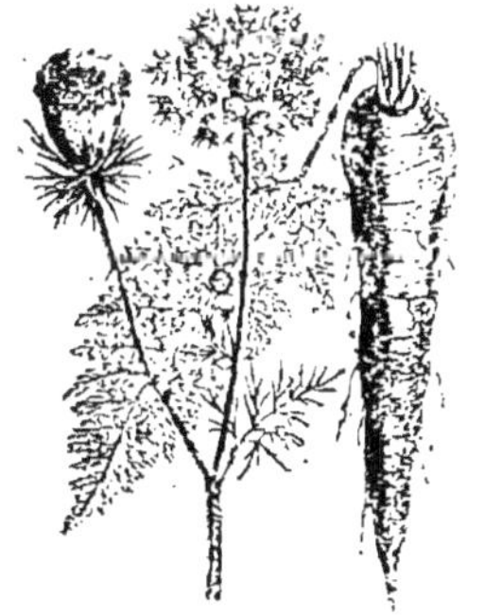

Fig. 64. — Tige fleurie de la carotte et racine alimentaire (à droite).

Le salsifis, la scorzonère, appartenant à la famille des Composées.

La betterave est une Salsolacée. On retire de la racine de betterave la plus grande partie du sucre livré à la consommation (*fig.* 5, p. 19).

(*b*). *Tiges alimentaires* [1] :

L'asperge (*fig.* 65), appartenant à la famille des Asparaginées.

(*c*). *Feuilles alimentaires :*

L'oignon (*fig.* 66), les diverses

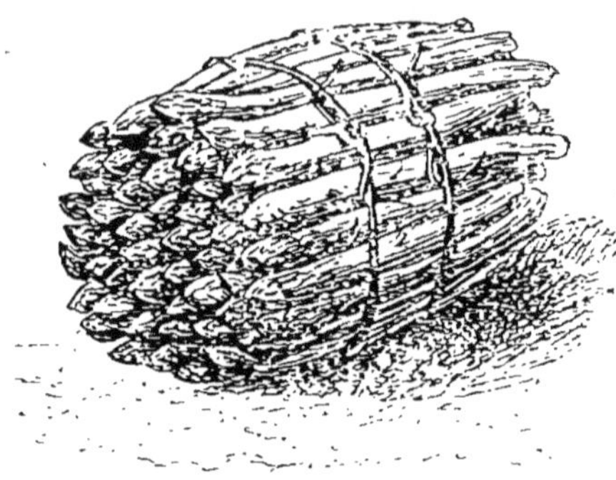

Fig. 65. — BOTTE D'ASPERGES (extrémités des jeunes tiges coupées au moment où elles sortent de terre).

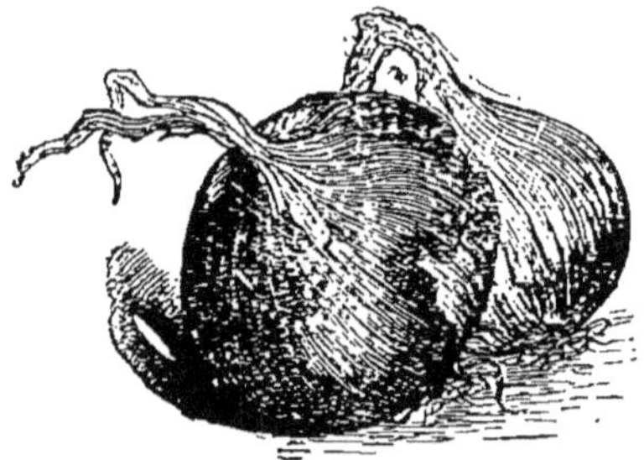

Fig. 66. — BULBE D'OIGNON formé par des feuilles très serrées et contenant une réserve alimentaire.

variétés de choux; la laitue (*fig.* 67), la chicorée, et, en général, toutes les salades.

(*d*). *Fleurs ou inflorescences alimentaires :*

Le chou-fleur (*fig.* 67) de la famille des Crucifères:

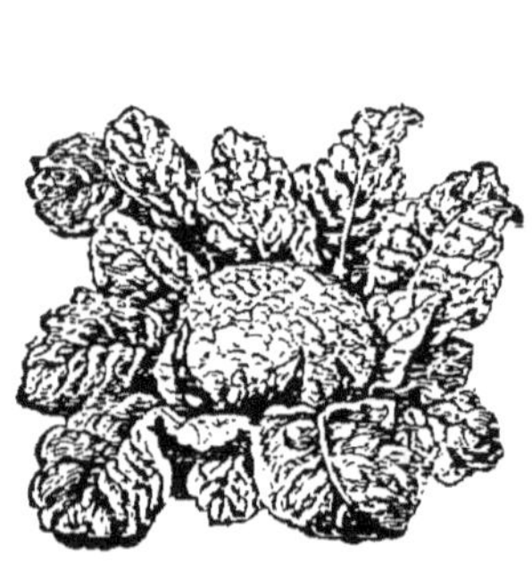

Fig. 67. — CHOU-FLEUR (inflorescence alimentaire).

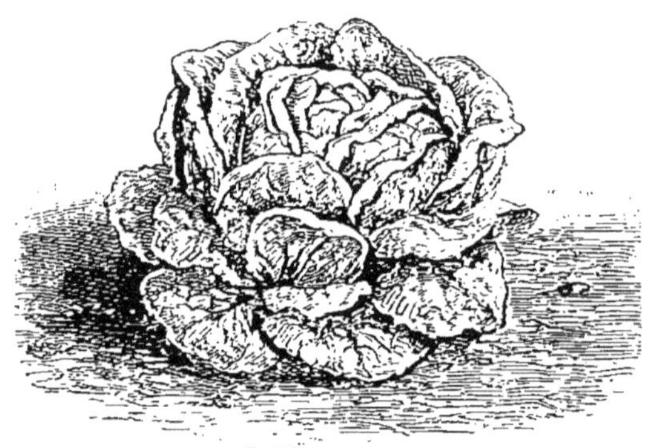

Fig. 68. — LAITUE POMMÉE.

L'artichaut, dans lequel on mange la base de l'inflorescence, est une Composée.

En soumettant ces plantes à l'analyse, on a constaté qu'elles

1. Nous pouvons encore citer la canne à sucre dont la tige n'est pas, à proprement parler, comestible: mais elle laisse échapper un liquide très sucré, qui est l'une des sources principales où l'on puise le sucre.

avaient une composition très variable ; les unes, telles que les *asperges*, les *choux*, les *navets*, etc., renferment encore une notable proportion de substances azotées ; d'autre, comme la *betterave*, la *carotte*, l'*oignon*, sont particulièrement riches en principes sucrés ; enfin celles qu'on désigne plus particulièrement sous le nom de *légumes verts : oseille, laitue, chicorée, mâche*, etc., contiennent surtout des sels minéraux et une grande quantité d'eau ; c'est à la présence de ces sels, où dominent les oxalates et les azotates de potasse, que les légumes verts doivent leurs propriétés rafraîchissantes.

Les légumes herbacés sont peu nutritifs, ainsi que le montre le tableau suivant qui donne la composition comparée du haricot et du navet :

	HARICOT	NAVET
Eau	12,1	87
Graisses	2,4	0,1
Substances azotées	**25,5**	**1,3**
Amidon et cellulose	57,4	10,6
Sels minéraux	2,6	1
	100,00	100,00

3° FRUITS. — Les fruits sont en général faiblement nutritifs : de même que les légumes herbacés, ils ne fournissent guère que des sucres, des sels et des acides.

On peut, au point de vue alimentaire, faire quatre catégories des fruits comestibles :

1° *Fruits sucrés féculents.* Exemples : la banane et le fruit de l'arbre à pain (*Artocarpus*). Ce dernier, aussi gros que la tête, se mange cuit, comme du pain.

2° *Fruits sucrés.* Ex. : figues [1], dattes, raisins.

3° *Fruits sucrés acidulés.* Ex. : nèfles, sorbes, coings, pommes, poires, prunes, abricots, pêches, fraises [1], cerises, framboises, groseilles, cassis, épine-vinette, ananas, oranges, citrons.

4° *Fruits aqueux*, indigestes quand ils sont mal mâchés. Ex. : melons, concombres, pastèques ou melons d'eau, potirons.

4° CHAMPIGNONS. — Les champignons sont très peu nutritifs ;

---

1. La figue et la fraise ne sont autre chose que les extrémités renflées des tiges terminées par les fleurs. Ce ne sont donc pas, à proprement parler, des fruits. Voir Colomb et Houlbert, *Botanique descriptive*, classe de 5ᵉ A et B, Librairie Armand Colin.

néanmoins, ils ont été, de tout temps, utilisés par l'homme à cause des principes odorants qui se développent par la cuisson et de la saveur qu'ils communiquent aux aliments avec lesquels ils sont associés. Leur composition chimique les rapproche des substances animales; mais, étant donnée leur nature spongieuse et la grande quantité d'eau qu'ils renferment, on a calculé qu'il faudrait 9^{kg},30 de champignons de couche, 15^{kg},20 de morilles (*fig.* 69), ou 44 kilogr. de chanterelles, pour donner l'équivalent nutritif d'un kilogramme de viande de bœuf.

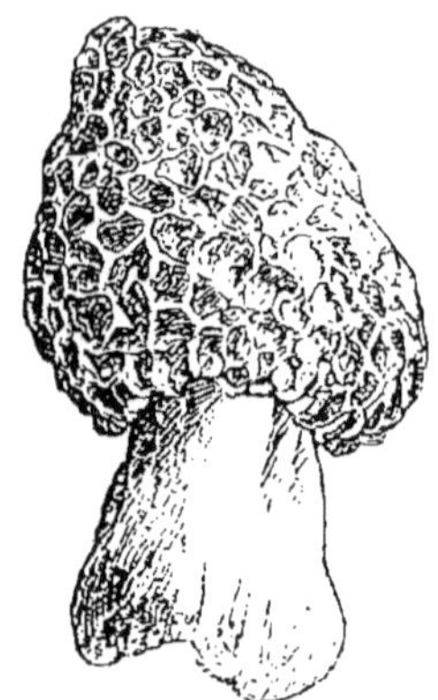

Fig. 69. — MORILLE (champignon comestible).

De plus, il faut savoir que tous les champignons ne sont pas comestibles; il en existe même un grand nombre qui sont des poisons violents, et, chose qu'on ne devrait jamais oublier, *il n'existe aucun caractère pratique, autre que les caractères botaniques, permettant de distinguer avec certitude les champignons comestibles d'avec les champignons vénéneux* (voir p. 91).

5° CONDIMENTS. — Enfin, le règne végétal fournit encore un certain nombre de produits qui ne sont employés que mélangés avec les aliments proprement dits, soit pour leur donner une saveur plus agréable, soit pour les rendre plus faciles à digérer : on les nomme des *condiments*. Tels sont : le *vinaigre* [1], le *poivre* [2] (*fig.* 70), la *girofle* et le *piment* [3], la *cannelle* [4], les *huiles* [5], etc. Nous ne classons pas le sucre parmi les condiments, car nous avons vu qu'il constitue un aliment de premier ordre.

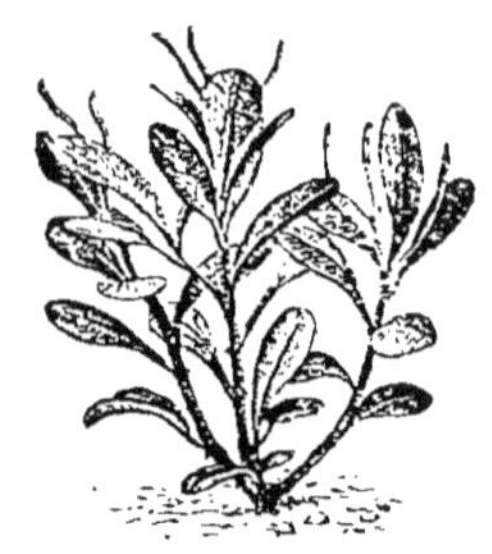

Fig. 70. — TIGE DU POIVRIER NOIR (plante des régions tropicales).

1. *Vinaigre*, obtenu en soumettant du vin à l'action d'un champignon, le *mycoderme du vinaigre*, qui transforme l'alcool du vin en acide acétique, principe du vinaigre.

2. *Poivre*, fruit du poivrier (famille des Pipéracées).

3. *Girofle*, bouton desséché de la fleur du giroflier. *Piment*, fruit du piment. Le piment et le giroflier sont des Myrtacées.

4. *Canelle*, écorce du canellier.

5. *Huiles*, obtenues par l'écrasement de certains fruits (olives) ou de certaines graines (œillette, noix).

III. — ALIMENTS D'ORIGINE MINÉRALE

Sel de cuisine. — Le sel de cuisine (*sel marin*) est une substance absolument indispensable à la vie, bien qu'il ne soit le plus souvent employé que comme condiment; il existe normalement dans la lymphe, dans le plasma du sang, et nos sécrétions en rejettent au dehors environ 20 grammes par jour: il est donc nécessaire d'en restituer une quantité égale à l'organisme.

Eau. — Enfin l'eau est nécessaire pour entretenir l'activité de cellules; comme la transpiration et les sécrétions diverses nous font perdre chaque jour une grande quantité d'eau (2 lit. et demi environ), il faut absolument réparer les pertes que, de ce fait, subit l'organisme.

L'eau est donc la seule boisson qui soit indispensable. Les autres boissons, surtout les boissons fermentées, telles que le vin, le cidre, le poiré et la bière, peuvent même, si on les absorbe sans ménagements, devenir nuisibles à cause de l'alcool qu'elles contiennent.

L'eau est d'autant plus nécessaire qu'elle tient en dissolution les sels calcaires qui servent à nourrir les os.

CONCLUSION DE CE CHAPITRE

On voit que les sources auxquelles nous puisons nos aliments appartiennent aux trois règnes de la nature. Mais il faut remarquer qu'à la rigueur les végétaux suffiraient à nous fournir les quatre catégories d'aliments nécessaires à l'entretien de nos organes. En effet :

1° L'*amidon* se trouve en abondance dans les graines des céréales, dans la pomme de terre. Un corps chimiquement très voisin de l'amidon, l'*inuline*, existe dans plusieurs végétaux comestibles, notamment dans les tubercules du topinambour et dans les fonds d'artichauts.

2° Les *matières albuminoïdes* sont très abondantes dans la farine des céréales (gluten) et surtout dans les légumes farineux qui peuvent en contenir jusqu'à 26 p. 100 de leur poids (Ex : la légumine, dans la graine de lentille).

3° Les *sucres* constituent la matière de réserve d'une foule de plantes, à tel point que plusieurs d'entre elles peuvent donner lieu à une exploitation régulière. Telles sont la betterave et la canne à sucre.

La carotte, l'oignon et une foule de fruits renferment de fortes proportions de sucre.

Il est bon de remarquer que le miel, qu'on pourrait au premier abord regarder comme un produit de nature animale, provient en réalité du nectar extrait des plantes par les abeilles.

4° Les *matières grasses* proviennent du règne végétal : on sait en effet que l'huile comestible s'extrait de la pulpe du fruit de l'olivier, de l'œillette, graine d'une espèce de pavot, et de la graine de noix. Beaucoup d'autres végétaux renferment, dans une proportion variable, des réserves de graisses et c'est là que les animaux herbivores puisent celle dont ils sont parfois si abondamment pourvus.

Théoriquement, nous pourrions donc nous contenter d'un régime exclusivement végétarien : nous devons cependant utiliser aussi la chair et la graisse des animaux parce qu'elles contiennent, sous un petit volume, plus de matières albuminoïdes et de corps gras que les aliments de nature purement végétale, et aussi parce que nos organes sont mieux adaptés à un régime mixte qu'à un régime exclusivement végétal. En effet, la digestion des végétaux se fait surtout dans l'intestin : c'est ce qui explique la nécessité, pour les herbivores, d'avoir un intestin très long. Le nôtre n'est pas assez long pour que la digestion des matières alimentaires végétales, ingérées en grande quantité, y soit complète, et c'est pourquoi nous devons, pour nous bien porter, faire un mélange raisonné des aliments végétaux et des aliments d'origine animale.

Enfin, nous avons aussi besoin d'eau et de sels minéraux (phosphates, carbonates, chlorure de sodium ou sel marin). C'est le monde minéral qui nous fournit ces substances.

CHAPITRE III

HYGIÈNE DE L'ALIMENTATION

SOMMAIRE

I. Notions générales sur l'alimentation.	1° Perte journalière de l'organisme. 2° Ration d'entretien. 3° Ration de travail.
II. Intoxications causées par les substances alimentaires.	1° Poisons végétaux.... *Ivraie enivrante.* *Seigle ergoté.* *Champignons.* 2° Viandes putréfiées... *Ptomaïnes, toxines.*
III. Parasites contenus dans les viandes.	1° Parasites animaux (Vers intestinaux)... *Ténias, Trichine.* 2° Parasites végétaux (Bactéries)......... *Tuberculose.*
IV. Eaux contaminées.	Moyen de purification.. *Ebullition.* *Filtration.* *Epuration chimique.*

I. — NOTIONS GÉNÉRALES SUR L'ALIMENTATION

Perte journalière de l'organisme. — Par suite du fonctionnement de nos organes, notre corps est soumis à une usure continuelle ; il est donc nécessaire de lui restituer chaque jour les matériaux qu'il perd : c'est là le but de l'alimentation. Mais, pour que l'alimention puisse être établie sur des bases rationnelles, il est indispensable de connaître les pertes subies par l'organisme, surtout en azote et en carbone.

Or, les expériences qui ont été faites à ce sujet montrent qu'un homme adulte, c'est-à-dire dont la croissance est terminée, rejette chaque jour, par la respiration, par la sueur, par l'urine et par les résidus alimentaires de toutes sortes :

<table>
<tr><td rowspan="4" style="text-align:right">PERTE JOURNALIÈRE
DE L'ORGANISME.</td><td>de 2 000 à 3 000 grammes d'eau.</td></tr>
<tr><td>310 grammes de carbone.</td></tr>
<tr><td>20   —   d'azote.</td></tr>
<tr><td>30   —   de sels.</td></tr>
</table>

Ce sont donc là les éléments qu'il faut remplacer. La quantité d'aliments strictement nécessaire pour compenser ces pertes, dans l'espace d'une journée, a reçu le nom de **ration d'entretien**.

Ration d'entretien. — Voyons comment on pourrait arriver à établir la ration d'entretien à l'aide des substances alimentaires les plus communes.

Prenons le pain tout d'abord :

L'analyse a montré que 1000 grammes de pain ordinaire contiennent en moyenne :

<table>
<tr><td rowspan="2" style="text-align:right">UN KILOGRAMME
DE PAIN.</td><td>300 grammes de carbone.</td></tr>
<tr><td>10   —   d'azote.</td></tr>
</table>

Par conséquent, pour avoir les 20 grammes d'azote qui sont nécessaires, il faudrait consommer 2 000 grammes de pain; mais ces 2 000 grammes de pain nous donneraient 600 grammes de carbone, soit 300 grammes en trop. *On ne pourrait donc pas, comme on le voit, constituer une ration alimentaire parfaite avec le pain seul.*

Examinons maintenant la viande.

L'analyse a de même montré que 1 000 grammes de viande de bœuf désossée et sans graisse contenaient :

<table>
<tr><td rowspan="2" style="text-align:right">UN KILOGRAMME
DE VIANDE</td><td>100 grammes de carbone.</td></tr>
<tr><td>30   —   d'azote.</td></tr>
</table>

Un calcul très simple nous ferait voir que, pour obtenir les 20 grammes d'azote qui nous sont nécessaires, il faudrait absorber environ 700 grammes de viande; mais ces 700 grammes de viande ne nous donneraient que 70 grammes de carbone, c'est-à-dire la cinquième partie de ce qui est indispensable.

Pour retrouver, avec la viande, les 310 grammes de carbone que nous perdons chaque jour, il faudrait en absorber environ 3 kilos. *La viande ne peut donc pas non plus constituer, à elle seule, une ration alimentaire convenable.*

Si nous considérons, en troisième lieu, les légumes farineux qui contiennent, eux aussi, une forte proportion de carbone et d'azote, nous verrons, par exemple, que 1 000 grammes de haricots renferment :

UN KILOGRAMME { 400 grammes de carbone.
DE HARICOTS { 60   —   d'azote.

Pour avoir la quantité de carbone qui nous est nécessaire, 780 grammes de haricots seraient suffisants, mais nous aurions absorbé en même temps 55 grammes d'azote, ce qui est beaucoup trop.

Non seulement le pain, la viande, les haricots, pris isolément ne peuvent restituer au corps tous les matériaux qu'il perd en un jour, mais l'albumine elle-même, le gluten, les sucres, les graisses, qui sont les types par excellence des aliments azotés ou carbonés, ne pourraient pas davantage remplir ce rôle ; et, en effet, l'expérience a montré que les animaux nourris exclusivement avec ces substances, finissent toujours par mourir d'inanition au bout d'un temps plus ou moins long.

En résumé, à part les aliments complets dont nous avons parlé, *lait et œufs*, aucune substance alimentaire n'est capable de fournir à elle seule la ration alimentaire idéale ; ce qu'il nous faut, c'est une nourriture *mixte*, c'est-à-dire formée par un mélange raisonné des diverses catégories d'aliments.

Voici, par exemple, quelle devrait être la ration d'entretien d'un homme adulte, du poids moyen de 65 kilogr., et n'accomplissant aucun travail :

RATION ALIMENTAIRE NORMALE
—

{ Matières albuminoïdes (azotées)........ 124 grammes.
{ Substances carbonées (sucres, fécule).. 430   —
{ Corps gras........................ 55   —

ration qui pourrait être réalisée avec

{ 820 grammes de pain.
{ 260   —   de viande désossée, mais non dégraissée.

Ration théorique de travail. — Mais si l'homme doit fournir une certaine quantité de travail, l'usure devient dans ce cas plus grande que pendant le repos. Il est alors nécessaire d'augmenter la quantité d'aliments; la ration prend dans ce cas le nom de *ration de travail*. Voici quelle devrait être cette ration pour un ouvrier se livrant à un travail manuel :

RATION DE TRAVAIL

Matières albuminoïdes (azotées)......	150 grammes.	
Substances carbonées (sucres, fécule).	580	—
Graisse...........................	70	—

Ce qui correspondrait approximativement à

1 075 grammes de pain.		
340 — de viande sans os et non dégraissée.		

Ration pratique de travail. — Si nous voulions associer au pain et à la viande d'autres substances alimentaires pour constituer une *ration de travail* plus variée, on pourrait prendre :

RATION PRATIQUE DE TRAVAIL

Pain...............................	1 000 grammes.	
Viande non désossée...............	300	—
Légumes secs.....................	100	—
Légumes frais....................	30	—

Une ration alimentaire ainsi composée est susceptible de compenser toutes les pertes de l'organisme aussi exactement qu'on peut le désirer.

Enfin, il est aussi nécessaire de tenir compte du genre de travail produit : ainsi, par exemple, pour les personnes qui se livrent à un travail intellectuel, il faudra augmenter un peu la proportion des substances azotées et réduire, en même temps, le poids des substances carbonées.

Conseils d'hygiène. — Nous pouvons ajouter que s'il est indispensable de manger assez pour réparer les pertes, on ne doit jamais aller au delà : il faut éviter de sortir de table avec une sensation de plénitude.

En outre rien de pernicieux comme de chercher à se donner de l'appétit avec des liqueurs alcooliques dites *apéritifs*. « Ne vous ouvrez jamais l'appétit avec de fausses clefs, » disait un grand médecin. Un exercice modéré est de beaucoup préférable. De plus, mangez lentement et en mâchant avec soin. Cet acte préparatoire de la mastication est extrêmement important si l'on tient à se bien porter. La recommandation que nous faisons de bien mâcher entraîne cette conséquence qu'on ne saurait trop soigner ses dents, les tenir toujours propres et nettes pour éviter la carie : « Une bouche sans dents est un moulin sans meule ».

Enfin, il est nécessaire de bien choisir ses aliments afin de ne pas être victime de l'un des accidents que nous allons maintenant passer en revue.

II. — INTOXICATIONS CAUSÉES PAR LES SUBSTANCES ALIMENTAIRES : CHAMPIGNONS, VIANDES PUTRÉFIÉES

Empoisonnements. — Les substances alimentaires peuvent, dans certains cas, provoquer des empoisonnements.

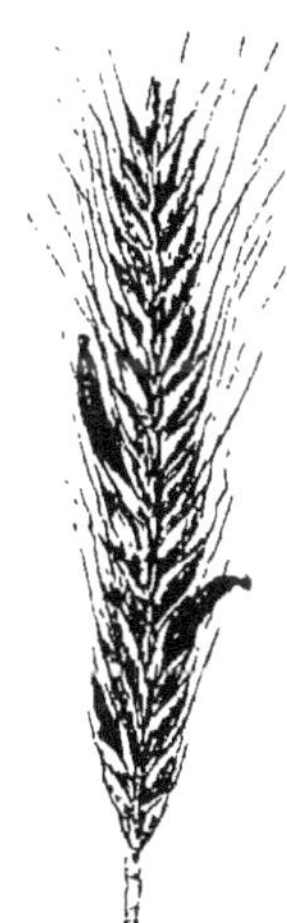

Fig. 71. — ÉPI DE SEIGLE dont quelques grains sont envahis par l'ergot.

Bien que ces accidents soient rares, heureusement, il est cependant fort utile de déterminer leurs causes, afin de les éviter dans la mesure du possible.

Ces causes sont multiples : tantôt, par suite d'une préparation défectueuse de produits de bonne qualité, des poisons se trouvent mélangés aux aliments; d'autres fois, la présence des substances toxiques est due à l'altération des aliments eux-mêmes.

Poisons mêlés accidentellement aux aliments. — On a observé des accidents toxiques lorsque, par exemple, le blé employé à la fabrication du pain contient des graines de *l'ivraie enivrante*.

D'autre part, le seigle est fréquemment atteint d'une maladie provoquée par un champignon parasite, et appelée *ergot de seigle*. L'ergot de seigle, qui est un poison violent, se développe surtout dans les régions humides du nord et du centre de la France : le grain attaqué est recourbé, noirâtre et beaucoup plus allongé que les autres (*fig. 71*). L'usage prolongé d'un pain contenant du seigle ergoté, même en petite quantité, peut amener des désordres très graves.

Champignons. — Mais les accidents les plus sérieux, occasionnés par les substances alimentaires d'origine végétale, sont ceux qui sont produits par les *champignons vénéneux*. Leur fréquence tient à ce que beaucoup de champignons vénéneux ressemblent aux espèces comestibles.

Ainsi, par exemple, le champignon de couche, connu de tout le monde sous le nom de *champignon rose*, est certes une espèce excellente que l'on peut consommer sans aucune crainte; mais il existe une autre espèce qui lui ressemble beaucoup, c'est l'*amanite printanière* qui est, elle, très vénéneuse; les 8/10 des accidents imputables aux champignons, sont dus à la confusion de ces deux espèces. Voici les figures de ces deux champignons pour bien fixer leurs différences de port et d'aspect.

L'*amanite printanière* (*fig.* 72, 1), ainsi que son nom l'indique, croit généralement au printemps, mais quelquefois aussi en automne, de sorte que si l'on n'est pas bien sûr des caractères, ou si l'on

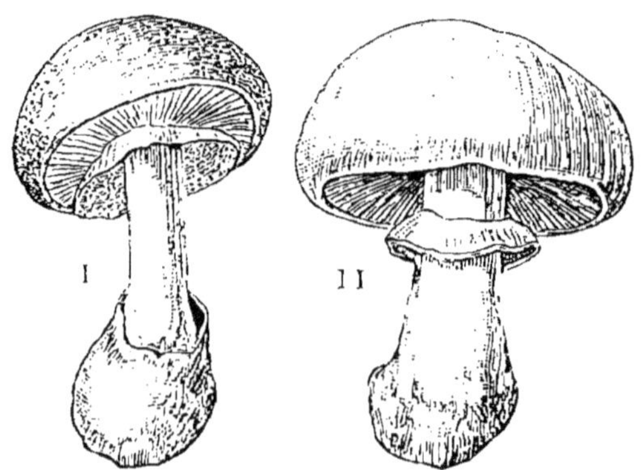

Fig. 72. — 1. Amanite printanière, champignon vénéneux. — II. Boule de neige, champignon comestible.

n'apporte pas une attention suffisante à la récolte, on peut confondre ce dangereux champignon avec une variété excellente du champignon de couche, la *boule de neige* (*fig.* 72, 11). En examinant de très près les deux espèces, on verra que l'*amanite printanière* possède à sa base une espèce de sac d'où sort le pied; le chapeau est humide et difficile à peler; les lames, en dessous du chapeau, sont blanches et serrées (*fig.* 72, 1).

Quant à la *boule de neige*, elle possède un pied légèrement renflé à sa base, *mais pas de sac*; son chapeau est toujours sec et satiné en dessus; les lames du dessous sont d'un blanc rosé (*fig.* 72, 11).

Parmi les autres champignons qu'il est également utile de savoir distinguer, nous pouvons citer : l'*oronge vraie* ou *amanite des Césars*, et la *fausse oronge*; le chapeau de la première, qui est l'une des plus estimées parmi les espèces comestibles, est d'une belle couleur rouge orangée et ne présente *aucune tache*; chez la seconde, qui contient un poison violent, le chapeau est d'un rouge carminé, parsemé le plus souvent de *taches blanches*.

Lorsqu'on n'est pas absolument fixé sur les propriétés

comestibles d'un champignon, il est préférable de s'en abstenir complètement; dans tous les cas, par surcroît de précautions, il sera bon de faire macérer, pendant quelques heures, dans de l'eau vinaigrée ou salée, les champignons destinés à l'alimentation : les acides dissolvent le poison, et c'est pourquoi, dans les cas d'empoisonnement, il faut bien se garder de faire absorber du vinaigre ou des boissons acidulées, au malade, car l'absorption et, par suite, la diffusion du poison dans l'organisme en seraient hâtées.

Viandes putréfiées. — Il est presque inutile de faire remarquer que toute viande altérée ou présentant un commencement d'altération, doit être écartée de l'alimentation. Il se développe, en effet, dans les viandes en voie de décomposition, un certain nombre de substances que l'on a désignées sous le nom de *ptomaïnes*[1] et dont quelques-unes sont des poisons extrêmement actifs. Lorsque ces poisons sont introduits dans l'organisme, ils produisent des désordres intestinaux de toutes sortes : vomissements, diarrhée, accompagnés de courbatures, etc.

Les cas les plus fréquents d'intoxication par des viandes altérées, sont dus aux préparations de charcuterie; ces accidents sont beaucoup plus communs en Allemagne qu'en France, parce que, en Allemagne, on consomme, généralement sans les faire cuire, des saucisses fumées et depuis longtemps préparées.

Enfin, la chair du gibier dit *faisandé* doit son arome particulier à un commencement de décomposition; aussi est-elle d'une digestion difficile, et occasionne-t-elle souvent des embarras gastriques.

La chair des poissons peut aussi s'altérer rapidement. Ainsi, on a observé des cas d'empoisonnements produits par de la morue qui avait été mal conservée, c'est-à-dire insuffisamment salée.

Dans certains cas, les moules peuvent également occasionner des empoisonnements plus ou moins graves; ces accidents, dont la cause véritable n'est pas encore exactement connue, paraissent dus à un poison organique que l'on nomme une *toxine*. Le poison des moules se développe sous l'influence

---

1. De *ptoma*, cadavre.

d'un état maladif particulier de l'animal et se localise dans
son foie; il se développe surtout lorsque ces animaux vivent
dans les endroits vaseux où l'eau de mer est souillée par
des égouts. A une certaine distance de la côte. sur les fonds
qui ne se découvrent qu'aux grandes marées, les moules se
sont toujours montrées inoffensives.

Dans les mêmes conditions, les huîtres peuvent produire
des empoisonnements analogues ou encore des maladies très
graves, telles que la fièvre typhoïde.

Remarque. — La cuisson très complète des aliments ne suffit
pas toujours pour détruire les poisons qui existent dans les
viandes ayant subi un commencement d'altération : elle peut,
il est vrai. en atténuer les effets; cependant, il est toujours
préférable de rejeter une viande suspecte plutôt que de courir
les risques d'un empoisonnement.

III. — PARASITES CONTENUS DANS LES VIANDES

Nature des parasites[1]. — La chair des animaux utilisés dans
l'alimentation contient souvent des parasites qui peuvent
continuer à se développer dans notre corps s'ils y sont introduits vivants. Ces parasites sont de deux sortes : les uns sont
des animaux. dont les plus importants appartiennent à la
classe des *Vers*, comme, par exemple, le *ver solitaire* et la
trichine; les autres sont des végétaux inférieurs, faisant partie
de la classe des *Algues :* on les désigne ordinairement sous
les noms de *bactéries* ou de *microbes*.

1° *Parasites d'origine animale.*

Ténia ou ver solitaire. — En général. ces animaux doivent
vivre dans deux hôtes successifs pour accomplir leur évolution complète. Le *ver solitaire* vit, à l'état adulte, dans l'intestin de l'homme où il atteint quelquefois 5 ou 6 mètres de
long. L'introduction de ce parasite résulte toujours de
l'usage de la viande crue ou insuffisamment cuite de porcs
dit *ladres :* on nomme ainsi des porcs infestés eux-mêmes du
ténia qui vit dans leur chair sous une forme particulière
qu'on appelle un *cysticerque*. Ce cysticerque ne peut prendre

---

1. On nomme *parasite*, tout être qui vit aux dépens d'un autre.

sa forme définitive que s'il est introduit dans l'intestin de l'homme.

Voici quelles sont, en effet, les différentes phases du développement dece paras ite gênant.

Le ver solitaire (*fig.* 73), que l'on rencontre chez l'homme, a l'aspect d'un ruban aplati et divisé en anneaux, très étroits dans la partie antérieure de l'animal, mais qui s'élargissent de plus en plus à mesure qu'ils s'éloignent de la tête (T). Celle-ci est fixée sur la paroi de l'intestin à l'aide de quatre ventouses et de crochets. Comme c'est la tête qui produit de nouveaux anneaux, il est clair que les anneaux les plus âgés sont ceux qui se trouvent à l'opposé de la

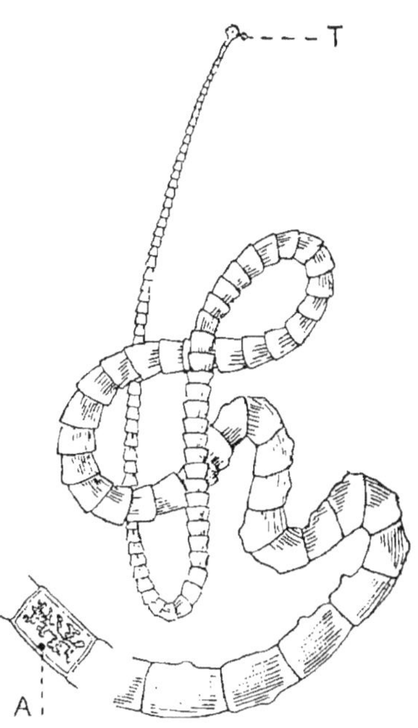

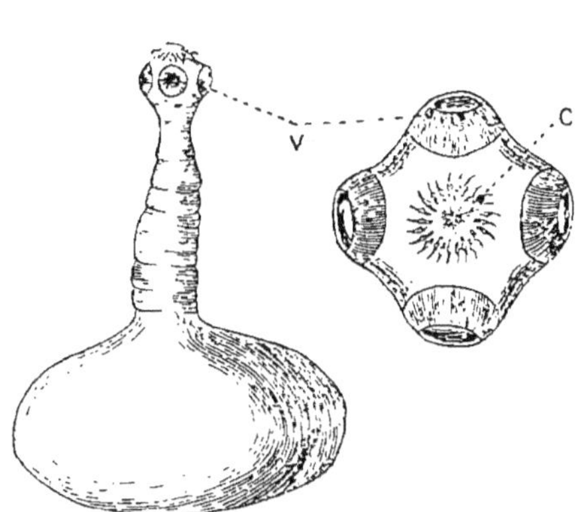

Fig. 73. — Corps d'un ver solitaire (A, un anneau séparé; T, tête).

Fig. 74. — Cysticerque d'un ver solitaire, et tête isolée, vue de face, pour montrer les ventouses V, et les crochets C.

tête. Aussi les trouve-t-on remplis d'œufs et même d'embryons à différents états de développement (A).

A un moment donné, ces derniers anneaux se détachent et deviennent libres dans l'intestin ; ils sont alors expulsés au dehors avec les excréments. Malgré ces pertes continuelles, le ver conserve cependant toujours à peu près la même longueur, parce que de nouveaux anneaux se forment en arrière de la tête au fur et à mesure que les plus âgés se détachent (*fig.* 73).

S'il arrive qu'un porc, en cherchant sa nourriture, avale un de ces anneaux détachés et qui a été expulsé avec les excréments, les œufs ne sont pas détruits pour cela.

Tout d'abord, en effet, dans l'estomac du porc, les enveloppes des œufs sont dissoutes par les sucs digestifs et les petits embryons ovoïdes et armés de crochets qu'ils renfermaient se trouvent mis en liberté. Ils percent la muqueuse du tube digestif et arrivent ainsi dans les vaisseaux sanguins qui rampent dans sa paroi. Une fois là, ils sont entraînés par le sang dans toutes les parties du corps de l'animal ; ils s'arrêtent, en général, dans les muscles où ils se fixent et commencent leurs transformations.

Une fois fixé, chaque embryon donne naissance à une petite vésicule, de la grosseur d'un pois environ et nommée *cysticerque* (*fig.* 74). Ce sont ces vésicules, développées quelquefois en nombre considérable, qui déterminent chez les porcs la maladie connue sous le nom de *ladrerie* ; elles sont surtout abondantes dans les muscles des côtes et sous la langue. A l'intérieur de ces vésicules, on peut distinguer facilement une petite tête de ténia, possédant déjà ses quatre ventouses (V) et ses crochets (C).

Arrivée à ce stade, l'évolution s'arrête : le *ver conserve sa forme de cysticerque tant qu'il reste dans les muscles du porc*; mais que la viande du porc *ladre* vienne à être mangée crue, ou très peu cuite, par un homme, le développement du parasite va s'achever. Les vésicules des cysticerques sont alors dissoutes par les sucs digestifs de l'homme et les petits ténias, qui n'ont encore que leur tête, se cramponnent, à l'aide de leurs ventouses, à la paroi de l'intestin ; il se mettent alors à bourgeonner c'est-à-dire que chaque tête se segmente activement à sa partie postérieure, de façon à donner un grand nombre d'anneaux qui ne tardent pas à former un nouveau ténia. A mesure qu'ils vieillissent, les anneaux mûrissent, se remplissent d'œufs, prêts à éclore, puis sont expulsés; et s'ils sont alors avalés par un porc, les mêmes phénomènes se reproduisent.

Le ver solitaire est un hôte gênant et tenace, dont on n'est débarrassé que lorsqu'on a expulsé la tête, génératrice d'anneaux. Sa présence peut provoquer des malaises assez sérieux; le mieux est donc de ne pas se mettre dans le cas de l'introduire dans son tube digestif et pour cela, il ne faut jamais manger de viande de porc qui ne soit pas parfaitement cuite, la chaleur de la cuisson ayant pour effet très sûr de tuer tous les cysticerques, s'il en existe.

En résumé, le ver solitaire a besoin de deux hôtes pour effectuer son développement complet; il vit :

1° Dans l'intestin de l'homme sous forme de *ténia adulte* donnant des œufs (*fig.* 73):

2° Dans les muscles du porc ladre sous forme de *cysticerque* (*fig.* 74).

Ténia sans crochets. — On rencontre encore, dans l'intestin de l'homme, une autre espèce de ténia qui était peu fréquent autrefois, mais qui se répand de plus en plus en raison de la consommation croissante de la viande de bœuf : c'est le *ténia inerme* ou *ténia sans crochets*. Son développement est absolument semblable à celui du ténia armé; seulement c'est dans la chair du bœuf qu'il vit sous la forme cysticerque, et comme les vésicules de ces cysticerques sont beaucoup plus petites que celles du ver solitaire, elles peuvent passer inaperçues. C'est donc lorsqu'on mange de la viande de bœuf crue ou saignante, que le parasite peut pénétrer dans l'organisme.

Arrivé dans l'intestin de l'homme, l'animal se fixe à sa paroi uniquement par ses ventouses, puisque sa tête est dépourvue de crochets. A partir de ce moment, il poursuit son développement comme le ténia armé.

Autres ténias. — Il existe encore d'autres espèces de ténias, tels que le *ténia échinocoque* [1] et le *bothriocéphale large*, mais ils sont beaucoup plus rares en France que les deux précédents. Les larves du bothriocéphale, en particulier, vivent dans la chair de différents poissons; c'est donc par la consommation de cette chair, crue ou mal fumée, que le parasite pourra s'introduire dans le corps de l'homme [2].

Le moyen le plus sûr d'éviter les ténias, est donc de ne manger que des viandes parfaitement cuites; l'expérience a démontré qu'une température de 70° à 80°, maintenue pendant 50 minutes environ, suffisait toujours pour tuer les cysticerques.

Trichine. — La *trichine* est encore un parasite appartenant à la classe des Vers; elle se présente sous la forme d'un petit filament très étroit, enroulé plusieurs fois sur lui-même (*fig.* 75).

La trichine vit à l'état de *larve* dans la *chair des porcs;* là, elle est généralement fixée dans les muscles et enfermée dans une petite capsule ovoïde (*kyste*), absolument invisible à l'œil nu. Le nombre de ces petits kystes peut être considérable : on a constaté que, dans certains cas, un kilogramme de viande de porc pouvait en contenir un million.

Si la viande d'un porc trichiné vient à être consommée crue ou trop peu cuite, l'enveloppe des petits kystes est dissoute par le suc gastrique et les larves sont mises en liberté dans l'estomac.

---

1. Ce ténia vit chez le chien et peut développer son cysticerque dans le foie de l'homme, déterminant ainsi une maladie le plus souvent mortelle. Ne pas se laisser lécher les mains ou la figure par les chiens : il peuvent avoir des œufs de ténia sur la langue.

2. Ex. : un bothriocéphale qui vit à l'état de cysticerque chez les féras, poissons très communs dans le lac de Genève.

Libérées, les jeunes trichines deviennent alors adultes et chacune d'elles produit de 12 à 15 000 œufs qui éclosent dans l'estomac ou dans l'intestin; les petites larves qui en sortent *perforent la paroi de l'intestin;* entraînées en-suite par le sang, elles sont transportées dans les muscles où elles s'entourent d'une capsule résistante : on dit qu'elles sont *enkystées.* Cet envahissement du tissu musculaire par les trichines constitue la maladie désignée sous le nom de *tri-chinose.*

Si le nombre des parasites n'est pas très grand, la maladie n'a pas de suites graves, car, aussitôt que les jeunes tri-chines sont enkystées. elles demeurent in-définiment dans cet état et se comportent comme des corps inertes; mais si, au con-traire. le nombre des parasites est très grand. il se produit des troubles digestifs et des douleurs générales très vives: ordi-nairement la mort survient au bout de quelques semaines.

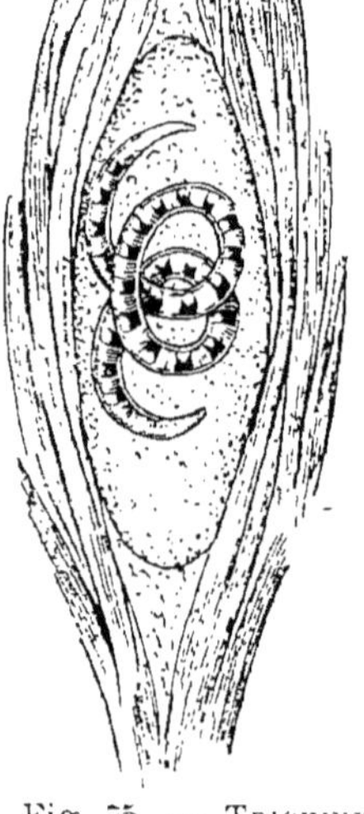

Fig. 75. — TRICHINE ENKYSTÉE dans un mus-cle.

La trichinose est très rare en France, parce que nous avons l'habitude de man-ger la chair du porc toujours bien cuite; mais elle est, au contraire. assez commune en Allemagne, où l'on consomme la chair du porc simplement salée ou fumée.

Une cuisson parfaite de la chair de porc. à 70° ou 80°, suffira toujours pour détruire les germes de trichine qui pourraient s'y trouver.

2° *Parasites d'origine végétale.*

Bactéries. — D'autres parasites redoutables peuvent encore être introduits dans l'organisme par les viandes consommées crues ou imparfaitement cuites. Parmi les plus dangereux de ces parasites. nous pouvons citer le *bacille de la tuberculose* ou *bacille de Koch* qui produit, lorsqu'il se localise dans les pou-mons. cet épuisement particulier qu'on désigne sous le nom de *phtisie.*

La *tuberculose est très fréquente chez les Bovidés* [1]; comme le parasite envahit tous les tissus de l'animal, et que la maladie paraît susceptible de se transmettre à l'homme, la loi interdit, avec raison, la mise en vente de la viande tuberculeuse.

La *tuberculose peut encore se propager par le lait*, c'est pourquoi, dans les cas douteux, il sera toujours prudent de faire bouillir le lait avant de le consommer. Pour les jeunes enfants, le lait stérilisé à la température de 100° est préférable au lait simplement bouilli, parce que, dans le lait bouilli, la caséine a subi une transformation qui la rend moins facile à digérer et aussi parce que le lait bout à une température qui n'est pas toujours suffisante pour tuer les bactéries.

Enfin, nous ajouterons que la tuberculose peut encore être transmise à l'homme par la chair des volailles, et principalement *par le foie* qui paraît être l'organe de ces animaux où la maladie se localise le plus facilement.

IV. — EAUX CONTAMINÉES : MOYENS DE PURIFICATION

Danger des eaux impures. — L'eau est un aliment indispensable à la vie : nous pouvons même ajouter que c'est la boisson la plus naturelle et la plus saine, à condition qu'elle soit pure et de bonne qualité. Une eau pure doit être fraîche et limpide ; elle doit aussi contenir une certaine quantité de sels en dissolution, mais elle doit être totalement privée de germes vivants. Toutes les eaux qui remplissent ces conditions, peuvent être employées dans l'alimentation : on les désigne sous le nom d'*eaux potables*.

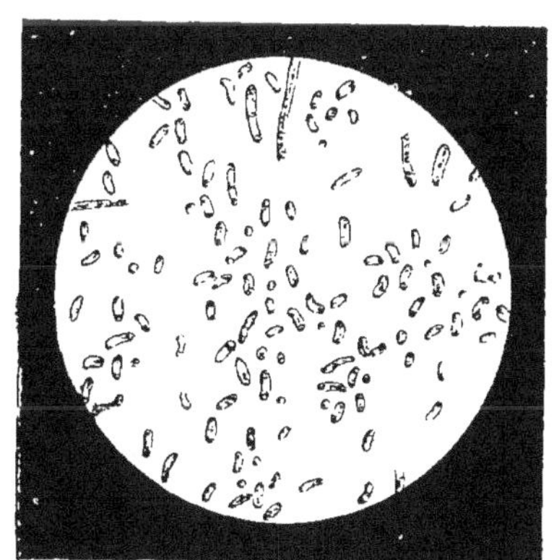

Fig. 76. — BACILLE TYPHIQUE.

Mais il est très rare que les eaux soient parfaitement pures ; ordinairement, les pluies qui tombent à la surface du sol, entraînent avec elles une multitude de germes, de microbes ; en pénétrant dans les puits

1. Animaux de la famille du bœuf.

par les fissures du sol, ou en se déversant dans les sources naturelles qui alimentent les villes. ces eaux impures souillent, *contaminent* les eaux d'alimentation. Elles peuvent alors introduire dans notre organisme des parasites de toutes sortes, et notamment les germes des maladies les plus graves, telles que la *fièvre typhoïde (bacille d'Eberth) (fig. 76)*. la *dysenterie*, le *choléra (bacille virgule)* ou le *croup (bacille de Klebs-Lœffler)*.

On a des exemples extrêmement nombreux, démontrant, avec la dernière évidence, le danger des eaux contaminées. Ainsi, par exemple, à Paris, ce sont des eaux de sources relativement pures, telles que les eaux de la Vanne, de la Dhuis, de l'Avre, etc., qui en temps ordinaire sont employées pour l'alimentation; mais si l'on est obligé, comme cela arrive quelquefois aux époques de grande sécheresse, de mélanger l'eau de Seine à l'eau de source, immédiatement on voit le nombre des cas de fièvre typhoïde augmenter dans les quartiers alimentés par ce mélange.

On a fait, à Gênes, en 1884, une constatation semblable pour le choléra : 300 cas de choléra furent observés dans cette ville en l'espace de onze jours (du 19 au 30 septembre); or, sur ce nombre, 256 se produisirent sur des personnes qui buvaient de l'eau amenée par l'aqueduc de Nicolay. L'épidémie cessa aussitôt qu'on supprima l'eau suspecte et, au bout de quinze jours, elle avait complètement disparu.

Ces exemples, qu'il serait facile de multiplier, montrent qu'on ne saurait jamais être trop prudent dans le choix des eaux de boisson.

Moyens de purification. — Les eaux de sources, prises à leur origine, sont généralement pures et de bonne qualité; on peut, dans la grande majorité des cas. les utiliser comme boisson sans prendre aucune précaution spéciale; mais il n'en est pas de même de l'eau des rivières. des étangs, des citernes ou des puits : ces eaux ne devront jamais être consommées sans avoir été purifiées. c'est-à-dire. sans qu'on ait détruit tous les germes qu'elles peuvent contenir.

Il existe un certain nombre de procédés permettant de purifier les eaux de boisson et de les rendre inoffensives; les principaux sont : 1° l'*ébullition;* 2° la *filtration;* 3° l'*épuration chimique.*

Ébullition. — Lorsqu'on chauffe l'eau à la température de son ébullition, c'est-à-dire au voisinage de 100°, tous les germes qu'elle contient sont tués par la chaleur: il y a donc là, à la portée de tout le monde. un moyen très simple de purifier les eaux destinées à l'alimentation : malheureusement l'eau bouillie a perdu tous les gaz qu'elle tenait en dissolution et qui la rendaient digestive, de sorte qu'elle est souvent fade et indigeste. Malgré cela, en temps d'épidémie, il ne faudra consommer que de l'eau bouillie si on ne peut se procurer de l'eau bien filtrée; la seule précaution à prendre est d'agiter l'eau bouillie de temps à autre, de façon à lui rendre l'air qu'elle a perdu par l'ébullition.

Filtration. — Filtrer une eau dans le but de la rendre potable, cela ne veut pas dire simplement la clarifier, mais la purger de tous les germes qu'elle peut renfermer. La plupart des filtres employés dans les ménages, filtres en grès, filtres au charbon avec des couches de sable, n'arrêtent que les impuretés les plus grossières; *ils laissent passer presque tous les germes dangereux;* on obtient ainsi la limpidité parfaite de l'eau, mais non sa pureté au point de vue hygiénique. On peut poser en principe qu'il n'y a que les substances solides poreuses qui soient capables de filtrer l'eau convenablement, et encore faut-il que les pores soient assez fins pour s'opposer absolument au passage des germes qu'elle peut tenir en suspension.

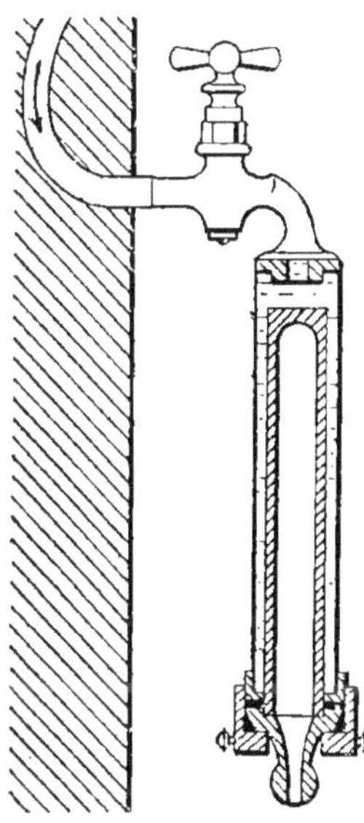

Fig. 77. — Filtre Chamberland, en porcelaine.

La porcelaine non vernissée répond parfaitement à ces exigences: aussi est-ce cette substance qui sert à fabriquer les filtres bien connus, désignés sous le nom de *filtres Chamberland* (*fig.* 77).

Le filtre Chamberland n'est autre chose qu'un tube creux qu'on nomme une *bougie* à cause de sa forme. Cette bougie, en porcelaine dégourdie, est renfermée dans un manchon en métal : l'eau arrive à l'extérieur du tube de porcelaine, dans l'espace annulaire compris entre le manchon métallique et la bougie; si sa pression est suffisante [1], elle passe lentement à l'intérieur de la bougie, en traversant la paroi de porcelaine et en laissant à sa surface extérieure toutes les impuretés et

1. Il existe des filtres Chamberland à aspiration pour les cas où l'eau n'arrive pas sous pression.

tous les germes qu'elle contenait ; elle sort parfaitement pure par l'orifice inférieur. Ce filtre demande beaucoup d'entretien : il faut nettoyer la bougie avec soin et la faire bouillir dans l'eau pendant une demi-heure. tous les quinze jours. afin de tuer, avant qu'ils aient traversé la porcelaine. les germes qui ont pu, grâce à leur petitesse, pénétrer dans les pores.

Épuration chimique. — On a essayé aussi de purifier les eaux d'alimentation par des moyens chimiques, en y versant des substances, telles que le *permanganate de potassium*. qui ne les altèrent pas et qui cependant sont capables de détruire les germes dangereux ; mais les résultats obtenus paraissent ne pas avoir été absolument satisfaisants.

Résumé. — En somme. les précautions à prendre au point de vue du choix des matières alimentaires sont les suivantes :

1º Établir une ration pratique d'entretien ou de travail. faite d'un mélange judicieux de substances animales et végétales de *bonne qualité*. On arrive très bien. après quelques tâtonnements, à constituer ce mélange. — 2º Manger assez pour réparer les pertes, mais ne jamais aller au delà. — 3º Proscrire rigoureusement l'usage des apéritifs. — 4º Bien mâcher sa nourriture.

Les aliments de mauvaise qualité peuvent provoquer des accidents qui sont : 1º les *empoisonnements* causés par un mélange accidentel de matières toxiques aux aliments (ergot de seigle. ivraie enivrante, champignons vénéneux, ptomaïnes développées dans les viandes putréfiées).

2º Les *maladies* occasionnées par l'ingestion de parasites animaux, tels que les ténias. la trichine. existant dans des viandes diverses, ou de parasites végétaux (microbes ou bactéries).

Les plus fréquents parmi ces derniers sont le microbe de la tuberculose, celui du croup. celui de la dysenterie et celui de la fièvre typhoïde.

Le bacille de la tuberculose peut se trouver dans le lait. On l'évitera en faisant longuement bouillir le lait douteux.

Les autres se trouvent dans l'eau. Il est donc nécessaire de *filtrer* soigneusement son eau, ou mieux, en cas d'épidémie, de la faire *bouillir*.

En général, une cuisson complète et prolongée des aliments tue tous les parasites animaux ou végétaux.

6.

CHAPITRE IV

CIRCULATION

SOMMAIRE

I. Composition du sang.
- Plasma.
- Globules................ *Rouges.* *Blancs.*
- Gaz du sang.

II. Appareil circulatoire.
- 1° Ensemble de l'appareil.
- 2° Cœur.
- 3° Vaisseaux............. *Artères. Veines. Capillaires.*

III. Mécanisme de la circulation.
- 1° Fonctionnement du cœur.
- 2° Marche du sang dans les vaisseaux. *Artères Veines.*

IV. Circulation lymphatique.
- 1° Système lymphatique.
- 2° Lymphe : globules blancs, plasma.

V. Appareils d'excrétion.
- 1° Désassimilation.
- 2° Foie : production de la bile.
- 3° Rein : évacuation de l'urine.
- 4° Peau : — de la sueur.

Définition de la circulation. — Nous avons vu[1] que le sang est nécessaire à l'organisme, car c'est lui qui, s'étant approvisionné d'oxygène dans les poumons et de substances nutritives le long du tube digestif, va porter cet oxygène et ces substances nutritives à toutes les cellules de notre corps. Nous avons vu aussi que le sang, après avoir nourri les cellules, se charge de tous les déchets de leur nutrition et les transporte dans des organes spéciaux où ils sont *éliminés*, c'est-à-dire expulsés au dehors.

Enfin, en même temps qu'il se débarrasse des impuretés

1. Se reporter au schéma de la page 13.

qu'il contient, le sang retourne aux provisions pour revenir vers les organes, et ainsi de suite.

Ce va-et-vient continuel, ce *circuit* incessant qu'exécute le sang, constitue la **circulation**. L'ensemble des tubes ou *vaisseaux* dans lesquels le sang circule, forme l'**appareil circulatoire**.

Par conséquent, pour connaître la circulation, nous avons à étudier :

1° La composition du **sang** ;

2° La disposition de l'appareil **circulatoire** ;

3° Le **mécanisme de la circulation**.

I. — LE SANG

Composition du sang. — Chez l'homme et chez tous les vertébrés. le sang est un liquide rouge, contenu dans le cœur et dans les vaisseaux: il remplit. sans laisser aucun vide, la totalité de l'appareil circulatoire, à l'intérieur duquel il se meut.

Si l'on examine au microscope une gouttelette de sang frais. on voit que ce liquide qui, à l'œil nu. paraissait homogène. est en réalité composé de deux parties bien distinctes :

1° Une partie liquide appelée *plasma;*

2° Une partie solide. formée de *globules* extrêmement nombreux, en suspension dans le plasma (*fig.* 78).

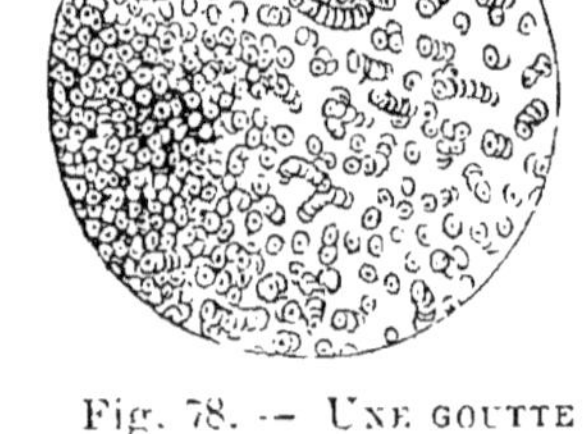

Fig. 78. — Une goutte de sang (vue au microscope).

Ce sont ces globules qui donnent au sang sa couleur rouge. car le plasma est incolore.

De plus. le sang renferme des *gaz.*

Occupons-nous d'abord de la partie liquide. du *plasma.*

Le plasma. — Sa composition est assez complexe : il est formé. en grande partie. d'eau tenant en dissolution des sels minéraux (*chlorure de sodium.* principalement). mais surtout une substance albuminoïde extrêmement importante, le *fibrogène.* qui possède. comme toutes les substances albuminoïdes, la propriété de se coaguler dans certaines circonstances. Ainsi. le fibrogène. dissous dans le sang que contiennent les vaisseaux, se transforme en *fibrine* solide lorsque le sang est extravasé, c'est-à-dire sorti des vaisseaux, et c'est ainsi que se produit le phénomène qui a reçu le nom de *coagulation* du sang.

Si, en effet, nous abandonnons du sang frais à l'air, dans un vase à large ouverture, on voit bientôt la masse sanguine se séparer en deux parties : une partie solide qui tombe au fond du vase et qui a reçu le nom de *caillot* (C, *fig.* 79), une partie liquide qui a reçu le nom de *sérum* (S).

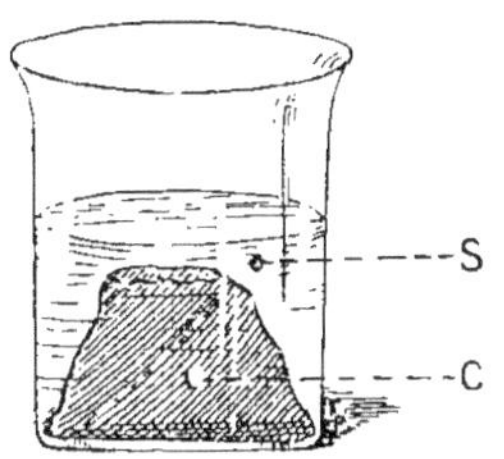

Fig. 79. — Formation du caillot (C, caillot; S, sérum).

Voici ce qui s'est passé : sous l'influence de l'air et d'un *ferment*[1] spécial sécrété par les globules eux-mêmes, le fibrogène s'est transformé en *fibrine* qui, en prenant naissance, s'est coagulée et a constitué, à l'intérieur du liquide, un réseau de filaments solides dans les mailles duquel les globules se sont trouvés emprisonnés. C'est cette espèce de feutrage qui tombe au fond du vase, en entraînant tous les globules avec lesquels il forme le *caillot*; quant à la partie liquide, de couleur jaunâtre, qui reste au-dessus du caillot, c'est le plasma privé de sa fibrine, c'est-à-dire le *sérum*. Le sérum n'est donc pas autre chose que du *plasma défibriné*.

Le tableau suivant fait saisir d'un coup d'œil tout ce que nous venons de dire :

Sang dans les vaisseaux.	Plasma	Eau et sels...... .... Sérum. Fibrogène, puis fibrine.	Caillot.	Sang extravasé.
	Globules	Blancs............... Rouges...............		

On peut montrer, par une expérience simple, que c'est bien la précipitation de la fibrine qui est cause de la formation du caillot; en effet, si, après avoir recueilli du sang frais dans un vase peu profond, on le bat avec un petit balai formé de brindilles d'osier ou de bouleau, on voit une substance blanchâtre, de consistance gélatineuse, s'attacher aux brindilles de bois : c'est la fibrine. Ainsi débarrassé de sa fibrine, le sang a perdu la propriété de se coaguler. Il ne se forme plus

---

1. Voir p. 35 ce que c'est qu'un ferment.

de caillot ; les globules restent presque indéfiniment en suspension dans le liquide.

La coagulation spontanée du sang lorsqu'il est sorti des vaisseaux a une grande importance physiologique, car elle arrête les hémorragies par la formation d'un caillot qui ferme la blessure.

Les globules. — Les globules qui nagent dans le plasma sont de deux sortes : les *globules rouges* ou *hématies* (*fig.* 78 et 80) et les *globules blancs* ou *leucocytes.*

Globules rouges ou *hématies.* — Chez l'homme, les globules rouges ont la forme de disques légèrement déprimés au centre,

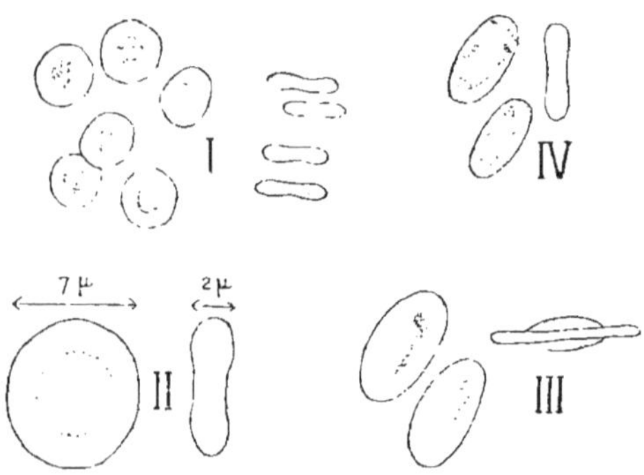

Fig. 80. — FORME DES GLOBULES ROUGES (I, Globules rouges de l'homme. — II, les mêmes vus de profil. — III, globules rouges des oiseaux. — IV, globules rouges du chameau.

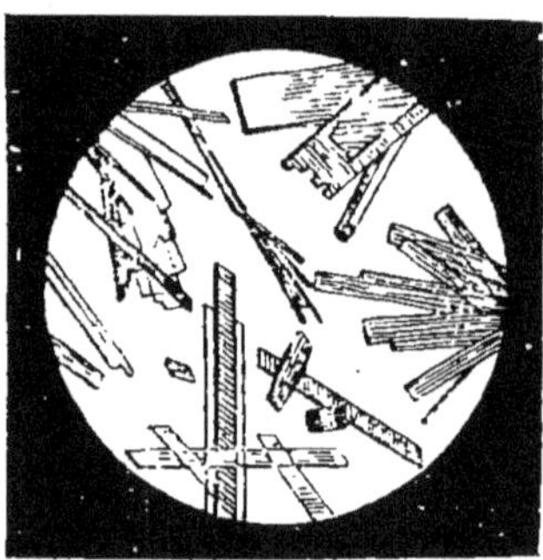

Fig. 81. — HÉMOGLOBINE CRISTALLISÉE (Examinée au microscope)[1].

sur leurs deux faces (*fig.* 80. I) : vus de profil, ils ressemblent à de petits bâtonnets aplatis ; leur diamètre est de 7 millièmes de millimètre (7 μ.)[2] et leur épaisseur de 2 μ. environ (*fig.* 80. II) ; il faudrait donc 500 globules rouges superposés pour atteindre une épaisseur d'un millimètre.

On peut considérer les hématies comme des cellules d'une nature très spéciale, et dont le protoplasma est coloré en rouge par une substance, l'*hémoglobine* (*fig.* 81), très importante parce qu'elle est très oxydable, c'est-à-dire capable de s'emparer facilement de l'oxygène et de se transformer en *oxyhémoglobine.*

1. L'hémoglobine ne se présente pas dans le sang, sous cette forme. Pour l'obtenir ainsi, il faut la dissoudre et la laisser cristalliser ensuite.

2. La lettre grecque μ représente le *millième de millimètre*, unité dont on se sert pour évaluer les dimensions des cellules.

On devine, d'après cela, que ce doit être *sur l'hémoglobine que se fixe l'oxygène de l'air* lorsque le sang traverse les poumons[1]. C'est bien en effet ce qui se passe, de sorte que *les globules rouges ne sont pas autre chose que les éléments chargés d'aller chercher l'oxygène dans les poumons et de le transporter dans toutes les parties de l'organisme.* Leur nombre est considérable : on l'estime à 5 millions par millimètre cube.

Chez tous les Mammifères — à l'exception des Caméliens (chameau), — les globules sont circulaires et déprimés au centre, comme chez l'homme. Chez les Caméliens et chez tous les autres Vertébrés (oiseaux, reptiles, batraciens, poissons), les globules sont elliptiques et renflés en leur milieu (*fig.* 80, III et IV). Les globules ont aussi des dimensions très variables suivant les animaux; les plus petits (2 μ) s'observent chez le *chevrotain porte-musc;* les plus gros se rencontrent chez un animal de la classe des Batraciens, le *protée;* là, ils ont une longueur de 80 μ et sont visibles à l'œil nu.

Les globules rouges peuvent se multiplier en se segmentant. C'est en provoquant leur multiplication qu'on guérit l'*anémie,* état des personnes dont le sang est pauvre en globules rouges.

Globules blancs ou *leucocytes* (*fig.* 82). — Les globules blancs, comme leur nom l'indique, sont incolores; leur diamètre est de 8 à 9 μ. Ils n'ont pas de forme bien déterminée, car ils possèdent la propriété remarquable de se déformer et de se déplacer lentement à la façon des *amibes*[2], par de véritables mouvements de reptation; on exprime ce fait en disant qu'ils exécutent des *mouvements amiboïdes.* En outre, ils peuvent traverser la paroi des capillaires et pénétrer dans les mailles du tissu conjonctif environnant[3], d'où le nom de *cellules migratrices* qu'on leur a quelquefois donné.

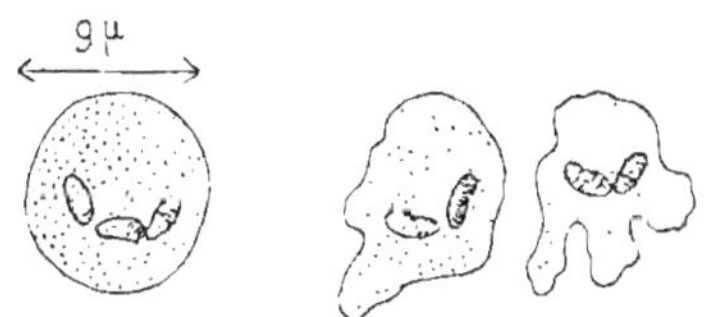

Fig. 82. — Globules blancs (Les globules de droite émettent des prolongements nommés *pseudopodes*).

---

1. Se reporter au schéma général, p. 13.

2. Animaux très inférieurs, formés d'une gouttelette de protoplasma et qui rampent sur la vase des marais en se déformant.

3. Voir la note 2, p. 50, pour la définition du tissu conjonctif.

On considère aujourd'hui les globules blancs comme des cellules de défense (voir p. 130). Quand on les observe au microscope, on les voit, en effet, englober les bactéries qui ont envahi l'organisme et les digérer : nous reviendrons sur ce sujet au chapitre V.

On suppose aussi qu'ils font disparaître, en s'en nourrissant, les cellules mortes et qu'ils empêchent ainsi la corruption de se produire au sein des tissus.

Enfin, ces cellules migratrices iraient se mettre en quelque sorte à l'affût le long des villosités intestinales, s'empareraient des gouttelettes de graisses émulsionnées qui passent à leur portée et, une fois en possession de leur proie, se rendraient dans les chylifères et de là dans le sang. Si cette manière de voir est la vraie, les globules blancs seraient les intermédiaires chargés de porter les matières grasses aux cellules du corps.

On trouve généralement dans le sang normal, 1 globule blanc contre 850 à 900 globules rouges. Cette proportion est d'ailleurs variable selon les moments où l'on étudie le sang : les globules blancs sont, en effet, beaucoup plus nombreux dans le sang après les repas que lorsqu'on est à jeun.

Gaz du sang. — Le sang contient plusieurs gaz qui sont l'oxygène, le *gaz carbonique* et l'*azote*. Ces deux derniers se trouvent en *dissolution* dans le plasma, tandis que l'oxygène est *combiné*, comme nous l'avons vu p. 106, à l'hémoglobine des globules rouges avec laquelle il forme l'*oxyhémoglobine*.

C'est précisément aux quantités variables d'oxygène et de gaz carbonique qu'il renferme que le sang doit ses changements de coloration. Quand il contient beaucoup d'oxygène et peu d'acide carbonique, le sang est d'un rouge vif (*sang rouge*) : c'est celui qui *va* aux organes. Il devient d'un rouge sombre (*sang noir*), quand il renferme peu d'oxygène et beaucoup d'acide carbonique : c'est le sang qui *revient* des organes.

L'analyse montre que les proportions relatives de gaz sont les suivantes, pour 100 centimètres cubes de sang :

	SANG ROUGE	SANG NOIR
Oxygène	19,66	11,98
Gaz carbonique	48,02	55,47
Azote	2,19	2,66

On voit que le sang rouge, qui est riche en substances nutritives, contient en outre une forte proportion d'oxygène, tandis que le sang noir, qui a reçu tous les déchets résultant de l'activité des tissus, renferme beaucoup de gaz carbonique.

11. — APPAREIL CIRCULATOIRE

Coup d'œil d'ensemble sur l'appareil circulatoire. — Connaissant la composition du sang, sachant quel est le rôle actif qu'il joue dans l'organisme, il s'agit maintenant d'étudier la façon dont il remplit ce rôle, c'est-à-dire comment il se transporte en tous les points du corps où sa présence est nécessaire. Nous allons donc préciser ce que nous avons dit p. 13 relativement à la solidarité étroite qui existe entre les différents appareils du corps, et dont le sang est l'un des principaux facteurs.

Que signifie le mot : circulation? — Le mouvement continuel du sang est une *circulation.* Cela signifie, si l'on remonte à l'étymologie de ce mot, que le sang suit une *route* qui peut être représentée par un *cercle* ou, plus exactement, par une *circonférence.* Le sang se déplace en effet dans un système de canaux ou *vaisseaux;* ce système est complètement clos, de telle sorte que si l'on prend une goutte de sang en un point quelconque de sa course et qu'on la suive dans le trajet qu'elle effectue, on la verra, après un temps plus ou moins long, revenir à son point de départ.

Le sang se rend aux organes pour les nourrir. — Considérons le sang au moment où il sort d'une poche musculaire que l'on nomme le *ventricule gauche* (VG, *fig.* 83), placée dans la poitrine; il s'échappe du ventricule par un large vaisseau, l'*artère aorte* (Ao), qui monte d'abord vers la tête, puis se recourbe en *crosse,* pour descendre ensuite vers les parties inférieures.

Chemin faisant, l'aorte envoie à droite et à gauche des ramifications *artérielles* qui se rendent dans les différents organes échelonnés le long du corps (tête, bras, parois du thorax, foie (F), tube digestif (In), reins (R), etc.). Examinons de plus près l'une quelconque (A) de ces ramifications et suivons-la afin de savoir comment elle se comporte. En pénétrant dans l'organe (O) auquel elle apporte le sang, on la voit se diviser en rameaux de plus en plus petits, mais aussi de plus en plus nombreux, qui finissent par devenir fins comme des cheveux : on nomme *vaisseaux capillaires*, ces ramifications dernières de l'artère. Les capillaires sont si nombreux et si serrés, qu'il n'existe pas une seule cellule de l'organe (O) qui ne soit en contact direct avec au moins un capillaire.

C'est entre les cellules et les capillaires que se font les échanges nutritifs ; cela signifie que le sang contenu dans les capillaires abandonne aux cellules son oxygène et ses principes nutritifs et prend, en échange, aux mêmes cellules, les déchets de leur nutrition, tels que le *gaz carbonique* et l'*urée*.

Le sang quitte les organes après les avoir nourris. — Les capillaires se réunissent alors deux à deux, trois à trois, formant des vaisseaux, nommés *veines*, de plus en plus gros. De sorte que le sang ayant accompli son rôle dans l'organe, le quitte par une veine (V), qui se jette dans une grosse veine, la *veine cave* (VC).

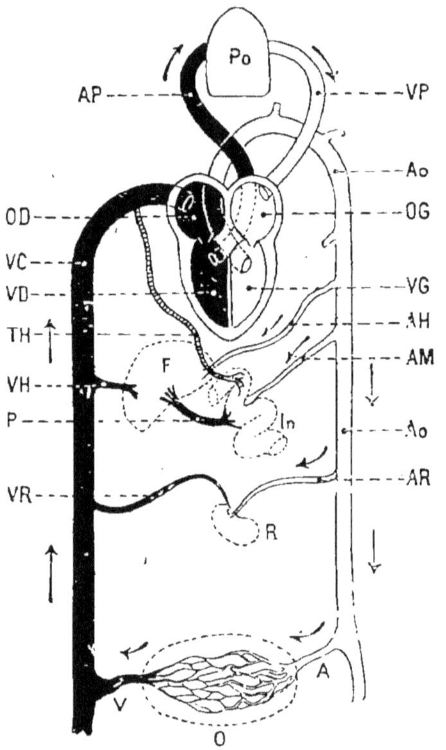

Or, si l'on songe que le sang est entré *rouge, oxygéné* et *nutritif* dans l'organe (O) et qu'il en sort *noir, désoxygéné, non nutritif*, renfermant, par surcroît, du *gaz carbonique* et de l'urée, on voit que la *veine cave* (Vc), peut être considérée comme la *collectrice* de tout le sang impur qui sort des organes.

Fig. 83. — Figure théorique montrant la disposition générale de l'appareil circulatoire. OD, oreillette droite. — VD, ventricule droit. — OG, oreillette gauche. — VG, ventricule gauche. — Ao, artère aorte. — AH, artère hépatique. — AM, artère mésentérique. — AR, artère rénale. — A, artère se rendant dans l'organe O. — V, veine sortant de l'organe O. — VR, veine rénale. — P, veine porte. — VH, veine sus-hépatique. — VC, veine cave. — AP, artère pulmonaire. — VP, veine pulmonaire. — Po, poumons. — F, foie. — In, tube digestif. — TH, canal thoracique. — R, rein.

Où le sang s'hématose. — La veine cave se déverse dans *l'oreillette droite* (OD), poche musculaire qui se trouve en haut et à droite du ventricule gauche que nous avons pris comme point de départ.

L'oreillette droite envoie le sang dans le *ventricule droit* (VD), placé immédiatement au-dessous d'elle.

Du ventricule droit part une artère, *l'artère pulmonaire* (AP), qui conduit le sang dans les poumons (Po) où, par un mécanisme que nous apprendrons à connaître plus tard, le sang se débarrasse du gaz carbonique qu'il contient et reprend de l'oxygène.

Le sang revient à son point de départ. — Le sang qui est entré *noir* et chargé d'acide carbonique dans les poumons, en sort donc rouge et oxygéné : on dit qu'il est *hématosé*. Au sortir du poumon, le sang hématosé se rend par les *veines pulmonaires* (VP) dans une quatrième poche musculaire, *l'oreillette gauche* (OG), d'où il revient au ventricule gauche (VG), et le même circuit recommence.

Disons tout de suite que l'organe constitué par l'ensemble des deux oreillettes et des deux ventricules se nomme le *cœur*. On remarquera qu'il y a, en réalité, deux cœurs, le *cœur droit* plein de *sang noir* et le *cœur gauche* rempli de *sang rouge*, et que chaque cœur est formé d'une oreillette et d'un ventricule.

Telle est, dans ses grandes lignes, la route que suit le sang à l'intérieur du corps. Il nous reste à rappeler comment le sang retrouve les principes nutritifs qu'il a abandonnés aux cellules des organes et comment il se débarrasse de l'urée qu'il leur a prise.

Où le sang reprend ses principes nutritifs. — L'artère aorte émet, avons-nous dit, un grand nombre de ramifications artérielles (*fig.* 84); les principales sont : 1º les artères *sous-clavières* droite et gauche, qui vont dans les bras (Sd et Sg); 2º les artères *carotides*, au nombre de deux, qui montent de chaque côté du cou, pour aller porter le sang dans la tête (Cd et Cg); 3º le *tronc cœliaque* (Tc) duquel partent trois branches secondaires allant, l'une, l'artère *sphérique* (Sp), à la rate (Ra), la deuxième, l'artère *stomacale* (St), à l'estomac (E), la troisième, l'artère *hépatique* (AH). au foie (F); 4º l'artère *mésentérique* se rendant à l'intestin (M); 5º les artères *rénales* (Ar) qui vont aux reins (R); et enfin, 6º les deux artères *iliaques* (Id et Ig) qui vont aux jambes.

Revenons maintenant à la figure 83 et suivons l'une de ces artères, l'artère mésentérique (AM).

Nous savons, par l'étude de *l'absorption intestinale*, que le sang qui pénètre dans l'intestin se charge, dans les villosités, de tous les produits rendus solubles par la digestion (peptones, glucose). La veine qui sort de l'intestin et qu'on nomme la *veine porte* (P) est donc très riche en matières nutritives. Nous avons vu que cette veine porte se rend dans le foie et en sort par la veine sus-hépatique (VH) qui se déverse elle-même dans la veine cave (VC).

D'autre part, nous savons que les chylifères des villosités intestinales se réunissent pour former le canal thoracique qui vient se jeter aussi dans la veine cave, près du cœur droit (voir TH, *fig.* 83). Nous avons appris que c'est surtout par cette voie que se fait l'absorption des graisses. Donc, quand le sang arrive à l'oreillette droite, il a récupéré tous ses principes nutritifs et n'a plus, pour être parfaite-

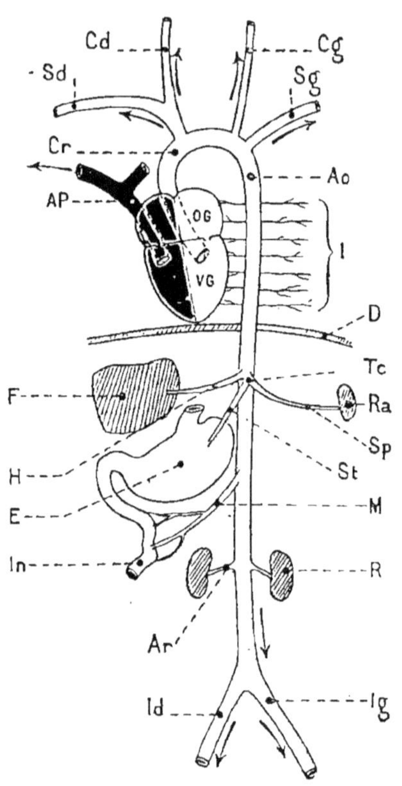

Fig. 84. — Principaux vaisseaux du système artériel (OG, oreillette gauche. — VG, ventricule gauche. — Ao, aorte. — AP, artère pulmonaire. — Cr, crosse de l'aorte. — Sd et Sg, sous-clavières droite et gauche. — Cd et Cg, carotides droite et gauche. — I, intercostales. — Tc, tronc cœliaque. — Sp, art. splénique. — St, art. stomacale. — H, art. hépatique. — M, art. mésentérique. — Ar, art. rénale. — Id et Ig, artères iliaques droite et gauche. — D, diaphragme. — F, foie. — E, estomac. — In, intestin. — R, rein. — Ra, rate).

ment pur et en état de retourner aux organes, qu'à retrouver son oxygène et à se débarrasser de son acide carbonique; c'est, avons-nous dit, ce qu'il fait dans les poumons.

Quand nous aurons ajouté que l'artère rénale (AR), celle qui conduit le sang au rein, est très grosse, de façon que la quantité de sang qui passe par le rein dans un temps très court est énorme; que le rein a pour fonction d'éliminer l'urée, nous aurons complété le schéma de la circulation [1].

Il nous reste maintenant à revenir avec quelques détails sur chaque partie de l'appareil circulatoire et à dire sous quelle impulsion le sang y circule.

Artères, veines. — Il suffit de jeter un coup d'œil sur le schéma de la circulation (*fig.* 83) pour voir qu'on nomme *artère* tout vaisseau qui éloigne le sang du cœur et *veine* tout vaisseau qui ramène le sang au cœur [2]. Mais il y a, entre les deux catégories de vaisseaux, une autre différence résultant de leur structure.

En effet, la paroi des artères est très élastique : si l'une d'elles vient à être coupée, l'orifice de la section reste béant et le sang peut s'écouler continuellement; c'est ce qui explique pourquoi les blessures des grosses artères sont si dangereuses. C'est aussi pour cela que, dans les opérations chirurgicales un peu importantes, on prend soin, afin d'éviter des hémorragies mortelles, de ligaturer [3] les artères qu'on est obligé de couper.

La paroi des veines n'est pas élastique comme celle des artères: si elles viennent à être coupées, leurs parois s'affaissent et la section ne reste pas béante; il en résulte que la blessure des veines est beaucoup moins dangereuse que celle des artères.

Les artères sont, en général, situées profondément dans les tissus: il n'y a guère qu'aux articulations qu'elles deviennent superficielles.

---

1. La circulation du poumon (artère pulmonaire et veine pulmonaire) se nomme la **petite circulation** : elle a été décrite, en 1553, par Michel Servet, médecin de Vienne, en Dauphiné. La circulation générale, qui a pour vaisseau de départ l'aorte et pour vaisseau de retour la veine cave, est la **grande circulation**. Elle a été découverte vers 1620, par Guillaume Harvey, médecin anglais, et décrite par lui en 1629.

2. On voit par là combien est défectueuse cette ancienne distinction du sang en *sang veineux* (sang noir) et *sang artériel* (sang rouge), puisque dans la petite circulation, les *artères* contiennent du sang *veineux* et les *veines* du sang *artériel*. Il est donc bien préférable de désigner par leur coloration les deux sortes de sang et de dire *sang noir* au lieu de sang veineux, *sang rouge* au lieu de sang artériel.

3. *Ligaturer*, faire une ligature, lier l'artère de façon à empêcher l'écoulement du sang.

Les veines sont profondes ou superficielles et l'on trouve ordinairement, deux veines pour chaque artère.

Capillaires. — A mesure qu'elles s'éloignent du cœur, les artères (*fig.* 85, A) donnent un grand nombre de petites branches de plus en plus fines; les dernières subdivisions des artères s'unissent avec les premières ramifications des veines, et l'ensemble constitue un réseau de canaux fins comme des cheveux, nommés *vaisseaux capillaires* (Ca) (de *capillus*, cheveu): la communication entre les artères (A) et les veines (V) se trouve donc ainsi établie par l'intermédiaire des capillaires (*fig.* 85).

Les vaisseaux capillaires sont

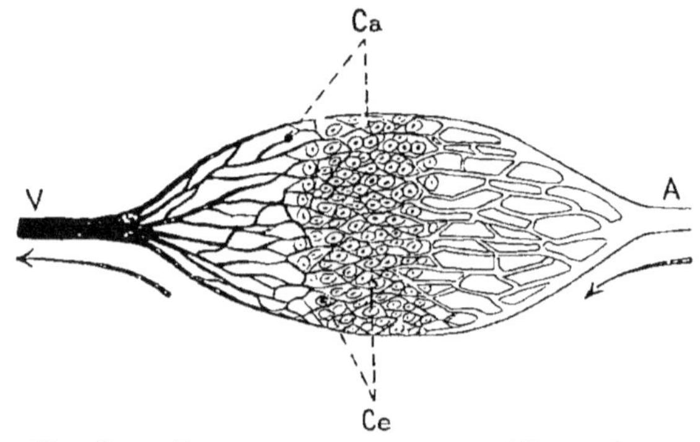

Fig. 85. — VAISSEAUX CAPILLAIRES établissant la communication entre les artères (A) et les veines (V). — Ca. capillaires: — Ce, cellules.

répandus partout dans l'organisme, aussi bien dans la profondeur des tissus qu'à la surface des organes, et leur nombre est si grand qu'il est impossible de piquer une région quelconque du corps, même avec la pointe d'une aiguille, sans qu'il y apparaisse aussitôt une goutte de sang.

Nutrition des cellules. — Il n'existe donc probablement pas une seule cellule (Ce) du corps qui ne soit, par un point ou par l'autre de sa surface, en communication avec les vaisseaux capillaires: on comprend combien ce contact intime des cellules avec les capillaires facilite les échanges nutritifs entre les cellules et le sang.

III. — MÉCANISME DE LA CIRCULATION

Le cœur. — Nous avons maintenant à étudier de quelle façon et sous l'impulsion de quelle force se fait le mouvement du sang dans les artères et dans les veines.

Tout le monde sait que l'organe propulseur du sang est le

cœur. Il s'agit donc de savoir : 1° comment est fait le cœur; 2° comment il fonctionne.

Place du cœur. — Le cœur est un organe creux, de *nature musculaire*, placé entre les deux poumons, vers le milieu de la poitrine (*fig.* 86). Il a la forme d'un cône, dont la pointe serait tournée vers le bas et légèrement inclinée à gauche; il est de la grosseur du poing et son poids moyen est environ de 250 grammes.

Le cœur est maintenu en place par les gros vaisseaux qui en partent ou qui y arrivent (*fig.* 86), ainsi que par une membrane séreuse appelée *péricarde*, qui l'enveloppe complètement et le relie aux parois du thorax.

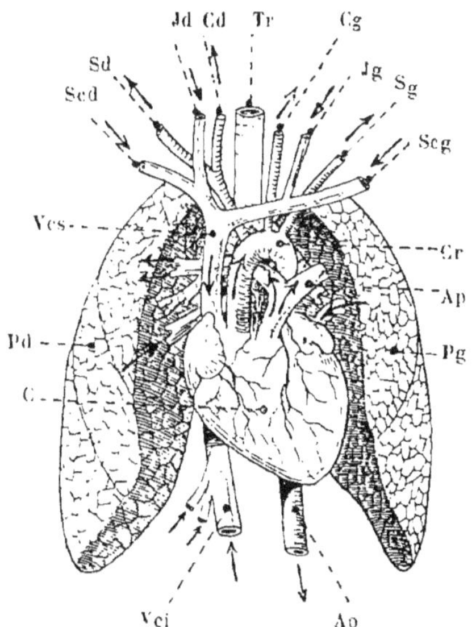

Fig. 86. — Relations du cœur avec les poumons (C, cœur. — Pd et Pg, poumons droit et gauche. — Ap, artère pulmonaire. — Cr, crosse de l'aorte. — Ao, aorte. — Scd et Scg, veines sous-clavières droite et gauche. — Jd et Jg, jugulaires droite et gauche. — Ves, veine cave supérieure. — Vci, veine cave inférieure. — Sd et Sg, artères sous-clavières droite et gauche. — Cd et Cg, artères carotides droite et gauche. Tr, trachée artère).

Structure du cœur. — Si l'on ouvre le cœur (*fig.* 87), on voit qu'il est divisé en quatre cavités par deux cloisons sensiblement perpendiculaires l'une à l'autre; les deux cavités supérieures sont les *oreillettes* (O.D et O.G), les inférieures, les *ventricules* (V.D et V.G); *les oreillettes ne communiquent pas entre elles, pas plus que les ventricules entre eux*, mais chaque oreillette communique avec le ventricule qui est au-dessous d'elle par un orifice appelé *orifice auriculo-ventriculaire* et qui est muni d'une sorte de soupape appelée *valvule auriculo-ventriculaire* (V.tr et V.Mi).

Les valvules auriculo-ventriculaires sont formées de petites lames membraneuses, très solides, fixées sur le pourtour de l'orifice auriculo-ventriculaire, et dont le bord libre est rattaché par des ligaments à la paroi du ventricule.

La valvule du côté droit est formée par trois lames élasliques. c'est pourquoi on lui a donné le nom de *valvule tricuspide* (V.tr); du côté gauche. il n'y a que deux lames. placées

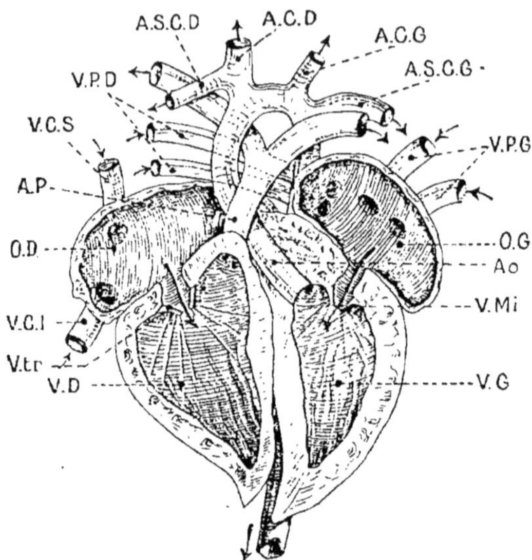

Fig. 87. — Coupe longitudinale demi-schématique du cœur, pour montrer les quatre cavités et les orifices des artères et des veines (VD, ventricule droit. — VG, ventricule gauche. — OD, oreillette droite. — OG, oreillette gauche. — Vtr. valvule tricuspide. — VMi, valvule mitrale. — Ao. artère aorte. - ACD, artère carotide droite. — ASCD, artère sous-clavière droite. — ACG, artère carotide gauche. — ASCG. artère sous-clavière gauche. — VCI. veine cave inférieure. — VCS. veine cave supérieure. — AP, artère pulmonaire. — VPD, veines pulmonaires droites. — VPG, veines pulmonaires gauches).

l'une contre l'autre. comme les deux faces d'une mitre d'évêque, d'où le nom de *valvule mitrale* (V.Mi).

Les gros vaisseaux. — Du ventricule gauche part l'*aorte* et du ventricule droit, l'*artère pulmonaire*.

Nous avons vu (p. 108 et 110) comment l'aorte. qui a un diamètre de 2 centimètres environ. se recourbe en *crosse* pour redescendre le long de la colonne vertébrale et fournir, à droite et à gauche, un grand nombre d'artères destinées aux organes. Quant à l'artère pulmonaire (A.P), elle se divise, très près du cœur, en deux branches. l'une destinée au poumon droit, l'autre au poumon gauche.

D'autre part. aux oreillettes aboutissent les veines. Deux *veines caves* se déversent dans l'oreillette droite : la *veine cave supérieure* (V.C.S). qui recueille le sang de la partie supérieure du corps, et la *veine cave inférieure* (V.C.I) qui ramène le sang des parties inférieures.

De son côté, l'oreillette gauche reçoit quatre *veines pulmonaires* : deux qui viennent du poumon droit (V.P.D) et les deux autres du poumon gauche (V.P.G).

Fonctionnement du cœur. — Connaissant la façon dont le cœur est construit, sachant comment sont disposés les vaisseaux qui y aboutissent ou en partent, nous pouvons facilement maintenant nous rendre compte de la façon dont il fonctionne.

Le cœur est un organe de nature musculaire : il a par conséquent, comme tous les muscles, la faculté de se *contracter*. Or, les deux moitiés du cœur se comportent identiquement de la même façon et leurs mouvements sont si-

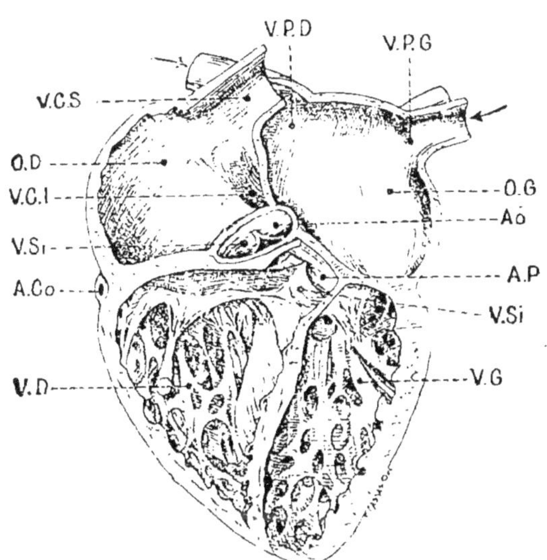

Fig. 87 *bis*. — Coupe longitudinale vraie du cœur (mêmes lettres que dans la figure précédente et, en outre, VSi, valvules sigmoïdes).

multanés. Il nous suffit donc d'étudier le fonctionnement de l'une des moitiés, de la moitié droite, par exemple.

1º Contraction des oreillettes. — Prenons le cœur au moment où il est complètement en repos [1], ses parois sont flasques et, en particulier, celles de l'oreillette dans laquelle les deux veines caves déversent leur sang. Quand elle est pleine, l'oreillette se contracte et presse sur le sang qu'elle contient. Celui-ci, passant par l'orifice auriculo-ventriculaire largement ouvert, se rend dans le ventricule qui, étant à ce moment dans un état complet de relâchement, ne s'oppose pas à l'arrivée, dans sa cavité, du sang chassé par l'oreillette contractée.

---

1. On dit quelquefois que le cœur est alors en *diastole*. Quand une partie du cœur est contractée, on dit qu'elle est en *systole*.

2° *Contraction des ventricules.* — Aussitôt vidée dans le ventricule, l'oreillette cesse de se contracter et redevient flasque. A ce moment précis, les parois du ventricule se contractent, pressant sur le sang qui tend à remonter dans l'oreillette; mais il est arrêté par les trois membranes de la valvule tricuspide qui s'appliquent l'une contre l'autre, interceptent toute communication entre le ventricule et l'oreillette et, par conséquent, s'opposent au retour du sang dans l'oreillette. Il est clair que la valvule tricuspide subit de la part du sang refoulé par la contraction du ventricule, une pression considérable; elle risquerait donc d'être retournée si les lames dont elle est formée n'étaient pas reliées aux parois du ventricule par des cordons très solides qui sont tendus lorsque la valvule est fermée et en rendent, par conséquent, le renversement impossible.

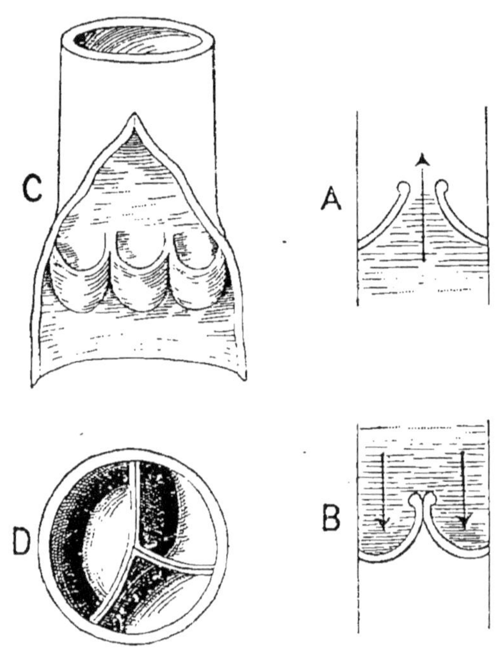

Fig. 88. — Valvules sigmoïdes placés à la base des artères et empêchant le sang de refluer dans les ventricules (A, valvules ouvertes. le sang passe. — B. valvules fermées, le sang ne peut rebrousser chemin. — C. les trois valvules vues de face sur une artère coupée et étalée. — D, les trois valvules fermées et vues d'en haut).

Ne pouvant refluer dans l'oreillette, le sang s'échappe par la seule issue qui lui soit offerte, l'artère pulmonaire.

3° *Repos général du cœur.* — Une fois vide, le ventricule cesse de se contracter, redevient flasque et, après un court moment de repos général, l'oreillette qui, elle aussi était flasque, recommence à se contracter et la même succession de phénomènes se reproduit.

4° *Continuité du mouvement du sang dans les artères.* — Mais au moment où le ventricule cesse de se contracter, l'artère dans laquelle il vient de refouler le sang, se trouve distendue. Elle presse fortement sur le sang qui la gonfle et celui-ci tend nécessairement à refluer dans le ventricule. C'est ce qu'il ne manquerait pas de faire si, à l'origine de l'artère pulmonaire, ne se trouvaient trois valvules, dites *valvules sigmoïdes* (VSi, *fig.* 87 *bis* et *fig.* 88), qui ont la forme de nids de pigeons et dont les ouvertures sont tournées du côté de l'artère. Lorsque le ventricule pousse le sang dans l'artère, les trois membranes, écartées par le courant sanguin, s'appliquent contre les parois de l'artère et laissent le passage libre (A, *fig.* 88); mais aussitôt que, le ventricule se dilatant, la colonne sanguine fait effort pour revenir en arrière, elle pénètre dans les trois nids de pigeons, dont les membranes, s'écartant de la paroi de l'artère, s'appliquent les unes contre les autres, et ferment le passage en empêchant le sang de retourner dans le ventricule (B, *fig.* 88).

Ne pouvant revenir en arrière, le sang, sous la pression qu'il subit de la part des parois élastiques de l'artère, est forcé de continuer sa marche en avant et s'écoule lentement, pendant la période de repos du ventricule, par les capillaires du poumon.

5° *Résumé.* — Ce que nous avons dit de la moitié droite du cœur se répéterait, dans les mêmes termes, pour la moitié gauche. Nous devons cependant ajouter que, non seulement les deux moitiés du cœur fonctionnent de la même façon, mais encore que leurs contractions sont simultanées, c'est-à-dire que les deux oreillettes se contractent en même temps, et les deux ventricules de même.

Le rythme des mouvements du cœur est donc le suivant :

1° Tout d'abord les deux oreillettes se contractent ensemble et le sang que contient chacune d'elles passe dans le ventricule correspondant;

2° Aussitôt que les oreillettes se sont vidées dans les ventricules, elles deviennent flasques, pendant que les ventricules se contractent à leur tour et lancent le sang dans les artères.

3° Le cœur tout entier est en repos.

Cette succession régulière de mouvements se produit de 70 à 80 fois par minute.

Pouls. — Le phénomène du pouls permet de se rendre

compte de la façon dont le cœur fonctionne, du rythme de ses contractions, car, au moment où le ventricule pousse le sang qu'il contient dans les artères, celles-ci sont déjà pleines de sang. Elles sont donc obligées de se gonfler, de se distendre même, pour recevoir le nouveau flot qui leur arrive. On a donné le nom de *pouls* à ce gonflement des artères se produisant à chaque contraction des ventricules, phénomène très facile à observer si l'on comprime une artère superficielle entre le doigt et un os.

Bruits et chocs du cœur. — Lorsqu'on applique l'oreille sur la poitrine de quelqu'un, dans la région du cœur, on entend deux bruits successifs : un soufflement suivi d'un coup sec, puis, un silence, après lequel on perçoit un nouveau soufflement suivi d'un coup sec, et ainsi de suite. On admet que le soufflement est produit par le refoulement brusque du sang dans les artères, pendant la contraction des ventricules. Quant au coup sec, il coïncide avec l'instant précis où les ventricules cessent de se contracter; c'est à ce moment que la colonne de sang qui distend les artères, retombe dans les valvules sigmoïdes et c'est évidemment à cette chute qu'est dû le second bruit du cœur.

Enfin, si l'on place la main sur le thorax d'un homme vivant, on sent un choc se produisant à intervalles très réguliers et qui ne peut être dû qu'aux mouvements du cœur. C'est qu'en effet, pendant les mouvements de contraction des ventricules, le cœur subit un mouvement de torsion sur lui-même, de façon à présenter, en avant, son ventricule gauche. En même temps, la pointe du cœur se relève et vient frapper la poitrine entre la 5e et la 6e côte. On donne à ces chocs le nom de *battements du cœur*.

Mouvement du sang dans les artères. — Si l'on pique une *artère* on voit un *jet* de sang se produire. Ce jet ne conserve pas toujours la même amplitude : d'abord très intense, il décroît graduellement pour reprendre tout à coup son intensité première, diminuer de nouveau et ainsi de suite, rythmiquement, suivant une alternance très régulière. Ces variations, dans l'amplitude du jet, sont faciles à expliquer:

Le jet violent se produit au moment où la contraction du ventricule pousse le sang dans les artères. Aussitôt que le ventricule cesse de se contracter, le sang n'est plus soumis qu'à la pression des parois des artères gonflées, pression qui diminue progressivement à mesure que les artères, se vidant par les capillaires, se dégonflent.

Ces deux causes, la contraction des ventricules et la pression des artères, s'exerçant successivement, de façon que l'une agisse quand l'autre cesse de le faire, permettent de comprendre pourquoi la progression du sang dans les artères est continue.

Mouvement du sang dans les veines. — Si, au contraire, on pique une veine, le sang, selon l'expression des chirurgiens, sort *en bavant*; il ne jaillit pas. C'est qu'en effet la force de propulsion du cœur et celle des artères sont éteintes par les frottements que le sang subit dans les capillaires et par conséquent ne se font pas sentir directement dans les veines. Comment le sang qui est arrivé dans les veines fait-il donc pour retourner au cœur?

S'il s'agit du sang de la partie supérieure du corps, la chose est simple, car il n'a qu'à obéir à la pesanteur; il coule tout naturellement, par exemple de la tête au cœur qui est situé plus bas. Mais il est plus difficile de comprendre le retour au ventricule droit, du sang des parties inférieures (*fig.* 89).

Or, les veines des membres inférieurs sont tapissées de

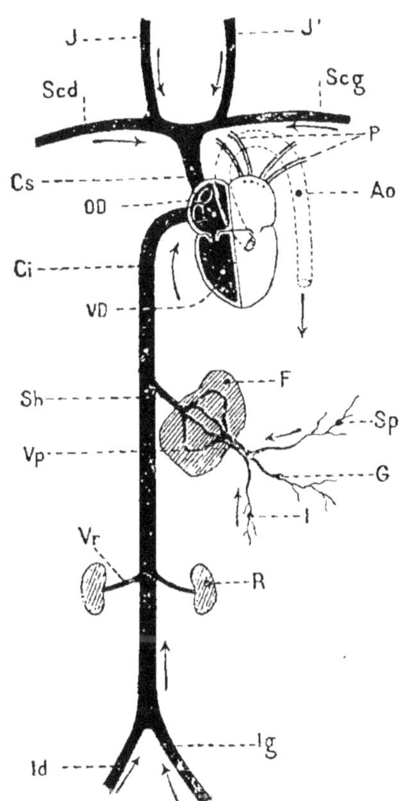

Fig. 89. — PRINCIPAUX VAISSEAUX DU SYSTÈME VEINEUX (J, J, veines jugulaires. — Scd, Scg, sous-clavières — Cs, veine cave supérieure. — Ci, veine cave inférieure. — Sh, veine sus-hépatique. — Vp, veine porte. — Sp. G. I, veines qui sortent du tube digestif. — Vr, veine rénale. — Id, Ig, veines iliaques. — P, veines pulmonaires. — OD, oreillette droite. — VD, ventricule droit. — AO, artère aorte. F, foie. — R, rein).

valvules en forme de nids de pigeon (*fig.* 90, A), dont l'ouverture est tournée du côté du cœur, c'est-à-dire vers le haut. Ces valvules laissent passer facilement le sang qui monte (B), mais elles l'empêchent de redescendre (C). C'est ainsi que la compression intermittente des veines du pied par la marche, a pour effet de refouler vers le cœur, à chaque pas, toute la colonne sanguine qui se trouve interposée entre elles et le cœur. D'ailleurs, toute compression *intermittente*, tout étranglement passager d'une veine inférieure par un muscle, par exemple, fait, grâce aux valvules, remonter vers le cœur le sang de la partie comprimée, qui pousse du même coup devant lui toute la colonne sanguine qui le surmonte.

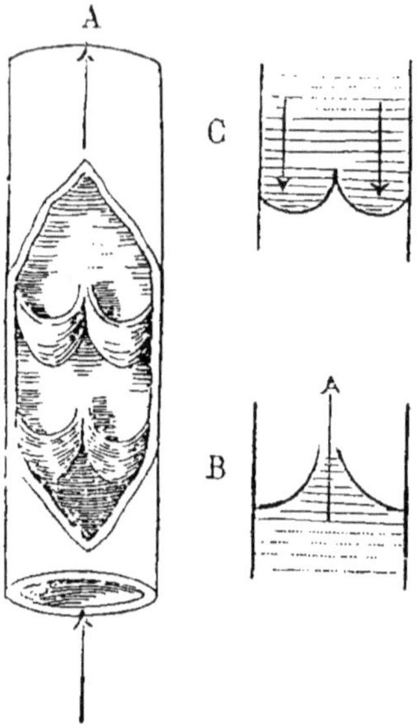

Il y a aussi une légère aspiration de la part du cœur et de la part des vaisseaux du thorax pendant les mouvements d'inspiration. Cette aspiration suffit pour produire un appel du sang. lorsque nous sommes couchés et que tous nos muscles sont au repos.

Vitesse du sang. — On estime qu'une goutte de sang, prise dans le ventricule gauche, ne met pas plus de trente secondes pour revenir à son point de départ.

Fig. 90. — COUPE D'UNE VEINE ET SCHÉMA DES VALVULES pour montrer comment le sang retourne vers le cœur (A. veine ouverte. — B, valvules écartées laissant monter la colonne sanguine. — C, valvules fermées l'empêchant de descendre).

IV. — CIRCULATION LYMPHATIQUE

Système lymphatique. — Accompagnant les artères et les veines, il existe encore dans l'organisme un grand nombre de petits canaux irréguliers, à parois minces, à l'intérieur desquels circule un liquide incolore appelé *lymphe*: ces petits canaux sont les *vaisseaux lymphatiques* et leur ensemble constitue le *système lymphatique* (fig. 91).

Nous connaissons déjà une partie de l'appareil lymphatique : les *vaisseaux chylifères*, dont nous avons parlé à propos
de l'absorption, ne sont en effet autre chose que les lymphatiques de la paroi intestinale; ils furent découverts les premiers, parce que, au moment des digestions, ils sont gorgés
de globules graisseux qui les rendent
très visibles.

En réalité, on trouve des vaisseaux
lymphatiques dans toutes les parties du

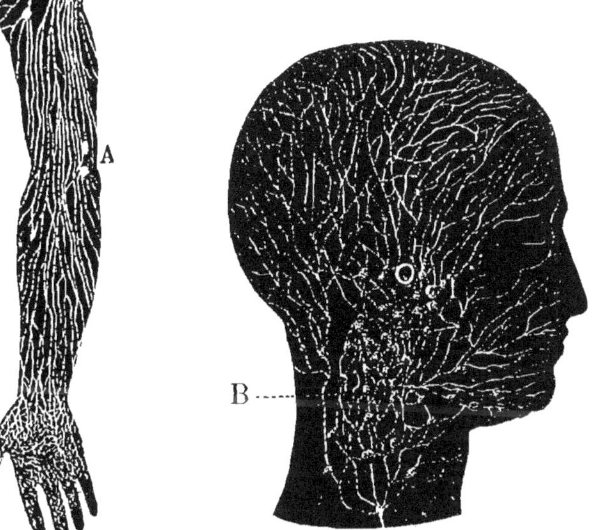

Fig. 91. — Canaux lymphatiques et ganglions : A, du bras, B, de la tête
et du cou.

corps; ils prennent naissance dans les lacunes [1] du tissu conjonctif au contact des capillaires sanguins; mais, à mesure
qu'ils s'éloignent de leur origine, ils acquièrent une paroi
propre et arrivent à constituer de véritables canaux fermés.
Tous ces canaux se réunissent entre eux, de façon à constituer un réseau très compliqué et très irrégulier; sur leur
trajet, on observe des renflements semblables à ceux que
nous ont montrés les chylifères : ce sont les *ganglions lymphatiques* (*fig.* 92). Tous les canaux lymphatiques convergent
vers deux gros vaisseaux qui viennent déverser leur con-

____

1. On nomme ainsi les espaces vides qui existent entre les cellules.

tenu dans les veines, à une petite distance du cœur. L'un de ces vaisseaux. que nous connaissons déjà, est le *canal thoracique*, qui vient déboucher dans la veine sous-clavière gauche.

L'autre vaisseau, beaucoup plus court, puisqu'il n'a guère que 1 centimètre de long, est la *grande veine lymphatique :* elle vient s'ouvrir dans la veine sous-clavière droite.

La paroi des vaisseaux lymphatiques offre de grandes ressemblances avec celle des veines, car on y remarque également des valvules en nid de pigeon, formées par des replis de la paroi.

Lymphe. — La lymphe est le liquide incolore qui circule dans les vaisseaux lymphatiques ; elle est formée de deux parties, une partie liquide. le *plasma*, très voisin du plasma sanguin, et une partie solide formée par des globules en suspension dans le plasma ; mais les globules de la lymphe sont uniquement des globules blancs.

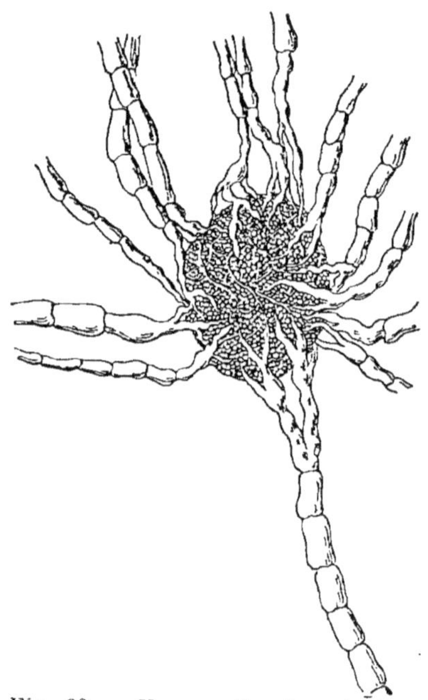

Fig. 92. — Un ganglion lymphatique isolé.

La lymphe provient du plasma du sang. qui filtre à travers la paroi des vaisseaux capillaires et tombe dans les lacunes voisines, origine des canaux lymphatiques ; elle contient donc en dissolution toutes les substances qui existent dans le plasma. Lorsqu'elle est extraite du corps et abandonnée à elle-même, la lymphe se coagule, absolument comme le sang, un peu plus lentement toutefois. parce que son plasma est un peu moins riche en fibrogène.

En effet. tandis que le plasma sanguin renferme jusqu'à 4,50 par 1000 de fibrogène, le plasma lymphatique n'en contient guère au delà de 1,07.

Les causes de la circulation de la lymphe dans les vaisseaux lymphatiques, sont les mêmes que celles de la circulation du sang dans les veines.

Utilité du système lymphatique. — On peut donc considérer l'appareil lymphatique comme une annexe du système veineux. En effet, à partir du moment où le sang est arrivé dans les capillaires, il se partage en deux parties bien distinctes : l'une, formée par le sang rouge, continue son chemin par les veines ; l'autre, formée par une partie du plasma et des globules blancs qui ont filtré au travers de la paroi des capillaires, passe dans les vaisseaux lymphatiques et finalement revient au cœur, mais par une voie détournée (*fig.* 93).

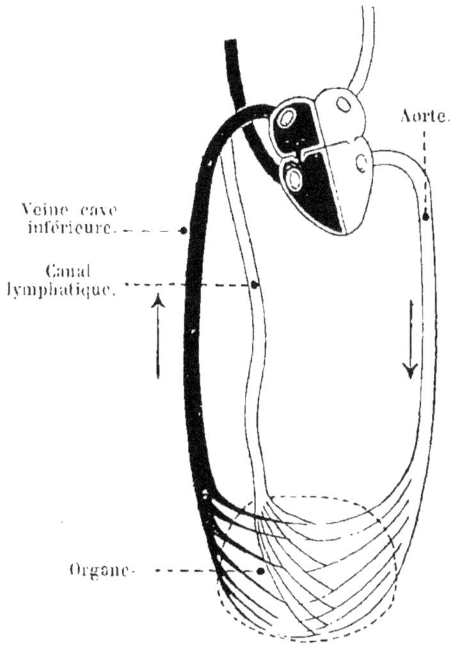

Le résultat de cette circulation lymphatique est de mettre plus étroitement toutes les cellules de l'organisme en rapport avec le milieu nutritif.

Fig. 93. — Relation de la circulation sanguine et de la circulation lymphatique.

V. — APPAREILS D'EXCRÉTION

Épuration de l'organisme.

Assimilation et désassimilation. — Le sang et la lymphe sont distribués dans l'organisme de telle manière que toutes les cellules sont en quelque sorte plongées au milieu des matériaux nutritifs élaborés par l'appareil digestif. Chaque cellule puise directement, dans ce milieu, les éléments qui lui sont nécessaires pour son entretien et pour son accroissement : c'est à ce travail accompli par chaque cellule, pour assurer sa nutrition personnelle, qu'on a donné le nom d'*assimilation*.

Mais une série de réactions inverses s'accomplissent en même temps dans nos organes : chaque cellule vivante de nos tissus est le siège de transformations chimiques qui s'accomplissent à l'intérieur de son protoplasma. Chaque cellule produit ainsi un certain nombre de substances qui sont, les unes utiles à l'organisme (ex. : *salive, suc gastrique*)[1], les autres nuisibles (ex. *gaz carbonique, urée*); c'est là le phénomène de la *désassimilation*. Parmi les substances nuisibles, quelques-unes sont des poisons violents (ex. : l'*urée*); elles ne peuvent donc pas rester dans l'organisme et il est indispensable qu'elles soient expulsées au dehors au fur et à mesure de leur production.

On a souvent comparé, avec raison, notre corps à une machine qui, pour fonctionner, doit recevoir du charbon. On peut aussi le comparer à une ville bien administrée et bien entretenue où tous les déchets journaliers seraient enlevés et transportés régulièrement au dehors. Tous les résidus, tous les produits d'excrétion des cellules, sont emportés par le sang qui s'en débarrasse ensuite de plusieurs manières : les produits gazeux tels que le gaz carbonique sont éliminés par les poumons, au moment où le sang veineux passe dans ces organes afin de renouveler sa provision d'oxygène; quant aux substances solides, elles sont rejetées au dehors à l'état de dissolution, par un certain nombre d'organes qui constituent les *appareils d'excrétion*. Ces appareils sont donc de véritables épurateurs de l'organisme; leur rôle est de la plus haute importance et leur fonctionnement normal est indispensable à l'entretien de la santé.

Les principaux appareils d'excrétion sont :

1° Le foie chargé de la production de la bile;

2° Les reins, chargés d'évacuer l'*urée;*

3° La peau, contenant des glandes capables de produire la *sueur.*

Foie. — Nous avons déjà donné la description du foie (voir p. 40); il nous suffira de rappeler ici qu'une des principales fonctions du foie est de sécréter la bile.

La bile, dont nous avons également signalé (p. 41) le rôle dans la digestion des substances grasses, représente avant

---

1. On donne le nom de *sécrétion* à cette production de substances utiles, et les appareils qui sécrètent ces substances utiles se nomment des *glandes*.

On réserve le nom d'*excrétions* aux produits qui sont inutiles ou nuisibles à l'organisme et doivent être rejetés. Ex. : l'urée.

tout un produit d'excrétion destiné à rejeter dans l'intestin un certain nombre de matières qui doivent être expulsées en dehors avec les déchets solides des aliments (voir : Composition de la bile, p. 42).

Reins. — Les reins sont des organes chargés de produire l'urine et d'évacuer l'urée. Il existe deux reins, placés symétriquement dans la cavité abdo-

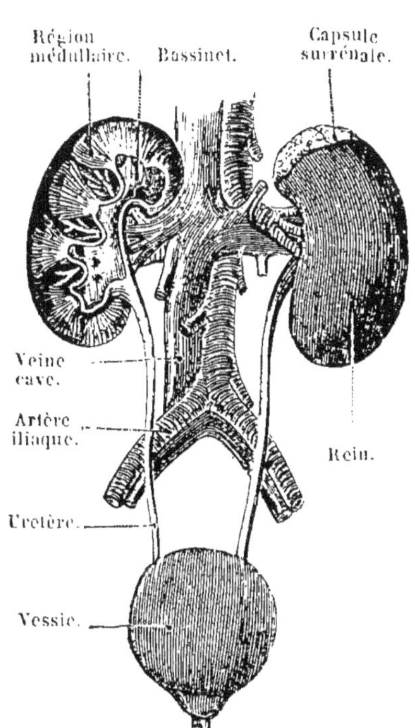

Fig. 91. — LES REINS ET LA VESSIE (chaque rein communique avec la vessie par un canal appelé *uretère*).

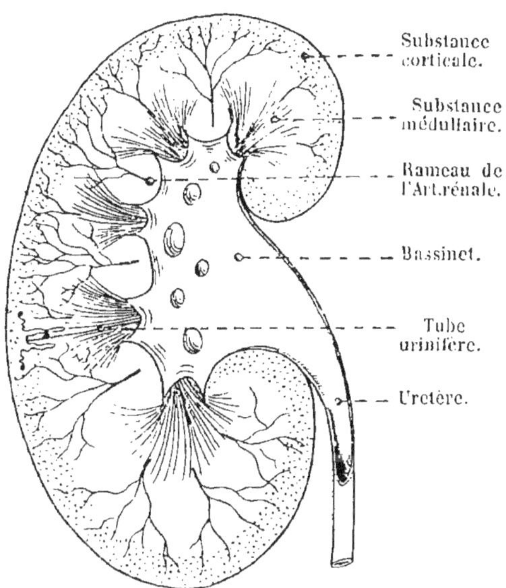

Fig. 95. — COUPE LONGITUDINALE D'UN REIN, montrant les *tubes urinifères* qui déversent l'urine dans le bassinet.

minale, à droite et à gauche de la colonne vertébrale (*fig.* 94). Chaque rein présente à peu près la forme d'un haricot; il reçoit de l'aorte une artère (*artère rénale*), qui lui apporte le sang nécessaire à sa nutrition et qui est en outre chargé de toutes substances dont il doit être débarrassé, notamment de l'urée. Après s'être distribuées en capillaires à l'intérieur de l'organe, ces artères sont prolongées par des veines (*veines rénales*) qui ramènent le sang épuré dans la veine cave inférieure.

Du rein sort un canal appelé *uretère* qui sert à l'évacuation de l'urine. L'uretère débouche dans une sorte de poche à parois fibreuses, la *vessie*, où l'urine s'accumule avant d'être rejetée au dehors.

Faisons maintenant une coupe d'un rein (*fig.* 95), dans le sens de sa plus grande longueur, nous remarquerons que l'uretère n'est que le prolongement, en dehors du rein, d'une large cavité désignée sous le nom de *bassinet;* c'est dans cette cavité que viennent s'ouvrir les nombreuses *glandes* qui constituent la majeure partie de la substance des reins et qui ont pour fonction d'extraire l'urée du sang.

Urine. — Les reins, avons-nous dit, sont chargés d'évacuer l'urine; la composition approximative de ce liquide est la suivante :

URINE

Eau..	960
Chlorure de sodium............................	11
Urée..	20
Acide urique..................................	0,50
Substances diverses...........................	8.50
	1 000.00

Or, comme on évalue à 1 200 ou 1 500 grammes la quantité d'urine produite par un homme adulte dans l'espace de vingt-quatre heures, il s'ensuit que nous rejetons chaque jour 30 grammes d'urée environ. Comme l'urée est toxique à cette dose, il s'ensuit que nous en produisons chaque jour une quantité plus que suffisante pour nous empoisonner; c'est ce qui explique la gravité de toutes les affections pouvant compromettre l'intégrité de la fonction urinaire.

Peau. — Les glandes qui produisent la *sueur* sont logées dans l'épaisseur de la peau, on leur donne le nom de *glandes sudoripares* (voir : Constitution de la peau, p. 200).

Chaque glande est formée par un tube très étroit qui plonge d'abord dans la profondeur de la peau; à son extrémité inférieure, ce tube s'enroule sur lui-même de manière à former une petite pelote appelée *glomérule;* un riche réseau sanguin enveloppe le glomérule. La sueur filtre du sang dans le glomérule et vient se déverser au dehors par l'orifice, appelé *pore,* du tube excréteur.

La *sueur*, par sa composition, se rapproche beaucoup de l'urine ; elle contient comme cette dernière de l'eau, des sels minéraux et de l'*urée*. La peau vient donc en aide au rein. Et comme elle élimine aussi une notable quantité de gaz carbonique (voir p. 139), elle est donc un épurateur de premier ordre qu'il faut entretenir dans un état constant de propreté afin de lui permettre d'accomplir ses importantes fonctions.

Résumé général de ce chapitre.

Le sang est le commissionnaire chargé de distribuer aux cellules des organes la nourriture et l'oxygène dont elles ont besoin et de les débarrasser des déchets de leur nutrition.

Le sang est un liquide, le *plasma*, dans lequel sont en suspension les *globules blancs* et *rouges*. Il circule constamment dans des vaisseaux, *artères* et *veines*.

Le mouvement du sang est assuré par les contractions rythmiques du *cœur*, qui agit comme une pompe foulante : les *veines* le remplissent de sang qu'il refoule ensuite dans les *artères*. Il le force ainsi à passer dans les capillaires des organes.

Dans ce mouvement, l'*hémoglobine* du globule rouge va s'oxyder dans les poumons et se désoxyder dans les organes au contact et au profit des cellules. Le *plasma* se charge dans l'intestin de toutes les substances digérées dissoutes et les porte aux cellules. Le globule blanc, lui, est le véhicule des graisses.

Dans les capillaires, une partie du plasma et des globules blancs sortent des vaisseaux et tombent dans les lacunes intercellulaires ; de cette façon, chaque cellule est baignée par les substances nutritives. Cela fait, le plasma et les globules blancs ramènent dans la circulation générale, par les *lymphatiques*, la portion de nourriture que les cellules n'ont pas utilisée.

Quant au plasma qui n'a pas quitté les vaisseaux, il se charge des déchets de la nutrition des cellules (gaz carbonique, urée) et va s'en débarrasser, tôt au tard, lorsqu'il traverse des organes spéciaux d'épuration, *reins*, ou *glandes sudoripares*.

CHAPITRE V

MALADIES CONTAGIEUSES

SOMMAIRE

I. Invasion des maladies contagieuses. Défense de l'organisme.
  1° Introduction des germes.
  2° Lutte des leucocytes contre les bactéries. Phagocytose.
  3° Immunisation par les inoculations.

II. Quelques procédés d'immunisation.
  1° Charbon.
  2° Variole (*Vaccination*).
  3° Rage.
  4° Diphtérie (*Sérumthérapie*).
  5° Résumé.

I. — INVASION DES MALADIES CONTAGIEUSES. DÉFENSE DE L'ORGANISME

Comment se fait l'invasion. — On désigne sous le nom de *maladies contagieuses* toutes les maladies qui peuvent se transmettre d'un individu à un autre, soit par contact direct, soit par un moyen indirect quelconque.

On peut dire, d'une manière générale, que toute maladie contagieuse provient de l'introduction dans notre organisme, de germes qui s'y développent ensuite et y vivent à nos dépens; l'introduction de ces germes peut se faire par trois voies différentes :

Ils peuvent être amenés par l'air à l'intérieur des voies respiratoires.

Ils peuvent être absorbés avec les aliments ou avec les boissons.

Enfin, ils peuvent être introduits par une déchirure de la peau extérieure ou des muqueuses internes.

Mais quel que soit le point du corps où le germe se trouve déposé, il ne pénétrera dans l'organisme que s'il trouve une blessure, une porte d'entrée quelconque, si petite qu'elle soit.

Une fois le germe introduit, il peut se répandre dans toutes les régions du corps, non pas exclusivement par le sang, comme on le croyait autrefois, mais plutôt par la lymphe et l'appareil lymphatique.

Défense de l'organisme. — Nous avons déjà dit que les vaisseaux lymphatiques prenaient leur origine dans les lacunes du tissu conjonctif, au contact immédiat des capillaires sanguins; il en résulte que leur distribution est la même que celle des capillaires; ils sont même plus nombreux, de sorte que la moindre blessure produite à la surface du corps, en même temps qu'elle ouvre de nombreux petits vaisseaux sanguins, déchire également un grand nombre de capillaires lymphatiques. Comme la lymphe est un excellent *milieu de culture* [1], les bactéries, les microbes de toutes sortes qui pullulent autour de nous, trouvent ainsi une voie de pénétration à l'intérieur du corps; ils s'installent dans la blessure, et si rien ne vient entraver leur développement, ils peuvent envahir rapidement l'organisme par la voie des vaisseaux et des ganglions lymphatiques, en produisant toutes les maladies qu'on désigne aujourd'hui sous le nom de maladies contagieuses ou microbiennes.

Mais, si la lymphe est la voie ordinaire par où les germes dangereux peuvent pénétrer à l'intérieur de notre corps, en revanche, les globules blancs qu'elle renferme représentent *les véritables cellules de défense de l'organisme.* Ces globules blancs, en effet, sont très actifs : dès qu'une blessure se produit à la surface de la peau et que des microbes tentent de s'y installer, les globules blancs entrent en jeu; grâce aux mouvements amiboïdes dont ils sont doués, ils saisissent les microbes, les englobent, s'en nourrissent et parviennent ainsi le plus souvent à les détruire. Quelquefois, cependant, la résistance qui leur est opposée par les globules blancs étant insuffisante, les microbes parviennent à se propager

---

On nomme ainsi toute substance à l'intérieur de laquelle les bactéries (les microbes) peuvent se développer et dans laquelle il est, dès lors, facile de les faire vivre de les cultiver.

dans la lymphe et dans le sang: alors la maladie se déclare et l'organisme tout entier peut être envahi; c'est à cet envahissement total qu'on a donné le nom d'*infection*.

A cause de la propriété que possèdent les globules blancs de pouvoir se nourrir d'éléments qui sont eux-mêmes de véritables cellules, on leur a aussi donné le nom de *phagocytes* [1]; l'absorption des bactéries par le leucocyte est la *phagocytose*.

Inoculations préventives; immunisation. — L'étude des maladies microbiennes, et notamment les admirables travaux de Pasteur sur la transmission du charbon, ont montré qu'il pouvait être utile, dans certains cas, d'*inoculer*, c'est-à-dire d'introduire dans un organisme sain le germe ou l'agent, convenablement modifié, de certaines maladies contagieuses, afin de rendre cet organisme réfractaire à la maladie réelle.

Le fait capital, qui a été le point de départ de cette pratique, est celui-ci : on savait, depuis les temps les plus reculés, que si un individu atteint de variole *guérissait*, il était pour toujours à l'abri de la maladie, la variole ne récidivant pas. Plusieurs autres maladies contagieuses sont dans le même cas : une première atteinte, même sous une forme légère, donne à l'individu une faculté spéciale de résistance: on dit alors qu'il a acquis l'*immunité*.

Examinons les faits de plus près, dans quelques-uns des cas les mieux connus, par exemple pour le charbon, la variole, la rage et la diphtérie.

II. — ÉTUDE DE QUELQUES CAS PARTICULIERS D'IMMUNISATION

Charbon. — Le charbon est dû à une bactérie en forme de bâtonnet (*fig.* 96) qui peut se développer en quantité considérable dans le sang de certains animaux, principalement des moutons. Si un animal sain est piqué à l'aide d'une aiguille trempée dans le sang d'un animal malade, il contracte aussitôt la maladie charbonneuse et meurt en quelques jours.

On peut aussi cultiver la bactérie dans un liquide nutritif approprié; elle y réussit généralement très bien, et si l'on inocule une petite gouttelette de cette culture à des sujets bien portants, les animaux inoculés meurent du charbon

---

1. De *phagô*, je mange et *kutos*, cellule.

aussi sûrement que s'ils avaient été inoculés avec du sang d'un animal charbonneux.

Cependant, au cours de ses expériences pour établir le mode de transmission de la maladie, Pasteur avait remarqué que certains animaux ne mouraient pas des suites de cette inoculation, et que ceux qui résistaient devenaient, pour un temps plus ou moins long, *réfractaires* aux inoculations qui, auparavant, auraient été mortelles pour eux; ils étaient *vaccinés*, c'est-à-dire *immunisés*.

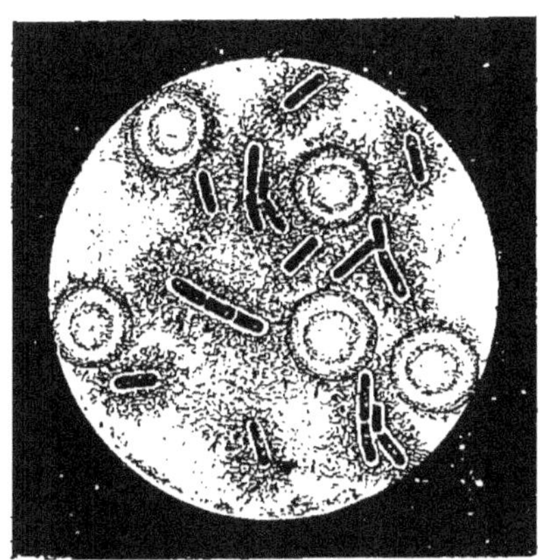

Fig. 96. — BACTÉRIE DU CHARBON vue au microscope (bâtonnets noirs; les cercles aréolés sont les globules du sang).

Cette observation était de la plus haute importance, car, si l'on pouvait arriver à communiquer aux animaux, une forme *toujours légère* de la maladie, on les préserverait ainsi de tout danger pour l'avenir.

En dirigeant ses recherches dans cette voie, Pasteur découvrit que, pour diminuer la puissance ou, comme on dit, la *virulence* de la bactérie charbonneuse, il suffisait de la maintenir en culture pendant quelque temps, à une température de 42°, en présence de l'air; l'expérience montre que, dans ce cas, la bactérie perd progressivement sa virulence: très dangereuse encore au début, elle devient tout à fait inoffensive au bout de huit jours; on dit qu'elle s'est *atténuée*.

Or, en inoculant à un animal sain la bactérie *atténuée*, on lui communique une forme de charbon dont on pourra, pour ainsi dire à volonté, graduer la gravité. L'animal ainsi traité sera *vacciné*, c'est-à-dire qu'il résistera désormais à la maladie, même sous sa forme la plus grave.

Nous avons donc là, tant par la précision des faits que par la certitude des résultats obtenus, un des plus beaux exemples que l'on puisse citer de la méthode d'inoculation *préventive*, c'est-à-dire capable de conférer à un animal, pour un temps plus ou moins long, le pouvoir de résister à l'invasion d'une maladie microbienne.

Variole. — La variole nous offre aussi un très bel exemple du même genre, tout aussi concluant dans ses résultats; mais comme on ne connaît pas encore le microbe qui produit cette maladie, l'enchaînement des faits ne se présente pas d'une façon aussi nette que pour le charbon.

La variole est une maladie très grave, dont le principal symptôme est l'apparition, à la surface de la peau, de pustules remplies d'un liquide jaunâtre : à un moment donné, ces pustules crèvent, et le liquide qu'elles contenaient forme des croûtes en se desséchant; une personne saine qui touche le liquide des pustules contracte presque sûrement la maladie.

La découverte du vaccin de la variole est due au médecin anglais Jenner. Jenner avait remarqué que certaines gens de la campagne, qui portaient sur les mains des pustules semblables à celles qu'on observe sur les trayons des vaches atteintes d'une maladie désignée sous le nom de *cow-pox* ou *vaccine*, étaient réfractaires à la variole : il eut l'idée, en 1796, d'inoculer au bras d'un enfant le contenu d'une de ces pustules : puis, quelques mois plus tard, il inocula à ce même enfant, à deux reprises successives, le liquide de véritables boutons de variole : l'enfant ne prit pas la variole. Par conséquent, l'inoculation du liquide des pustules du cow-pox avait conféré à l'enfant une véritable *immunité* contre la variole. D'après ce que nous ont appris les travaux de Pasteur, il est légitime de penser que la vaccine représente une forme atténuée de la variole.

L'immunité conférée par la vaccine ne dure guère au delà d'une dizaine d'années; c'est pourquoi il est nécessaire de pratiquer de temps en temps la *revaccination*.

Rage. — La rage est une maladie terrible qui apparaît et se développe ordinairement chez le chien : elle est transmissible par inoculation, de sorte que l'homme peut la contracter s'il vient à être mordu par un chien enragé. Bien qu'on n'ait pas encore isolé d'une façon certaine l'agent qui la produit, la rage doit évidemment être considérée comme une maladie causée par un microbe.

Lorsque la rage est déclarée, toute médication est inutile : la maladie va en s'aggravant et se termine toujours par la mort.

Pasteur a encore découvert un procédé de vaccination qui

permet d'arrêter complètement l'évolution de la maladie, s'il est pratiqué assez tôt après la morsure.

Voici quel est le principe de la méthode.

La substance active de la rage se localise surtout dans la salive et dans les centres nerveux. L'expérience a montré que si l'on abandonne à l'air sec des fragments de moelle épinière ayant appartenu à des animaux enragés (chiens ou lapins), l'activité de la substance — sa *virulence*, comme on dit — diminue graduellement, s'atténue; au bout de quinze jours, les moelles desséchées sont complètement inoffensives; or, si l'on vient à inoculer à un animal sain le *virus* [1] très *atténué* d'une moelle de quinze jours, puis, en quelques jours, des virus successifs de moins en moins atténués, on constatera que l'animal est devenu tout à fait incapable de contracter la rage par morsure directe : il est *immunisé*.

Ces résultats étaient déjà très importants par eux-mêmes, en ce sens qu'ils indiquaient la possibilité de pratiquer sur des animaux, et même sur l'homme, des vaccinations *préventives*, c'est-à-dire capables de les rendre réfractaires à la rage, dans le cas où ils viendraient à être mordus; mais on a pu aller plus loin encore et vacciner *après morsure;* si les inoculations successives sont, en effet, pratiquées peu de temps après la morsure, on arrête l'évolution de la terrible maladie et on l'empêche de se déclarer.

Ainsi donc, la méthode de vaccination de Pasteur peut, non seulement prévenir, mais encore guérir la rage. La vaccination contre la rage est à volonté *préventive* ou *curative, préventive* si on la pratique *avant morsure, curative* si elle est pratiquée *après morsure.*

Diphtérie. — La diphtérie est une maladie contagieuse, caractérisée par la formation de fausses membranes dans l'arrière-gorge (*croup*), ou à l'entrée des voies respiratoires (*angine couenneuse*); c'est uniquement dans ces fausses membranes, dont il a provoqué la formation, que vit le microbe diphtérique (*fig.* 97). Il arrive souvent que le développement rapide de ces fausses membranes obstrue l'entrée des voies respiratoires : alors le malade meurt asphyxié.

Mais il existe encore un autre danger : les bacilles, qui

1. On délaye la moelle dans l'eau et c'est ce liquide qu'on inocule

pullulent dans les fausses membranes, sécrètent des substances extrèmement dangereuses, nommées *toxines*, qui se mêlent au sang et produisent un véritable empoisonnement.

Il existe aujourd'hui un *vaccin* qui permet d'arrêter les progrès de la maladie, d'abord parce qu'il tue le bacille, et, ensuite. parce qu'il neutralise l'action des toxines introduites dans le sang par les sécrétions du bacille diphtérique; ce vaccin n'est autre que du *sérum* de sang de cheval. Voici comment le Dr Behring et le Dr Roux sont arrivés à le préparer.

En cultivant le microbe dans du bouillon. et en filtrant le tout sur un filtre Chamberland, les microbes restent sur le filtre, mais les toxines qu'ils ont fabriquées passent avec le liquide. En injectant ensuite. à des chevaux, des quantités déterminées de toxines préalablement atténuées, M. Roux est arrivé à *immuniser* ces chevaux contre la diphtérie;

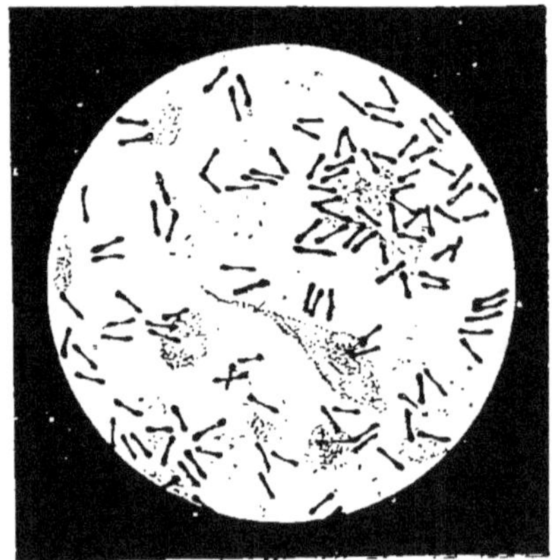

Fig. 97. — Bacilles de la diphtérie (vus au microscope).

mais en même temps le sang des chevaux a acquis des propriétés remarquables : son *sérum*. injecté à son tour sous la peau d'un individu malade, arrête les progrès de la maladie et l'individu guérit.

L'emploi du *sérum* a pris une grande extension depuis quelques années dans le traitement des maladies contagieuses : il constitue la *sérumthérapie* ou *sérothérapie*.

Mécanisme de l'immunisation. — M. Metchnikoff a donné une explication de tous les faits précédents.

1° *Immunisation préventive.* — Prenons, par exemple. le cas du charbon. Il existe des animaux, comme la poule, qui sont naturellement réfractaires à cette maladie. C'est que leurs globules blancs, très actifs. ont un goût particulier pour la bactéridie charbonneuse : dès que celle-ci tente de pénétrer dans l'organisme. les globules blancs de la poule l'attaquent et la détruisent (voir p. 130).

Mais. chez le mouton, les globules blancs assistent, pour

ainsi dire, indifférents à l'invasion du microbe qui se fait, dès lors, sans obstacle : le *mouton n'est pas réfractaire* au charbon.

Les inoculations de bactéridies atténuées à un mouton sain ont pour effet d'amener peu à peu ses globules blancs à acquérir la propriété qu'ils n'ont pas naturellement, de détruire, en les dévorant, les bactéridies du charbon : l'inoculation du microbe atténué équivaut donc à un véritable *entraînement* du globule blanc, qui devient alors très actif et désormais capable de lutter contre le microbe virulent et de le vaincre s'il tente d'envahir l'organisme.

2° *Immunisation curative*. — Pour le croup, les choses se passent autrement : le microbe ne pénètre pas dans l'organisme. Installé sur une lésion de la muqueuse de la gorge, il déverse des poisons (toxines) dans le sang. Chez les animaux naturellement réfractaires au croup, les globules blancs sécrètent aussitôt des contrepoisons (antitoxines). Or, en injectant à un cheval qui n'est pas naturellement réfractaire, des toxines de plus en plus virulentes, on *entraîne* progressivement les globules blancs à sécréter des proportions de plus en plus fortes d'antitoxines. De sorte qu'en injectant du sérum de cheval préalablement immunisé à un malade atteint du croup, on verse dans son sang un contrepoison fabriqué par les globules blancs du cheval, contrepoison qui, non seulement tue rapidement le microbe, mais encore neutralise les toxines qu'il fabrique et qui si elles séjournaient dans le sang, ne tarderaient pas à empoisonner certaines cellules importantes du corps, telles que les cellules nerveuses.

Résumé. — En résumé c'est à Pasteur que nous devons de savoir que les maladies contagieuses sont probablement toutes microbiennes. C'est Pasteur qui a découvert le moyen d'immuniser un animal contre une maladie en lui inoculant le microbe atténué de cette maladie. Ce sont les élèves de Pasteur qui ont imaginé la sérothérapie, qui consiste à inoculer à un animal envahi par un microbe ou par ses toxines, un contrepoison fabriqué par un autre animal, contrepoison qui tue le microbe ou neutralise ses toxines. Metchnikoff a montré que le globule blanc est l'agent de toute immunisation.

CHAPITRE VI

RESPIRATION

SOMMAIRE

Définition de l'acte respiratoire.

I. APPAREILS RESPIRATOIRES
- 1° *Peau* (*Respiration cutanée*)
- 2° *Poumons* (*Respiration pulmonaire*)
  - voies respiratoires : *larynx, trachée, bronches, lobule*
  - circulation dans le poumon.

II. PHÉNOMÈNES MÉCANIQUES, CHIMIQUES ET PHYSIQUES DE LA RESPIRATION.
- 1° Phénomènes mécaniques et physiques. *Inspiration. Expiration.*
- 2° Phénomènes chimiques.
- 3° Circuit de l'oxygène.

III. LARYNX ET PHONATION.
- 1° Cordes vocales. Production des sons.
- 2° Hygiène du larynx.

Définition de la respiration. — Les cellules de notre corps n'ont pas seulement besoin, pour vivre, du charbon qui leur est fourni par l'appareil digestif et apporté par le sang : elles ont aussi, comme tous les êtres vivants, besoin d'oxygène, afin de brûler ce charbon et de se procurer ainsi la chaleur qui leur est nécessaire.

C'est, nous le savons, le sang qui fournit l'oxygène aux cellules. L'un des résultats les plus sensibles de cette combustion du charbon dans la cellule est un dégagement de gaz carbonique.

On nomme *acte respiratoire* (*fig.* 98), l'acte par lequel chaque cellule puise individuellement dans le sang l'oxygène qu'il lui faut et y déverse du gaz carbonique.

Nous avons (vu p. 13), que le sang, ainsi appauvri en oxygène par les emprunts que lui font les cellules, vient réparer ses

8.

pertes principalement dans le poumon et se débarrasse dans ce même poumon du gaz carbonique qu'il a reçu des cellules.

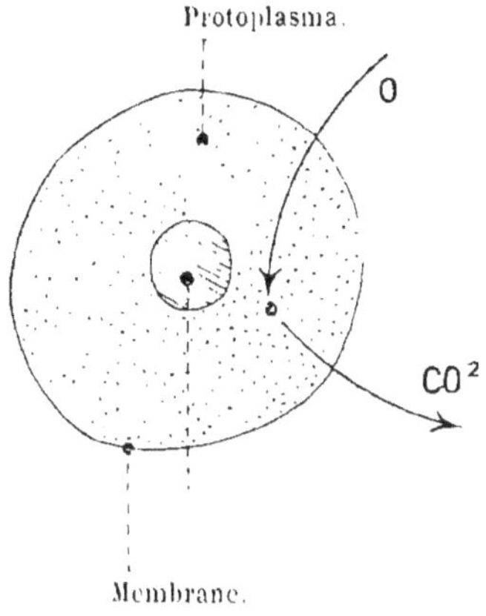

Fig. 98. — Cellule isolée pour montrer l'acte intime de la respiration (O. oxygène pénétrant dans la cellule. — Co², gaz carbonique rejeté).

C'est cet échange gazeux s'effectuant dans le poumon, entre le sang et le milieu extérieur, qui a reçu le nom de **respiration**.

On voit que la respiration n'est pas, ainsi qu'on l'a cru longtemps, localisée dans le poumon. Le phénomène est beaucoup plus général et plus profond, puisqu'il n'y a pas une seule cellule du corps qui ne respire pour son compte. Le sang et le poumon ne sont que les intermédiaires chargés d'établir la communication entre la cellule qui a besoin d'oxygène et le milieu extérieur qui en possède.

Nous ne nous occuperons ici que du mécanisme des échanges gazeux s'effectuant entre le sang et le milieu extérieur, dans ce qu'on nomme l'**appareil respiratoire**.

I. — APPAREILS RESPIRATOIRES

Appareil respiratoire en général. — Tout appareil respiratoire, quel qu'il soit, se compose d'une membrane perméable aux gaz, dite *membrane respiratoire* (*fig. 99*), baignée d'un côté par le sang, et de l'autre en contact avec le milieu extérieur, riche en oxygène. Des vaisseaux amènent

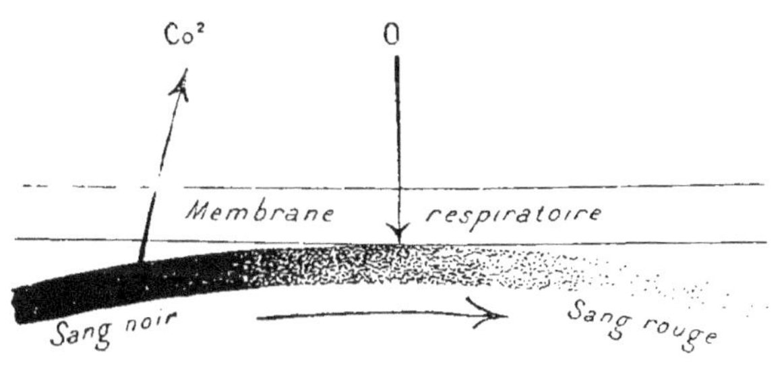

Fig. 99. — Disposition d'un appareil respiratoire (figure théorique).

le sang noir, c'est-à-dire chargé de gaz carbonique, sous la membrane respiratoire. En vertu des lois physiques de l'*osmose*[1], le gaz carbonique que contient le sang s'échappe dans le milieu extérieur; en même temps, l'oxygène de l'air, traversant en sens inverse la membrane respiratoire, vient s'unir à l'hémoglobine des globules rouges. Le sang qui est arrivé sous la membrane, noir et chargé de gaz carbonique, s'en retourne donc rouge et oxygéné : on dit qu'il est *hématosé*.

La peau considérée comme appareil respiratoire. — D'après cette définition générale d'un appareil respiratoire, il est clair que la peau, membrane poreuse sous laquelle circulent de nombreuses veines, et qui, d'autre part, se trouve en contact direct avec l'air, remplit toutes les conditions d'un appareil respiratoire; elle doit donc être le siège d'échanges gazeux actifs entre le sang qui la baigne et l'air extérieur. C'est en effet ce qui a lieu, et la respiration qui s'effectue par la peau a reçu le nom de *respiration cutanée*. Aussi est-il nécessaire de maintenir la surface de la peau toujours très propre, afin de faciliter les échanges respiratoires.

Les poumons. — Mais si importante que soit la respiration cutanée, elle est beaucoup moins active que la respiration pulmonaire; il s'agit donc de savoir comment s'accomplit cette dernière et comment sont constitués les poumons qui en sont le siège.

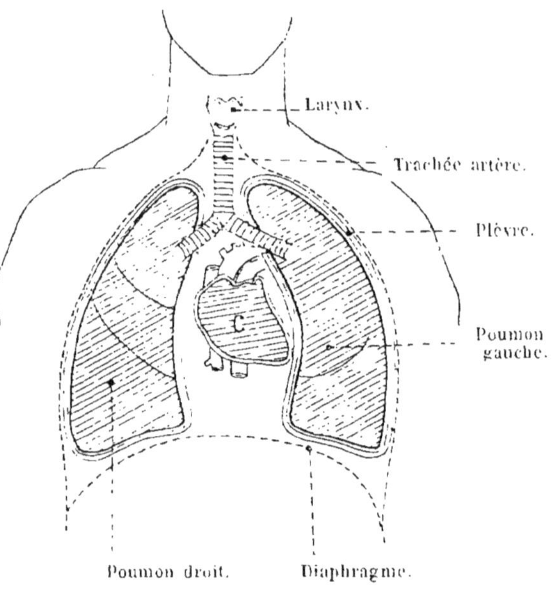

Fig. 100. — POSITION DES POUMONS DANS LA POITRINE.

Les poumons sont au nombre de deux, le droit et le gauche

1. Ensemble des lois qui régissent le passage des gaz ou des liquides à travers les membranes poreuses.

(*fig.* 100). Ils sont logés dans la cage thoracique (*poitrine*), qu'ils remplissent complètement, sauf, bien entendu, l'espace nécessaire au cœur (C), aux gros vaisseaux et à l'œsophage. Le poumon gauche est un peu moins volumineux que le poumon droit, parce que le cœur, qui est placé entre les deux poumons, est un peu incliné vers la gauche.

L'élément pulmonaire : le lobule. — Si nous faisons une section dans un poumon, nous remarquons que son intérieur a un aspect spongieux, sa substance paraissant creusée d'une multitude de petites cavités. Chacune de ces cavités est un *lobule pulmonaire* (*fig.* 101 et 102), petit sac, à parois bosselées, qui communique avec l'extérieur (*fig.* 102) par une série de tubes qu'on nomme les *bronches* (b et B), puis par la *trachée artère* (A). Cette trachée vient s'ouvrir en H, à la partie antérieure

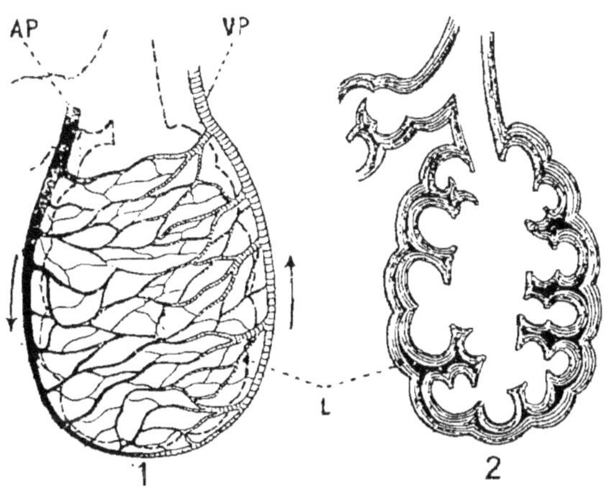

Fig. 101. — Un lobule pulmonaire (L) grossi (1, lobule entouré de ses capillaires. — 2, coupe du lobule. — AP. rameau de l'artère pulmonaire amenant le sang noir — VP, veine emmenant le sang rouge).

de l'œsophage, sous l'épiglotte (voir *fig.* 7, p. 23). De sorte que le lobule (Ap) se trouve ainsi en communication permanente avec l'atmosphère. Il est donc rempli d'air.

D'autre part, sa paroi (*fig.* 101, 2) est faite d'une membrane mince, autour de laquelle (*fig.* 101, 1) existe un réseau très riche de capillaires sanguins. Le sang noir arrive par une artère (AP), et rejette dans la cavité du lobule, à travers la membrane qui le tapisse, le gaz carbonique qu'il contient; inversement, les globules rouges prennent dans le lobule l'oxygène qui s'y trouve, et quand le sang quitte le lobule par la veine (VP, *fig.* 101, 1) il est rouge, oxygéné, en un mot, hématosé.

On voit que le lobule pulmonaire réalise le dispositif type de l'appareil respiratoire tel que nous l'avons décrit (p. 138) :

une membrane mince, baignée d'un côté par l'oxygène et de l'autre par le sang. *Le lobule est donc l'élément respiratoire du poumon.*

Arbre respiratoire. — Voyons maintenant, avec plus de soin, comment s'établit la communication du lobule avec l'extérieur, quel chemin suit l'air pour y pénétrer.

Nous savons déjà que, dans l'œsophage, sous l'épiglotte, vient s'ouvrir un large tube qui est la *trachée artère*.

Suivons cette trachée (A, *fig.* 102) et examinons comment elle se comporte.

Elle commence par descendre dans le thorax, verticalement; puis, arrivée un peu au-dessous de la première côte (*fig.* 102), la trachée-artère se bifurque et donne deux branches (B) qui pénètrent, l'une dans le poumon droit, l'autre dans le poumon gauche. Ces branches, qui ont reçu le nom de *bronches*, se ramifient un grand nombre de fois dans les poumons; leur diamètre diminue à mesure qu'elles se divisent, et finalement elles viennent se terminer près de la surface externe des poumons, à l'état de *bronches capillaires* (b) qui s'ouvrent dans les *lobules* (Ap).

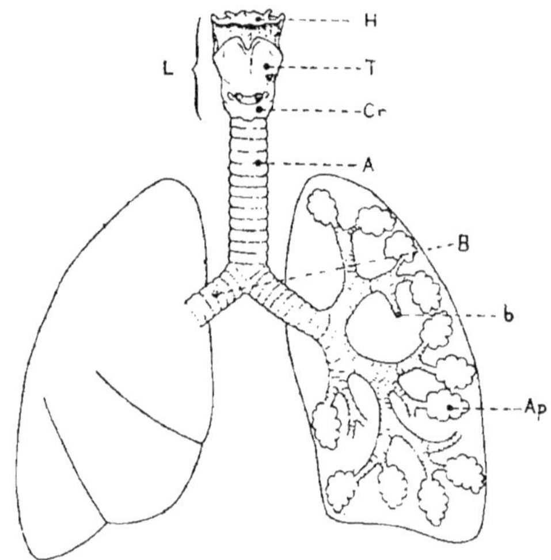

Fig. 102. — Schéma des voies respiratoires (L. larynx [H, os hyoïde. — T, cartilage thyroïde. — Cr, cartilage cricoïde . — A. trachée-artère. — B. bronches. — b. petites bronches. — Ap, lobules pulmonaires [très grossis]).

On voit que, pour arriver au contact de la membrane respiratoire qui tapisse les lobules, l'air entre par les fosses nasales ou par la bouche (*fig.* 103), suit le larynx (G), la trachée-artère (T), pénètre dans les bronches et leurs subdivisions (Bb), puis dans les bronches capillaires (c) et finalement arrive dans les lobules[1].

Il est donc essentiel que ces voies restent toujours libres,

1. Il suffit de regarder les fig. 102 ou 103, en les retournant, pour comprendre pourquoi on a donné à l'ensemble des bronches et des lobules, le nom d'*arbre respiratoire*.

afin que la communication des lobules avec l'extérieur soit toujours assurée.

Or l'obstruction, des voies respiratoires pourrait se produire de deux façons différentes : 1° par l'aplatissement des bronches ; 2° par la pénétration de poussières dans les petites bronches.

L'aplatissement n'est pas à craindre dans les circonstances ordinaires, car toutes les bronches sont maintenues béantes (*fig*. 103), par des anneaux cartilagineux qui donnent à leurs parois une très grande résistance. Seule, la trachée-artère n'a

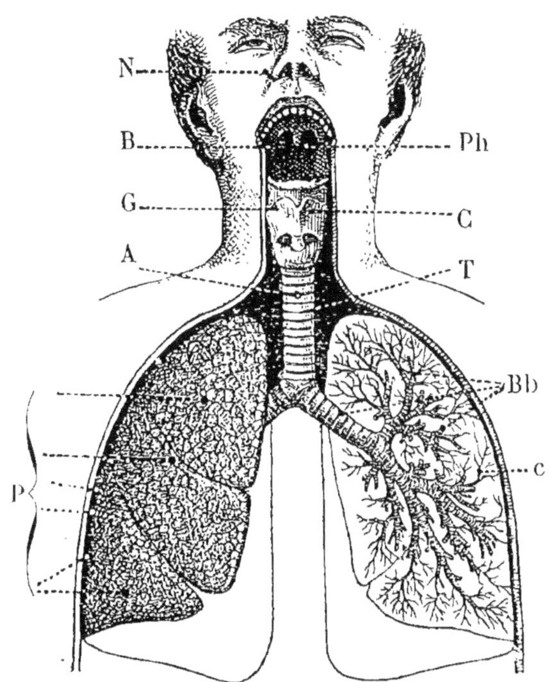

Fig. 103. — VUE D'ENSEMBLE DE L'APPAREIL RESPIRATOIRE (N. narines. — B. bouche. — Ph, pharynx. — G, larynx. — C, os hyoïde. — T, trachée. — A, anneaux de la trachée. — Bb, bronches. — c, bronches capillaires. — P, poumon droit).

que des demi-anneaux sur sa face antérieure (*fig*. 104). Elle est donc plate en arrière, où les anneaux de soutien (A) font défaut, et sa paroi y est mince, circonstance qui permet la dilatation de l'œsophage (Oe) lorsque les aliments y passent.

Quant à l'envahissement par les poussières, il est évité grâce au dispositif suivant : dès l'origine, depuis les fosses nasales par conséquent, la muqueuse des voies respiratoires contient de nombreuses

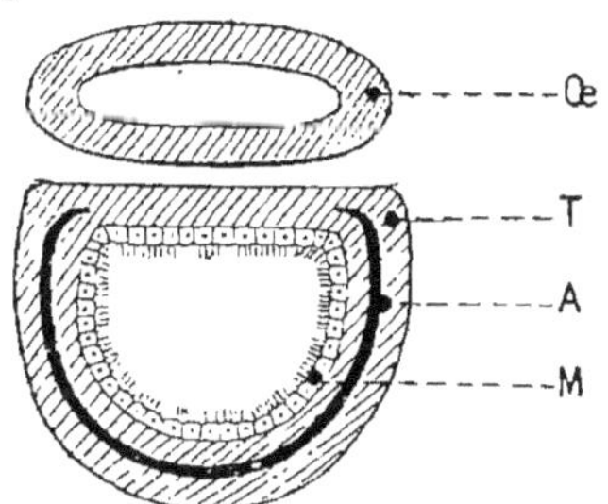

Fig. 104. — COUPE TRANSVERSALE DE LA TRACHÉE-ARTÈRE (Œ, œsophage. — T, trachée. — A. cartilage. — M. muqueuse avec ses cellules vibratiles).

glandes qui sécrètent des mucosités ; il arrive ainsi que les poussières qui pénètrent dans ces voies se collent contre les parois gluantes des fosses nasales ou des grosses bronches et s'y arrêtent.

Elles finiraient néanmoins, à la longue, par s'y accumuler en telles quantités qu'il en résulterait, malgré le grand diamètre des grosses bronches, une obstruction complète. Mais les cellules (M, *fig.* 104) qui tapissent la paroi interne de la trachée et des grosses bronches, portent des *cils vibratiles*, sortes de petits filaments, sans cesse en mouvement, qui font remonter vers la bouche d'où elles sont alors facilement expectorées, les mucosités chargées de poussières.

Circulation dans les poumons. — Nous venons d'apprendre comment l'air peut pénétrer *dans* les lobules; nous avons maintenant à voir comment le sang arrive *autour* des lobules. Nous savons déjà que c'est l'artère pulmonaire qui conduit le sang noir aux poumons et qui fournit un rameau à chaque poumon.

Le rameau de l'artère pulmonaire destiné à un poumon y pénètre en même temps que la grosse bronche provenant de la bifurcation de la trachée. Une fois dans le poumon, l'artère suit exactement le même chemin que les bronches, se divisant quand elles se divisent. Les dernières ramifications de l'artère pulmonaire arrivent donc aux lobules qu'elles enveloppent d'un réseau très serré de vaisseaux capillaires sanguins.

Le sang s'hématose autour du lobule. Une fois hématosé, il quitte le lobule par une veine qui suit, en sens inverse, le même chemin que les bronches et les rameaux artériels. C'est donc encore par le point commun de pénétration dans le poumon de l'artère pulmonaire et de la première bronche, que sortent les veines pulmonaires par lesquelles le sang hématosé retourne à l'oreillette gauche du cœur.

Le tissu du poumon. — Ajoutons, enfin, que tout l'intervalle des lobules, des vaisseaux sanguins ou des bronches, est comblé par un tissu élastique qui donne à l'ensemble du poumon sa consistance si particulière [1].

Plèvre. — De même que le cœur est enfermé dans un péricarde, de même les poumons sont enveloppés par une membrane très mince, appelée *plèvre* (*fig.* 100, p. 139); cette membrane appartient au groupe des *séreuses*, c'est-à-dire qu'elle

---

1. On sait qu'on désigne vulgairement le tissu du poumon sous le nom de *mou*.

représente un sac à double paroi, enveloppant complètement l'organe : entre les deux parois de la plèvre (*feuillets*), très rapprochées l'une de l'autre, se trouve un liquide (*liquide séreux*) qui facilite le glissement des feuillets l'un sur l'autre et évite par conséquent les frottements du poumon contre la cage thoracique pendant les mouvements respiratoires. A cet effet, l'un des feuillets est étroitement appliqué sur le poumon, l'autre épouse exactement les contours de la paroi du thorax (côtes et diaphragme).

Résumé. — Le poumon est une masse de tissu élastique, creusée d'une multitude de très petites cavités (les *lobules*). Ces lobules, tapissés intérieurement par la *membrane respiratoire*, peuvent se remplir d'air par un système de canaux (*bronches*) formant l'*arbre respiratoire*. Parallèlement à l'arbre respiratoire, et soutenu par lui, se trouve un *arbre artériel*, prolongement de l'artère pulmonaire et qui conduit le sang noir autour des lobules où il s'hématose. Le sang hématosé quitte les lobules par un *arbre veineux*, qui forme, à sa sortie du poumon, les veines pulmonaires.

II. — PHÉNOMÈNES MÉCANIQUES, PHYSIQUES ET CHIMIQUES DE LA RESPIRATION

Phénomènes mécaniques et physiques de la respiration. — Pour que l'air pénètre jusque dans les lobules il faut qu'il y soit appelé. Il faut, en outre, qu'il en soit chassé après avoir été utilisé.

Or, le poumon tel que nous venons de le décrire, ne renfermant aucun muscle, ne peut, de lui-même, accomplir aucun mouvement. Cependant le renouvellement de l'air contenu dans le lobule doit s'opérer d'une façon continue : il faut donc, pour réaliser ce renouvellement, que des organes *actifs* se chargent de faire pénétrer régulièrement de l'air dans les lobules et de l'en faire sortir ensuite.

Ces organes actifs de la respiration sont : le *diaphragme* d'abord et ensuite les *muscles* qui s'attachent sur les côtes et les font mouvoir. Étudions leur fonctionnement.

Mouvements de la cage thoracique. — La charpente osseuse de la poitrine est désignée sous le nom de *cage thoracique*. Cette charpente est constituée, en arrière par la colonne vertébrale, sur les côtés par les côtes (*fig.* 105), en avant par le sternum, et à sa partie inférieure par le diaphragme. Le diaphragme est une membrane musculaire qui, comme tous les muscles, possède la propriété de se contracter. A l'état de repos, le diaphragme a la forme d'une voûte dont la convexité est tournée vers l'intérieur de la cage thoracique, c'est-à-dire vers le haut.

Les poumons, enveloppés de la plèvre. se moulent *exacte-ment*, avons-nous dit, sur les parois du thorax, leur base étant étroitement appliquée contre le diaphragme et leurs faces latérales contre les côtes. Il en résulte que si la capacité intérieure de la cage thoracique augmente (*fig.* 106). si la cage se gonfle,

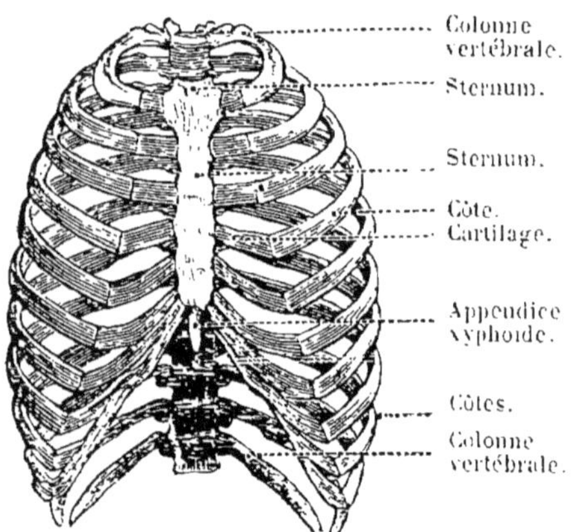

Fig. 105. — Cage thoracique formée par la colonne vertébrale, les côtes et le sternum.

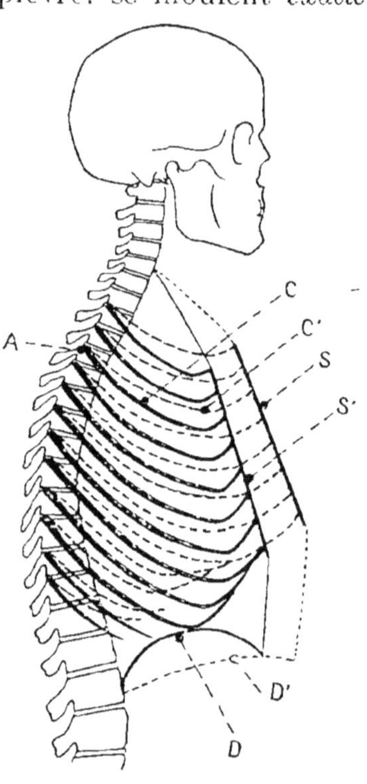

Fig. 106. — Variations de volume de la cage thoracique pendant les mouvements respiratoires.

les poumons. qui remplissent cette cage, suivront le mouvement et. leur volume augmentant. il y aura appel de l'air extérieur jusque dans les lobules : c'est l'*inspiration*.

Si. au contraire. la capacité de la cage thoracique diminue, il y a refoulement du poumon. réduction du volume des lobules et. par suite, expulsion de l'air chargé de gaz carbonique contenu dans ces lobules : c'est l'*expiration*.

En somme. ces mouvements sont assez bien représentés par le jeu d'un soufflet qui aspire l'air quand on augmente sa capacité intérieure, et qui, au contraire, l'expulse quand on la réduit en rapprochant ses deux faces. Seulement, tandis que, dans un soufflet, il n'y a qu'une dimension, la hauteur, qui varie, les changements de volume, dans la cage thoracique, portent à la fois sur les trois dimensions.

Inspiration. — Ainsi, pendant l'inspiration :

1º La *hauteur* du thorax augmente parce que le diaphragme s'abaisse de D en D' (*fig* 106) sous l'action de ses propres muscles.

Ce mouvement est très apparent, car on peut voir, à chaque inspiration, l'abdomen se soulever. C'est que le diaphragme, en s'abaissant, refoule devant lui les viscères de l'abdomen.

2º L'*épaisseur*, c'est-à-dire le diamètre antéro-postérieur du thorax, augmente aussi. C'est qu'il existe des muscles, dits *inspirateurs*, qui s'attachent, d'une part, sur les côtes supérieures et, d'autre part, sur les vertèbres du cou et même sur le crâne ; quand ils se contractent, ils forcent les côtes à se soulever de C en C', en tournant autour de leur articulation (A) sur les vertèbres. Dans ce mouvement, le sternum se trouve porté en avant, de S' en S.

3º La rotation des côtes autour de leur articulation a aussi pour effet d'*élargir transversalement* la cage thoracique.

Cet élargissement est très sensible si l'on place les deux mains sur es flancs du thorax pendant l'inspiration.

Donc, au total, pendant l'inspiration, la capacité du thorax augmente : il y a appel d'air dans les lobules.

Expiration. — Sous l'action des muscles *expirateurs*, qui s'attachent d'une part sur les côtes inférieures et d'autre part sur les os du bassin, les côtes et le sternum sont ramenés à leur position première. En même temps, les muscles du diaphragme cessant de se contracter, celui-ci reprend sa courbure primitive, c'est-à-dire qu'il se relève. Donc la capacité du thorax diminue : l'air des lobules est expulsé.

Activité respiratoire. — Il y a normalement de 8 à 9 inspirations et autant d'expirations par minute et comme, à chaque inspiration, il entre dans les poumons un demi-litre d'air environ, on voit que le volume de l'air qui traverse les poumons dans l'espace d'une heure est de $15 \times 60 \times 0$ litre $5 = 450$ litres.

Phénomènes chimiques de la respiration. — Si, maintenant, nous comparons la composition de l'air inspiré à celle de l'air expiré, nous trouvons :

	AIR INSPIRÉ (100 litres)	AIR EXPIRÉ
Oxygène	21 litres	16 litres (perte 5 litres)
Azote	79 —	79 —
Gaz carbonique	0',04	4,5 — (gain 4',46)
Vapeur d'eau	petite quantité	quantité notable

On peut d'ailleurs, sans avoir recours à l'analyse chimique. mettre en évidence d'une manière très simple l'abondance du gaz carbonique dans l'air expiré : il suffit, pour cela, de souffler avec un tube de verre dans de l'eau de chaux : l'eau de chaux, parfaitement limpide au début de l'expérience, se trouble par suite de la formation d'un précipité de carbonate de chaux qui se dépose bientôt au fond du verre.

Pour démontrer de même la présence de la vapeur d'eau dans l'air expiré, on n'a qu'à souffler sur une vitre refroidie ; on la voit se recouvrir immédiatement d'une buée abondante.

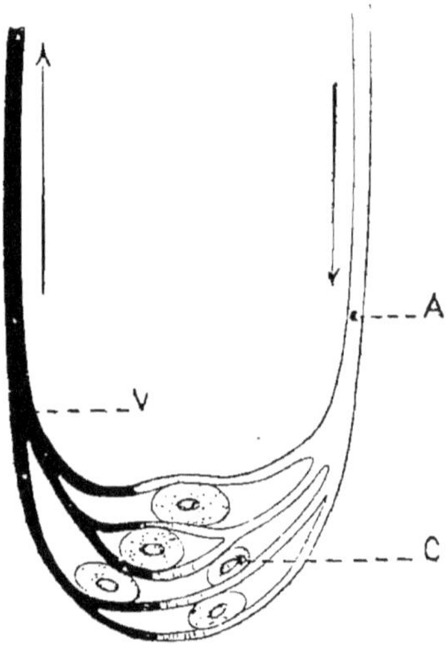

Mais les résultats fournis par les analyses sont plus précis : ils nous permettent de formuler les conclusions suivantes : l'air, par suite de son passage dans les poumons, a perdu de l'oxygène ; il s'est au contraire, enrichi. en gaz carbonique et en vapeur d'eau : quant à l'azote. dont le volume n'a pas changé, il ne joue évidemment aucun rôle dans la respiration.

Fig. 107. — RESPIRATION DES CELLULES (A, vaisseau amenant le sang rouge. oxygéné, aux cellules C. — V. veine emportant le sang chargé d'acide carbonique.

Le circuit de l'oxygène. — De l'étude que nous venons d'achever, résultent les faits suivants : 1° l'inspiration a pour effet d'introduire de l'oxygène dans les lobules du poumon: 2° cet oxygène, passant à travers la membrane respiratoire du lobule, vient s'unir à l'hémoglobine des globules rouges pour former l'*oxyhémoglobine;* 3° l'oxygène, pris dans le lobule par l'hémoglobine du globule rouge, est alors transporté aux cellules du corps (C, *fig.* 107) qui s'en emparent et s'en servent pour respirer, c'est-à-dire pour brûler leur carbone ; 4° le gaz carbonique produit par la respiration des cellules se dissout dans le plasma du sang qui circule dans les capillaires voisins ; 5° le sang transporte dans les lobules pulmonaires le gaz carbonique qu'il a reçu des cellules ; 6° le sang rejette dans les lobules le gaz carbonique qu'il a pris aux cellules ; 7° l'expiration expulse des lobules le gaz carbonique que le sang y a déversé.

On voit que la respiration est un enchaînement de phénomènes dont les deux premiers et les deux derniers seulement s'effectuent dans le poumon. Les autres s'accomplissent dans la profondeur des tissus, et le sang ne fait que servir d'intermédiaire en les reliant les uns aux autres.

III. — LARYNX ET PHONATION

Le larynx. — Le larynx est l'organe de la voix. Sa constitution est la même que celle de la trachée-artère, dont il n'est d'ailleurs que la partie antérieure dilatée et adaptée à des fonctions spéciales (*fig.* 108). Il est formé par une paroi membraneuse, dans l'épaisseur de laquelle se trouvent plusieurs lames cartilagineuses que l'on peut considérer comme les premiers anneaux très modifiés de la trachée.

A sa partie supérieure, le larynx communique avec l'arrière-bouche par un orifice rétréci, qui, comme nous l'avons vu,

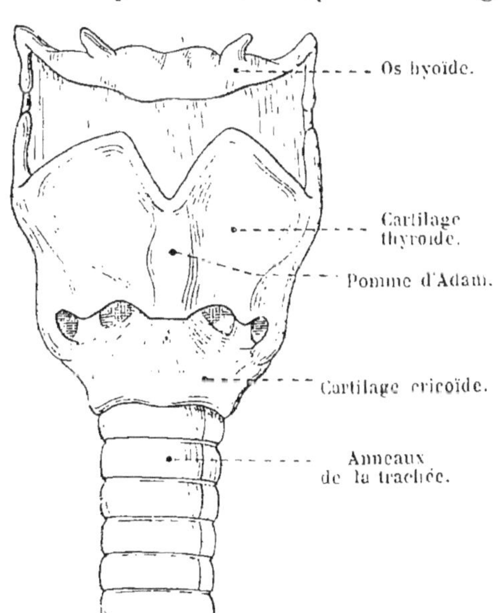

Fig. 108. — LARYNX (vu par sa face antérieure).

se trouve fermé par l'*épiglotte* au moment du passage des aliments (*fig.* 109).

La première des lames cartilagineuses du larynx a reçu le nom de *cartilage thyroïde* : elle est large, ouverte en arrière et suspendue par les côtés, à un petit os en forme de fer à cheval appelé *os hyoïde*. C'est le cartilage thyroïde qui forme, en avant du cou, la saillie connue sous le nom de *pomme d'Adam* (*fig.* 108).

Plus bas vient le *cartilage cricoïde*, qui repose sur le premier anneau de la trachée ; il a la forme d'un anneau complet, mais il est beaucoup plus large en arrière qu'en avant.

Si nous examinons la cavité du larynx sur une coupe longitudinale de cet organe (*fig.* 109), nous remarquerons de chaque côté, c'est-à-dire à droite et à gauche, deux petits replis de la muqueuse, situés à peu de distance l'un de l'autre, ce sont les *cordes vocales* (VS et VI). C'est au niveau des cordes vocales inférieures seules que se produit la voix ; les cordes supérieures n'interviennent en rien dans ce

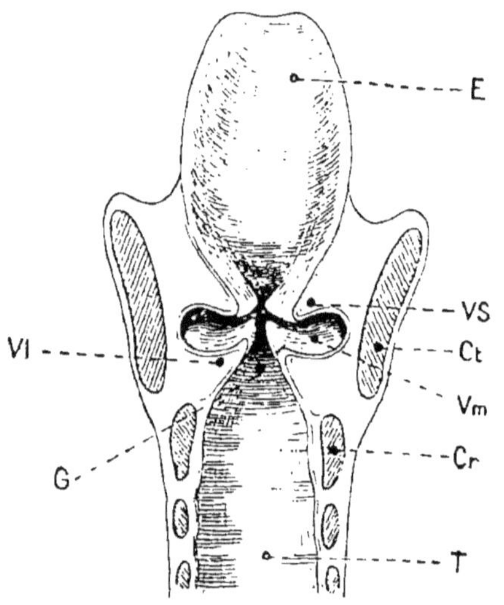

Fig. 109. — Coupe longitudinale du larynx pour montrer les cordes vocales (E, épiglotte. — VS, cordes vocales supérieures. — VI, cordes vocales inférieures. — Vm, ventricule de Morgagni. — G. glotte. — Ct, cartilage thyroïde. — Cr, cartilage cricoïde. — T, trachée).

phénomène. L'espace compris entre les cordes vocales supérieures et inférieures a reçu le nom de *ventricule de Morgagni* (Vm). L'espèce de fente triangulaire et très allongée que ces cordes circonscrivent, a reçu le nom de *glotte* (G).

Production des sons. — La production des sons, dans le larynx, est due aux mouvements vibratoires des cordes vocales inférieures. Ces cordes sont en relation avec un petit muscle qui peut les tendre plus ou moins fortement. Or, lorsque l'air qui sort des poumons traverse la glotte, il passe sur les cordes tendues et les fait vibrer, absolument comme l'archet fait vibrer les cordes d'un violon ; il en résulte un son d'autant plus aigu que les cordes vocales sont plus tendues. Ces sons, légèrement modifiés ensuite, suivant la conformation du larynx, deviennent la voix; mais la voix n'est pas encore la parole : elle n'en est, en quelque sorte, que la matière première; elle ne devient la parole articulée que dans la bouche, sous l'influence de la langue, des lèvres et des cavités nasales.

Hauteur de la voix. — Tout son possède trois caractères essentiels : la hauteur, l'intensité et le timbre. La hauteur d'un son produit par une corde vibrante, dépend de sa longueur, de sa tension et de son épaisseur : ainsi, par exemple, les enfants, dont les cordes vocales sont très courtes et minces, peuvent émettre des sons excessivement aigus; chez les hommes, au contraire, la voix est plus grave, parce que les cordes sont plus longues.

Hygiène du larynx. — Situé à l'entrée des voies respiratoires, le larynx est le siège d'un certain nombre de maladies qu'on désigne sous le nom général de *laryngites;* des bactéries peuvent s'y développer et provoquer des maladies plus ou moins graves, et comme c'est dans la région du larynx que sont situées les cordes vocales, la plupart des maladies de cet organe débutent par une altération particulière de la voix qu'on désigne sous le nom d'*enrouement*. Il est toujours bon de surveiller un enrouement et de le combattre à l'aide de gargarismes antiseptiques.

Les causes qui amènent les laryngites sont très diverses; il est bon de les connaître pour les éviter quand c'est possible. Les principales sont : le passage dans le larynx d'un air trop froid, de vapeurs irritantes, l'ingestion de boissons trop chaudes, le froid aux pieds, le tabac, la fatigue de l'appareil vocal.

CHAPITRE VII

HYGIÈNE DE LA RESPIRATION

SOMMAIRE

I. AIR RESPIRABLE ET AIR CON- { Dangers de l'air confiné.
FINÉ. { Ventilation.

II. EXISTENCE DE GERMES DANS L'AIR. EXPÉRIENCES DE PASTEUR.
- 1° Première expérience, pour démontrer qu'il existe des germes dans l'air.
- 2° Deuxième expérience, pour montrer que ces germes sont organisés et vivants.

III. INVASION DE L'ORGANISME PAR LA VOIE AÉRIENNE.
- 1° Tuberculose.
- 2° Diphtérie.
- 3° Rougeole et scarlatine.
- 4° Moyens de préservation.

I. — AIR RESPIRABLE ET AIR CONFINÉ

Composition de l'air respirable. — L'air que nous respirons est un mélange de plusieurs gaz dont les principaux sont l'oxygène et l'azote, accompagnés d'une petite quantité de gaz carbonique et d'une proportion variable de vapeur d'eau ; on met en évidence la présence du gaz carbonique dans l'air, en abandonnant à l'air libre, de l'eau de chaux dans un vase à large ouverture ; au bout de très peu de temps, on voit l'eau se recouvrir d'une mince pellicule blanche de carbonate de chaux.

Les quantités relatives d'oxygène et d'azote qui existent dans l'air ne varient jamais ; quelles que soient les régions que l'on considère, 100 litres d'air renferment toujours approximativement : 79 litres d'un gaz inerte qui n'est presque que de l'azote, 21 litres d'oxygène, plus une très petite quantité de gaz carbonique; l'oxygène représente donc environ la cinquième partie du mélange.

Telle est la composition de l'*air pur*, c'est-à-dire de celui qu'on respire dans la campagne et au dehors des habitations; c'est l'air respirable par excellence.

Air confiné; ses dangers. — Mais si l'air du dehors possède une composition à peu près invariable, il n'en est pas toujours de même à l'intérieur de nos habitations. Supposons, en effet, que de l'air se trouve enfermé dans un espace clos où il lui soit difficile de se renouveler : on dit alors qu'il est *confiné*.

Si un certain nombre de personnes respirent dans cet espace clos, la composition primitive de l'air s'en trouve rapidement modifiée. Nous savons, en effet, qu'un homme adulte consomme, en moyenne, 25 litres d'oxygène par heure et qu'il rejette au dehors, dans le même espace de temps, 20 litres de gaz carbonique; il en résulte que, dans une atmosphère confinée, la quantité d'oxygène va en diminuant tandis que le gaz carbonique augmente.

La proportion normale d'oxygène, qui était de 21 p. 100 au début, s'abaisse bientôt à 18 et à 16 p. 100. Tant que l'oxygène se maintient dans ces limites, la respiration s'effectue encore assez facilement; cependant il survient déjà quelques troubles, tels que nausées ou vertiges; c'est ce qu'on exprime en disant que *la tête tourne*. Mais dès que la proportion d'oxygène s'abaisse à 15 p. 100, les mouvements respiratoires deviennent pénibles, la tête s'alourdit de plus en plus et la sensibilité diminue. Enfin, si la quantité d'oxygène arrive à n'être plus que de 12 ou même de 10 p. 100, les malaises s'accentuent; au bout de quelques minutes il peut se produire des défaillances et la mort arrive par asphyxie, c'est-à-dire par *privation d'oxygène*. Le sang, en effet, n'apportant plus assez d'oxygène aux cellules, celles-ci cessent de fonctionner.

Mais, dans un espace clos, habité par une ou plusieurs personnes, il n'y a pas que l'oxygène qui diminue : il y a encore le gaz carbonique qui augmente, surtout si à la respiration de l'homme ou des animaux viennent s'ajouter les combustions qui se produisent dans des appareils d'éclairage.

Or, on admet que l'air est déjà vicié lorsqu'il renferme une proportion de 1 p. 100 de gaz carbonique; aussi comprend-on que si un certain nombre de personnes sont réunies dans une chambre close, comme dans une salle de classe ou de théâtre, par exemple, cette proportion se trouve bien vite atteinte et même dépassée; lorsque la proportion de gaz carbonique atteint 10 p. 100, non seulement l'air est devenu irrespirable, mais il est un poison.

Ainsi donc, l'altération de l'air sous l'influence de la respiration tient à deux causes bien distinctes, qui agissent simultanément :

1° La diminution de l'oxygène ;

2° L'augmentation du gaz carbonique.

Il est facile de comprendre que les dangers seront encore beaucoup plus grands s'il se trouve dans les salles closes des appareils de chauffage défectueux, laissant échapper du gaz carbonique ou, chose plus grave encore, de l'oxyde de carbone qui, même à très faible dose, *tue* les globules rouges.

Asphyxie, empoisonnement. — On conçoit aussi que le mécanisme de la mort par *absorption d'acide carbonique* n'est pas le même que celui par *privation d'oxygène*. L'absorption de gaz carbonique est un véritable empoisonnement, ce gaz ayant pour effet de paralyser certaines cellules essentielles du corps, tandis que la mort par privation d'oxygène est une mort générale de toutes les cellules de l'organisme qui, ne recevant plus le principal facteur de leur activité, l'oxygène, se trouvent dans l'impossibilité d'accomplir leurs fonctions vitales.

On réserve le nom d'*asphyxie* à la mort qui survient par privation d'oxygène.

Il y a cependant des cas où il est difficile de dire si l'on est en présence d'une asphyxie ou d'un empoisonnement. Par exemple, nous venons de voir que l'oxyde de carbone qui se dégage de certains foyers défectueux, tue le globule rouge. C'est là un *empoisonnement* de certaines cellules; mais le globule rouge une fois tué, les autres cellules du corps ne peuvent plus recevoir d'oxygène; elles meurent donc par *asphyxie*. Ici les deux genres de mort sont réunis. Il est donc prudent d'éviter les appareils de chauffage qui produisent de l'oxyde de carbone.

Renouvellement de l'air. — On voit, par ce qui précède, combien il est indispensable de renouveler fréquemment l'air des pièces habitées.

9.

Le renouvellement de l'air dans une chambre à coucher, par exemple, dans un dortoir ou dans une salle de classe, peut se faire d'une façon très simple, en ouvrant les fenêtres. Mais il ne faudrait pas se contenter, comme on le fait souvent, d'ouvrir les fenêtres d'un seul côté et pendant deux ou trois minutes seulement : il est nécessaire d'établir un courant d'air aussi fort que possible et, même dans ces conditions, le renouvellement de l'air dans une salle assez vaste n'est pas complet au bout d'une dizaine de minutes.

Il ne faut pas avoir peur de l'air, et c'est un préjugé de croire qu'il est dangereux de dormir les fenêtres ouvertes. Il est même excellent de le faire, sauf toutefois par les temps humides. La seule précaution à prendre est de s'assurer que l'ouverture de la fenêtre ne détermine pas de courants d'air passant sur vous. Au surplus, il faut toujours, en pareil cas, se bien couvrir.

Il existe aussi de petits appareils, appelés ventilateurs, que l'on peut fixer dans les murs ou dans les carreaux supérieurs d'une fenêtre : ces petits appareils sont de véritables moulins à vent; ils sont mis en mouvement par l'air chaud qui tend toujours à s'élever parce qu'il est plus léger que l'air froid, et qui s'échappe entre les lamelles inclinées ou ailettes, de la plaque tournante. La vitesse de rotation de la plaque indique si l'aération se fait d'une façon satisfaisante.

Enfin les cheminées sont d'excellents appareils de ventilation continue, parce que l'air chaud qui monte dans le tuyau détermine un appel de l'air de la pièce qui s'échappe à son tour après s'être lui-même réchauffé au contact du foyer. Il est aussitôt remplacé par de l'air pur venu du dehors par les joints des portes et des fenêtres. Les calorifères à air chaud, bien construits, ventilent aussi très bien, car ils envoient dans la pièce de l'air pur pris au dehors et dont les germes ont été brûlés en passant sur le foyer.

II. — EXISTENCE DE GERMES DANS L'AIR; EXPÉRIENCES DE PASTEUR

Expériences de Pasteur. — Il existe dans l'air un grand nombre de germes vivants, capables de se développer s'ils rencontrent des conditions favorables (*fig.* 110).

Pasteur a donné, vers 1860, la démonstration expérimentale de ce fait, et nous ne saurions mieux faire que de rapporter les paroles mêmes de l'illustre savant [1].

1re EXPÉRIENCE. — « Le procédé que j'ai suivi, dit-il, pour recueillir la poussière en suspension dans l'air et l'examiner au microscope, est d'une grande simplicité ; il consiste à filtrer un volume d'air déterminé sur du coton-poudre soluble dans un mélange d'alcool et d'éther. Les fibres du coton arrêtent les particules solides ; on traite alors le coton par son dissolvant ; après un repos suffisam-

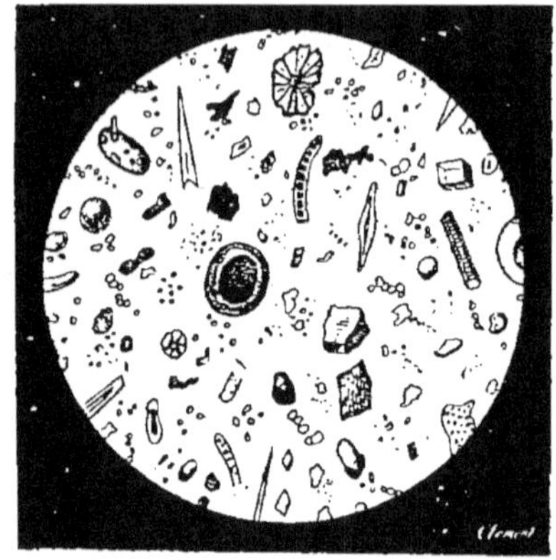

Fig. 110. — Poussières de l'air (vues au microscope).

ment prolongé, toutes les particules solides tombent au fond de la liqueur ; on les soumet à quelques lavages, puis on les dépose sur le porte-objet du microscope, où leur étude devient facile.

« L'appareil employé (fig. 111) consistait essentiellement en un tube de verre (V) fixé dans le châssis d'une fenêtre (F), et à l'intérieur duquel était placée

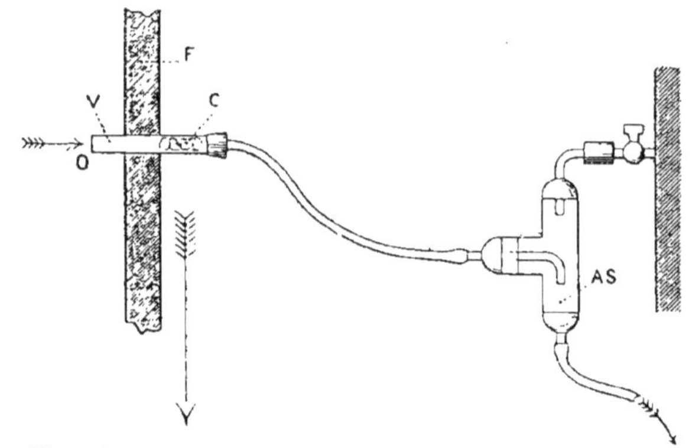

Fig. 111. — Moyen de recueillir les poussières et corps organisés qui flottent dans l'air.

une bourre de coton-poudre (C) ; par l'une de ses extrémités ce tube communiquait avec le dehors ; par l'autre extrémité il était relié à un aspirateur (AS) qui, à l'aide d'un courant d'eau, établissait un appel d'air au travers de la bourre de coton.

---

1. Pasteur, *Mémoire sur les corpuscules organiques qui existent dans l'atmosphère* (Annales des Sciences naturelles, Zoologie. t. XVI. 1861).

« Lorsque l'air a passé pendant un temps suffisant, la bourre de coton, plus ou moins salie par les poussières qu'elle a arrêtées, est disposée dans un petit tube avec le mélange d'alcool et d'éther qui dissout le coton. On laisse reposer pendant un jour; toutes les poussières tombent au fond du tube où il est facile de les laver par décantation... Lorsque le lavage des poussières est suffisant, on les rassemble dans un verre de montre... et on les examine au microscope.

« Ces manipulations fort simples permettent de reconnaître qu'il y a dans l'air un nombre variable de corpuscules dont la forme et la structure annoncent qu'ils sont organisés... Les uns sont parfaitement sphériques, les autres ovoïdes... Je me borne, en ce qui me concerne, à déclarer que ces corpuscules sont évidemment organisés, ressemblant de tout point aux germes des organismes les plus inférieurs, et qu'ils appartiennent sans conteste à des espèces fort nombreuses (*fig.* 113).

2ᵉ EXPÉRIENCE. — « Nous venons de voir qu'il y avait toujours en suspension dans l'air des corpuscules organisés, mais y a-t-il réellement parmi eux des germes féconds? » c'est-à-dire capables de se développer.

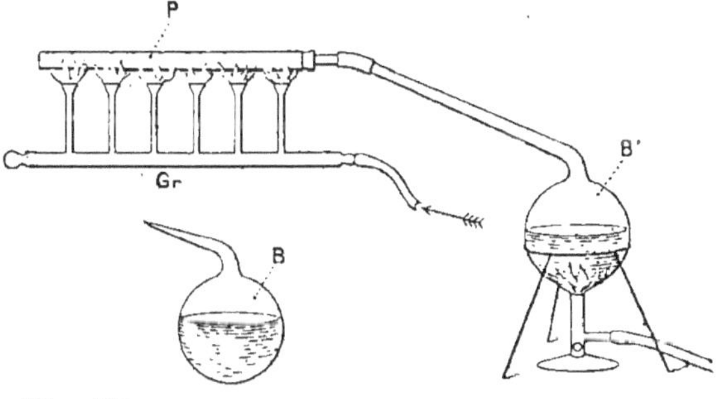

Fig. 112. — APPAREIL DE PASTEUR pour détruire les germes de l'air.

Pour le démontrer, Pasteur introduisait dans un ballon de verre (B', *fig.* 112) une certaine quantité d'eau sucrée albumineuse, liquide qui s'altère avec la plus grande facilité, et mettait ensuite le col du ballon en relation avec un tube de platine chauffé au rouge (P). Puis, faisant bouillir le liquide pendant deux à trois minutes afin de le purger des germes qu'il pouvait contenir, il le laissait ensuite refroidir lentement, tout en maintenant à la température du rouge le tube de platine. Pendant le refroidissement du ballon, l'air extérieur y rentrait en passant par le tube de platine, de sorte que tous les germes qu'il pouvait contenir étaient brûlés à leur passage dans le tube; aussi, l'air qui remplissait le ballon à la fin de l'expérience était-il lui-même complètement *stérilisé;* on fermait alors le col du ballon (B) à la lampe.

Les expériences ainsi exécutées donnent un liquide qui se conserve indéfiniment sans altération, et il en serait de même de tout autre liquide altérable que l'on placerait ainsi à l'abri des germes de l'air. Mais si l'on vient à introduire quelques poussières de l'air dans ces liquides stériles, par exemple si l'on brise la pointe du ballon de façon à permettre à l'air ordinaire d'y pénétrer, on y voit, au bout de très peu de temps, se développer des organismes variés. C'est la preuve que l'air renferme normalement des germes capables de se développer.

Cette expérience, dit Pasteur, réussit toujours quand on opère avec soin. Elle permet d'affirmer :

1º Qu'il y a toujours en suspension dans l'air ordinaire des corpuscules organisés ;

2º Qu'un liquide, placé à l'abri de ces germes, se conserve indéfiniment sans subir jamais la moindre altération.

Le microscope permet d'ailleurs de reconnaître, parmi les nombreux germes organisés qui flottent dans l'air, des bactéries, des microbes de toutes sortes, absolument semblables à ceux que l'on observe habituellement dans le sol et dans l'eau.

Tels sont les principaux résultats qui découlent des mémorables expériences de Pasteur.

III. — INVASION DE L'ORGANISME PAR LA VOIE AÉRIENNE

Les expériences de Pasteur que nous venons de rapporter établissent donc, de la manière la plus catégorique, l'existence dans l'air d'une multitude de germes qui y flottent en vertu de leur extrême légèreté (*fig.* 113).

Beaucoup de ces corpuscules sont inoffensifs, comme, par exemple, les cadavres desséchés des infusoires, les spores des fougères et des mousses, les grains de pollen [1], les poussières minérales. Il y en a qui sont utiles, comme la *levûre de bière,* qui fait fermenter les jus sucrés; mais il en est

1. Voir Colomb et Houlbert. *Botanique descriptive,* classe de 5ᵉ A et B, Librairie Armand Colin.

d'autres qui sont extrêmement redoutables et qui, en pénétrant dans l'organisme par les voies respiratoires, peuvent occasionner les maladies les plus dangereuses. Parmi ces derniers nous citerons seulement les *bactéries* de la tuberculose, de la diphtérie, de la variole, de la scarlatine et de la rougeole.

Le nombre des germes vivants que l'on rencontre dans l'atmosphère est d'autant plus grand que l'air est plus sec et la température plus élevée ; ils disparaissent au contraire à peu près complètement pendant les périodes de pluies, et si certaines maladies paraissent plus fréquentes par les temps humides et froids que par les temps secs et chauds, cela tient simplement à ce que l'organisme est d'autant moins résistant que la température est plus basse et l'humidité plus grande.

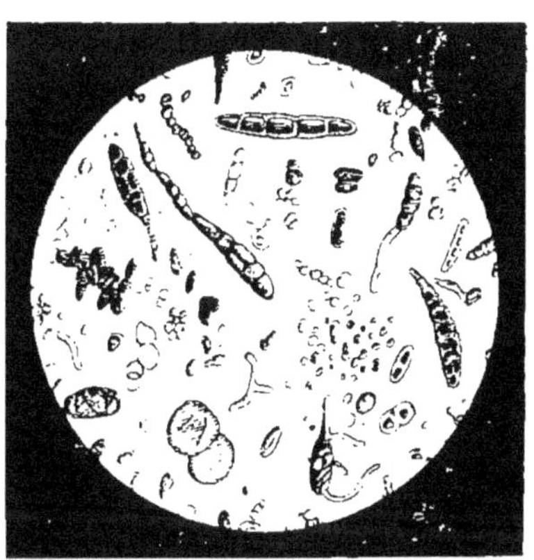

Fig. 113. — SPORES D'ALGUES, DE CHAMPIGNONS ET GRAINS DE POLLEN qui flottent dans l'air.

Tuberculose. — La tuberculose, cause première de la phtisie pulmonaire, est une des affections les plus dangereuses et les plus répandues : elle est due à une bactérie (*bacille de Koch*, découvert en 1884) qui se développe dans les poumons, principalement en produisant de petits tubercules de grosseur variable, mais très nombreux (d'où le nom de *tuberculose* donné à la maladie). A une certaine époque de leur développement, ces tubercules se désagrègent, se liquéfient en quelque sorte et, à leur place, apparaissent dans le poumon des cavernes plus ou moins grandes qui réduisent la surface respiratoire. En même temps, la désagrégation du tissu du poumon amène généralement des hémorragies graves. Lorsque les tubercules se liquéfient ainsi que nous venons de le dire, les bactéries qu'ils contenaient sont rejetées au dehors avec les crachats qui se détachent pendant les accès de toux.

Si les crachats tombent à terre, ce qui arrive le plus souvent, ils se dessèchent et donnent naissance à des poussières qui sont soulevées par l'air et qui contiennent des millions de bactéries vivantes. En respirant cet air nous introduisons les bactéries dans nos poumons ; *elles ne s'y développent pas toujours*, car l'organisme se défend dans une certaine mesure (voir p. 130) ; mais s'il est affaibli par l'abus de l'alcool, par le tabac, par une alimentation défectueuse, par une mauvaise hygiène, ou encore par un travail excessif, la résistance qu'il opposera sera très faible, et la maladie se développera presque sûrement.

La tuberculose pulmonaire est donc éminemment contagieuse, et transmissible par l'air ; on ne prendra certes jamais trop de précautions pour éviter d'être atteint par cette redoutable maladie. C'est dans le but d'en éviter la dissémination et pour porter ces faits à la connaissance de tout le monde, que différentes administrations font apposer des affiches, recommandant de ne pas cracher sur les parquets, dans les escaliers, dans les couloirs, et d'une manière générale dans tous les endroits où le public est admis. C'est pour cela aussi qu'on recommande aux écoliers de ne jamais mettre dans leur bouche les portes-plumes, crayons, instruments de travail ou de jeu qui ont pu servir à d'autres. Le balayage à sec doit être également évité : il ne fait que déplacer la poussière et les microbes. Il faut le remplacer par le nettoyage au linge humide.

Les crachats des malades notoirement atteints de tuberculose doivent être brûlés avec soin quand c'est possible.

Diphtérie. — La diphtérie est aussi une maladie contagieuse due à une bactérie ; cette maladie se développe le plus souvent à l'entrée des voies respiratoires : elle prend le nom de *croup*, lorsqu'elle s'établit sur le larynx :

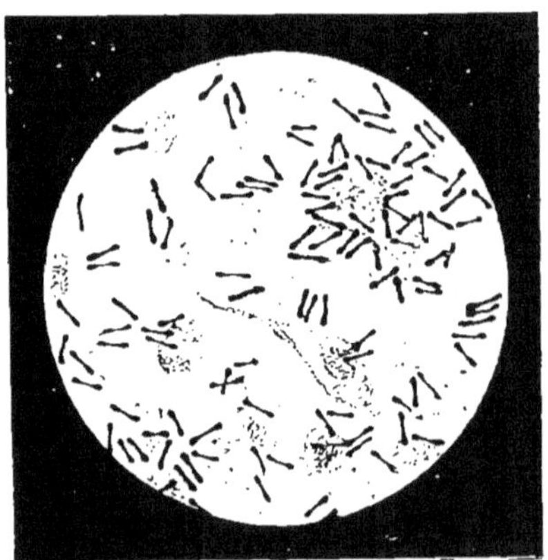

Fig. 114. — Bacilles de la diphtérie (vus au microscope).

on l'appelle *angine couenneuse*, lorsque ce sont les amygdales et le voile du palais qui sont atteints.

Le microbe de la diphtérie (*bacille de Klebs-Lœffler ; fig.* 114) se conserve longtemps vivant dans les poussières, dans les vêtements, dans les tentures des appartements; c'est une des raisons pour lesquelles il est préférable de coucher dans des lits non garnis de rideaux. Nous avons vu (p. 134) comment on soigne et guérit cette redoutable maladie.

Rougeole et scarlatine. — Il est certain que la rougeole et la scarlatine sont aussi des maladies microbiennes, bien qu'on n'ait pas encore isolé d'une façon certaine les bactéries qui les produisent. Ces maladies, accompagnées de fièvre, sont caractérisées par des éruptions de nature et d'aspect variables à la surface de la peau, d'où le nom de *fièvres éruptives* qu'on leur donne encore quelquefois.

La contagion est possible à toutes les phases de la maladie; elle paraît surtout s'effectuer par les petits lambeaux d'épiderme qui se détachent de la peau, sous forme de pellicules, après l'éruption. Ces petites pellicules épidermiques, répandues partout, sur les vêtements, dans les chambres où séjournent les malades, peuvent être soulevées avec les poussières, et communiquer ainsi la maladie aux personnes qui respireront l'air qui les contient.

Autres maladies. — Enfin, il y a tout lieu de croire que la plupart des maladies qui atteignent les voies respiratoires, telles que les bronchites, les fluxions de poitrine (*pneumonie*), les pleurésies (inflammation de la plèvre), la grippe, les oreillons (inflammation du tissu qui enveloppe la glande parotide), la coqueluche et même le simple rhume, sont des accidents dus à l'introduction, dans notre organisme, de bactéries apportées par l'air que nous respirons.

Moyens préventifs et de préservation. — Évidemment il ne saurait être question de filtrer l'air qu'on respire; mais nous avons vu que le microbe introduit dans l'organisme ne s'y développe pas s'il trouve l'organisme bien armé et en situation de se défendre.

La première chose à faire est donc de suivre les prescriptions de l'hygiène, afin de mettre l'organisme en mesure de résister à l'invasion toujours menaçante des microbes de l'air.

CHAPITRE VIII

CHALEUR ANIMALE

SOMMAIRE

PRODUCTION DE CHALEUR DANS L'ORGANISME
- Ses sources.
- Son entretien.
- Sa régularisation
  - Animaux à température constante.
  - Animaux à température variable.
  - Animaux hibernants.

PRODUCTION DE CHALEUR DANS L'ORGANISME

Existence d'un foyer intérieur. — Il est d'observation courante que, pendant la vie, la température de notre corps ne subit pas l'influence de celle de l'air qui nous entoure et qu'elle se maintient invariable au voisinage de 37°. Cependant notre corps perd continuellement de la chaleur par conductibilité et par rayonnement; si cette chaleur ne se renouvelait pas d'une façon incessante, de manière à compenser les pertes, l'équilibre serait bientôt rompu et la température du corps devrait forcément s'abaisser. Puisqu'elle se maintient pendant la vie et ne disparaît qu'après la mort, c'est qu'il existe dans notre corps un ou plusieurs foyers producteurs de chaleur : on a donné le nom de *chaleur animale* à cette chaleur naturelle qui prend ainsi naissance à l'intérieur de l'organisme.

Origine de la chaleur animale. — Il est assez facile d'indiquer l'origine de cette chaleur organique : nous savons, en effet [1], que lorsque deux corps s'unissent pour former un corps nouveau, cette union que l'on nomme une combinaison, se fait le plus souvent avec dégagement de chaleur.

---

1. Voir Drincourt, *Cours de Physique et Chimie*, classe de 4ᵉ B, Librairie Armand Colin.

Or, reportons-nous au phénomène de la respiration.

L'oxygène, fixé sur l'hémoglobine, est transporté par les globules rouges dans toutes les parties de l'organisme; il arrive ainsi au contact des cellules dans la région des capillaires.

Mais le protoplasma cellulaire est formé essentiellement de quatre corps simples : carbone, hydrogène, oxygène et azote [1].

L'oxygène (O), apporté aux cellules par le sang, se combine avec le carbone (C) du protoplasma et de cette combinaison résulte le gaz carbonique CO^2 :

$$C + 2O = CO^2.$$

Or, en se combinant avec la quantité d'oxygène nécessaire pour former le gaz carbonique, 1 gramme de carbone donne 8 calories 08 [2], et comme nous dépensons environ 240 grammes de carbone par vingt-quatre heures, on voit que, à elle seule, la combustion du carbone produit :

$$240 \times 8^{cal},08 = 1939^{cal},20.$$

Mais l'oxygène qui arrive aux cellules ne se combine pas seulement avec le carbone, il se combine aussi avec l'hydrogène du protoplasma, pour donner de la vapeur d'eau (H^2O) :

$$2H + O = H^2O.$$

Dans cette combinaison, 1 gramme d'hydrogène dégage $35^{cal},5$, et comme, dans l'espace d'une journée, nous éliminons environ 15 grammes d'hydrogène sous forme de vapeur d'eau, la chaleur produite de ce côté est donc de :

$$15 \times 35^{cal},5 = 532^{cal},5.$$

Par conséquent :

Formation quotidienne de $CO^2 = 1939^{cal},2$
Formation   — $H^2O = 532^{cal},5$
Total................ $2471^{cal},7$

A ce total il faudrait ajouter la quantité de chaleur produite par la combinaison de l'oxygène avec l'azote dans la production de l'*urée* et de l'*acide urique*; cette quantité de chaleur

1. Voir page 9 la structure de la cellule.
2. La calorie est la quantité de chaleur nécessaire pour élever de 1° la température d'un gramme d'eau.

n'est pas connue; mais on est sûrement au-dessous de la vérité en estimant à 2 500 calories la quantité de chaleur produite par les réactions multiples qui s'accomplissent au sein des tissus.

D'ailleurs cette quantité varie nécessairement avec le degré d'activité des cellules; ainsi, il est certain que tout muscle qui travaille produit plus de chaleur que celui qui est au repos. Cela tient évidemment à ce que les combustions sont d'autant plus intenses dans les cellules que celles-ci doivent produire une plus grande somme d'énergie.

C'est aussi pour la même raison que pendant leur travail de sécrétion les glandes surproduisent de la chaleur. Il en est de même des centres nerveux pendant le travail intellectuel. Enfin, on cite encore comme source de chaleur assez considérable la transformation dans le poumon de l'hémoglobine des globules rouges en oxyhémoglobine.

Entretien de la chaleur animale. — C'est donc continuellement et dans tous les points de l'organisme, mais surtout dans les muscles, les glandes et les centres nerveux que se produit la chaleur. Comment se fait-il donc que la température du corps ne subisse pas des variations correspondantes aux variations de l'activité des organes, s'élevant quand les organes deviennent plus actifs, s'abaissant quand ils sont au repos? Cela tient à ce qu'il existe chez nous un appareil qui régularise la chaleur animale et la maintient constante.

Le régulateur de la chaleur animale. — D'abord, en supposant même qu'il n'existe aucun appareil régulateur de la chaleur animale, la température du corps résultant de l'activité des cellules ne pourrait néanmoins s'élever au delà de certaines limites, car notre corps présente une grande surface de refroidissement et, en hiver surtout, le refroidissement suffirait à empêcher la température de dépasser un certain maximum.

Mais il existe, par surcroît, une fonction qui a pour conséquence indirecte de lutter contre l'accroissement de la température et de la maintenir à 37° centigrades. Cette fonction, c'est la *transpiration*.

En effet, lorsque la température du corps tend à s'élever, les glandes sudoripares (*fig.* 115) d'abord, produisent aussitôt plus de sueur: ensuite, la respiration pulmonaire devenant plus active, la quantité de vapeur d'eau émise par les poumons est plus grande. La sueur, en s'évaporant à la surface du corps [1], ne peut le faire qu'en empruntant de la chaleur au corps. Il en est de même de la vapeur d'eau qui s'échappe des poumons. On voit donc que si d'une part le corps tend à

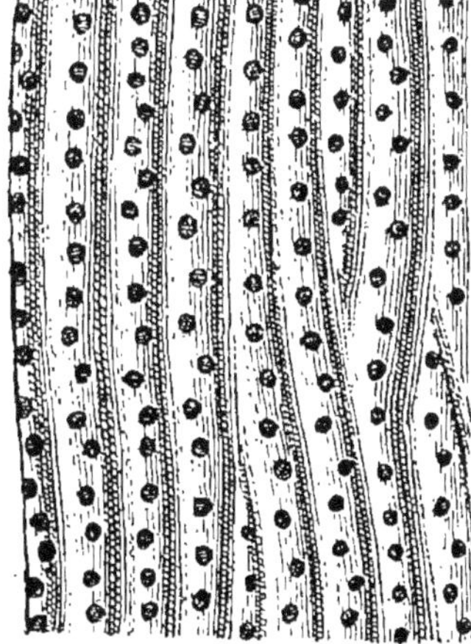

Fig. 115. — SURFACE EXTÉRIEURE DE LA PEAU, montrant les orifices des glandes sudoripares (très grossie).

se réchauffer, l'évaporation plus abondante de l'eau qu'il contient tend aussitôt à le refroidir. Il s'établit entre ces deux phénomènes contraires, un équilibre grâce auquel, dans l'état de bonne santé, la température ne s'élève pas au-dessus de 37°.

Défense contre le froid. — Si, par le jeu naturel de ses organes, notre corps peut lutter contre l'élévation possible de la température, il est beaucoup moins bien armé contre la déperdition de chaleur. Notre peau ne possède pas, en effet, ce revêtement naturel de plumes ou de poils qui protège certains animaux contre le froid ; aussi sommes-nous obligés de recourir à des moyens artificiels de protection qui sont : 1° le travail musculaire qui active la production de chaleur dans les muscles, 2° l'emploi de vêtements, 3° le séjour dans des habitations maintenues à une température suffisante par des appareils de chauffage.

Animaux à température constante [2]. — On nomme *animaux à température constante* tous ceux dont le corps reste toujours à peu près à la même température, quelles que soient les variations de la température extérieure ou quel que soit le degré d'activité des organes. Tels sont les *mammifères* et les *oiseaux*. Chez l'homme, dont la température normale est de 37°, toute élévation ou tout abaissement de la température du corps est le symptôme extérieur de troubles organiques profonds. Dans certains cas exceptionnels d'inanition, on a vu la température du corps s'abaisser à 19°. Mais en général elle ne peut dépasser 30° sans inconvénients graves. Si elle s'élève au-dessus de 41° et s'y maintient quelque temps, il y a danger de mort.

1. Voir Drincourt, *Cours de Physique et Chimie*, classe de 4e B (Évaporation). Librairie Armand Colin.
2. Nommés quelquefois animaux *à sang chaud*.

Animaux à température variable [1]. — Les *reptiles*, les *batraciens* (grenouille), les *poissons* sont des animaux à température variable. La température de leur corps est toujours à peu de chose près la même que celle du milieu qui les entoure.

Animaux hibernants. — Nous avons dit que, chez l'homme et les animaux à température constante, la température du corps doit, sous peine d'accidents graves, se maintenir à peu près constante. Il existe cependant des animaux, chez lesquels la température s'abaisse d'une façon très sensible sans qu'il en résulte pour eux rien de fâcheux.

Tout le monde a remarqué que la surface de notre corps, l'extrémité de nos membres, peuvent

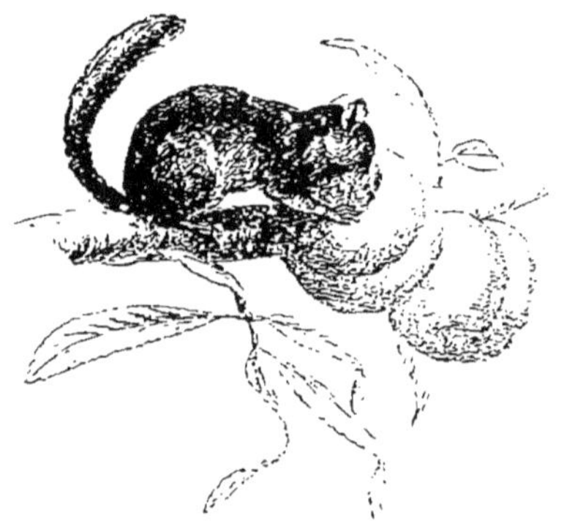

Fig. 117. — Loir.

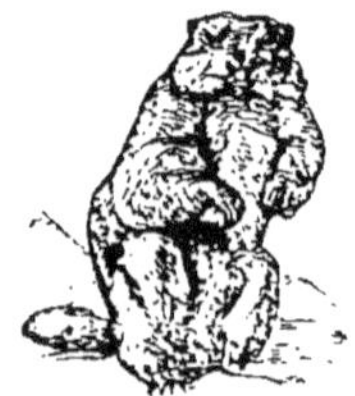

Fig. 116. — Marmotte.

se refroidir de façon que leur température soit bien inférieure à celle du reste du corps. Il n'est pas rare, dans ce cas, de sentir que la partie refroidie subit un engourdissement très caractérisé. Ce phénomène qui, chez nous, est toujours localisé, peut chez certains animaux s'étendre à tout l'organisme. Les animaux qui présentent cette particularité sont dits *hibernants*. Tels sont : la marmotte (*fig.* 116), le loir (*fig.* 117), la chauve-souris, le hérisson (*fig.* 118). Ils passent l'hiver dans un état d'immobilité complète.

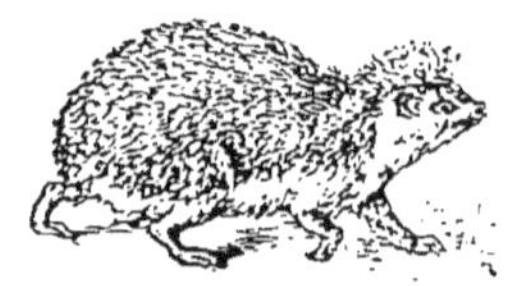

Fig. 118. — Hérisson.

Pendant le sommeil hibernal, la température du corps s'abaisse, chez ces animaux. au point de devenir inférieure à 10° : toutes les fonctions vitales sont considérablement ralenties ; la marmotte notamment, ne respire plus que 3 ou 4 fois par minute.

Mais au retour du printemps, dès que l'animal sort de son engourdissement, la circulation et la respiration reprennent aussitôt toute leur activité et la température remonte très vite à 37°. Ces animaux, qui ont consommé pendant leur sommeil toute leur réserve de graisse, se réveillent extrêmement amaigris ; ils doivent alors se nourrir abondamment et un jeûne un peu prolongé à ce moment, serait mortel pour eux, parce que, faute de charbon, la température de leur corps ne pourrait plus être maintenue à la hauteur voulue.

1. Désignés aussi sous le nom d'animaux *à sang froid*.

CHAPITRE IX

CONSERVATION ARTIFICIELLE DE LA CHALEUR ANIMALE : VÊTEMENTS

SOMMAIRE

I. Animaux fournissant les matières premières des vêtements.	1° Poils des mammifères :	*Origine des poils.* *Laines.* *Fourrures.*
	2° Plumes des oiseaux.	
	3° Soie.	
II. Plantes pouvant fournir les matières premières des vêtements.	Coton. Chanvre. Lin. Ramie.	
III. Valeur hygiénique des divers tissus.	1° Tissus d'origine animale. 2° Tissus d'origine végétale.	

I. — ANIMAUX FOURNISSANT LES MATIÈRES PREMIÈRES DES VÊTEMENTS

Protection naturelle contre le froid. — Les animaux à température constante peuvent résister aux variations de température, et notamment au froid, avec les moyens naturels dont ils disposent; ainsi, chez les mammifères, le corps est couvert de *poils;* chez les oiseaux il est couvert de *plumes*. Dans ces deux cas, le corps se trouve protégé contre une déperdition trop grande de chaleur par la couche d'air mauvaise conductrice que les poils ou les plumes retiennent emprisonnée [1].

1° *Poils des mammifères.*

Origine des poils. — Les poils sont produits par des bourgeons épidermiques, situés au fond d'une dépression de la peau. Ces bourgeons donnent naissance à un axe plus ou moins rigide

1. Voir la *Physique* de Drincourt (quatrième B).

qui sort à l'extérieur et s'y allonge. La base du poil (*fig.* 119) est formée par un renflement appelé bulbe; ce bulbe est fixé sur une petite éminence (*papille*) de tissu conjonctif, à l'intérieur de laquelle viennent se ramifier la petite artère et la petite veine qui doivent nourrir le poil. La cavité de la peau au fond de aquelle le poil naît, a reçu le nom de *follicule pileux*, et toute la région du poil enfoncée dans le follicule constitue sa *racine*. Dans l'étroit espace qui existe entre la paroi du follicule et la racine du poil viennent s'ouvrir de petites glandes dites *glandes sébacées*, produisant un liquide graisseux, dont l'effet est d'empêcher les poils de se dessécher, et qui leur conserve leur souplesse. Enfin, à la base du follicule pileux, se trouve un petit muscle qui, par ses contractions, peut produire certains mouvements des poils : c'est ainsi que, par exemple, sous l'influence du froid, les animaux redressent leurs poils, de façon à emprisonner une plus grande épaisseur d'air qui rend plus difficile le refroidissement du

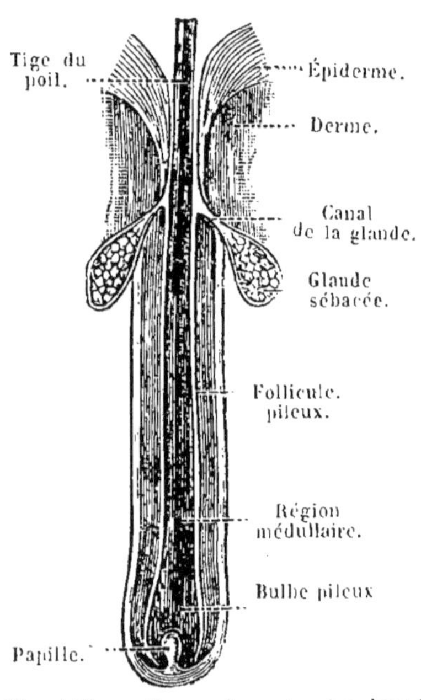

Fig. 119. — Base d'un poil implanté dans sa gaine (follicule pileux).

corps; les oiseaux peuvent de même redresser leurs plumes ou les appliquer contre le corps. à volonté.

Utilisation des poils par l'homme. — Selon leur longueur et leur finesse, les poils sont susceptibles de recevoir un grand nombre d'applications.

Au point de vue industriel et commercial, ils sont rangés en un certain nombre de catégories :

Les *piquants*, quand il sont gros. rigides et pointus comme des épines (ex. : *porc-épic, hérisson. fig.* 118);

Les *soies*, lorsqu'ils sont longs et rigides à leur base. mais moins résistants et moins gros que les piquants (ex. : *sanglier, porc*);

Le *crin*, lorsqu'ils sont longs et qu'ils conservent encore jusqu'à un certain point la rigidité des soies (ex. : *cheval*);

La *laine*, lorsque les poils sont longs et très fins, souples et contournés dans tous les sens (ex. : *mouton*);

Enfin le *duvet*, quand ils sont d'une finesse extrême et doux au toucher : en général, le duvet est caché au-dessous des poils ordinaires et les animaux qui en sont abondamment pourvus, comme par exemple la loutre et le castor, sont très recherchés pour leurs fourrures.

La plus importante de toutes ces variétés de poils est la laine qui, grâce à ses propriétés, peut se transformer facilement en fils et en tissus; c'est la plus usitée de toutes les matières textiles d'origine animale.

Laine des moutons. — Les poils longs, onduleux et frisés que l'on désigne sous le nom de laine, se rencontrent sur la peau d'un grand nombre d'animaux, comme le mouton, la vigogne, le lama, l'alpaca, les chèvres du Thibet et de Cachemire. C'est avec ces différentes variétés de laines que l'on fabrique certaines étoffes connues sous les noms de draps, de vigontines, de serges, de molletons, de flanelles, etc.

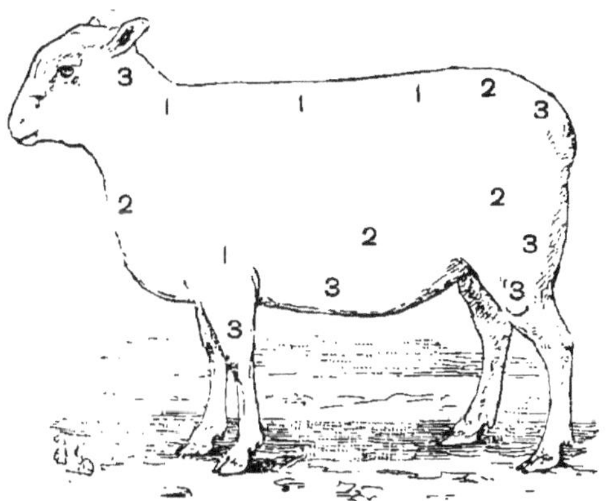

Fig. 120. — Qualités de la laine du mouton suivant les régions du corps. (Les chiffres désignent la qualité).

Les laines sont d'autant plus estimées qu'elles sont plus blanches et plus fines.

Toison. — On donne le nom de *toison* à l'ensemble de la laine qui recouvre le corps d'un animal. La beauté et la qualité de la laine varient suivant les régions du corps (*fig.* 120); la meilleure, celle qui donne les produits de plus belle qualité, se trouve sur les épaules, sur le dos, sur les flancs et à la base du cou; la deuxième qualité couvre les bas-côtés du corps, les cuisses, les hanches et les parties supérieures de la gorge; la dernière qualité est celle qui recouvre le ventre, la partie moyenne des jambes et la tête.

Chaque année, vers les mois de mai ou de juin, on coupe la

toison des moutons; on obtient ainsi la laine brute, fortement imprégnée d'une matière grasse appelée *suint*, dont il faut débarrasser la laine avant de l'utiliser. Pour cela, on lui fait un lessivage à la potasse.

Classification des laines. — Au point de vue de leur utilisation, on a classé les laines en deux grandes catégories : 1° les laines courtes; 2° les laines longues.

Laines courtes. — Les laines courtes comprennent toutes les variétés de laines frisées dont les brins ont une longueur ne dépassant pas 0 m. 10. Elles sont fournies par les moutons de races *Southdown, landaises, berrichonnes,* etc., et se travaillent avec des instruments appelés *cardes;* elles servent à la préparation de toutes les étoffes de laine, plus ou moins feutrées ou foulées, que l'on emploie pour les vêtements, les couvertures et les tapis.

Laines longues. — On range dans la catégorie des laines longues, toutes celles dont les brins peuvent atteindre une

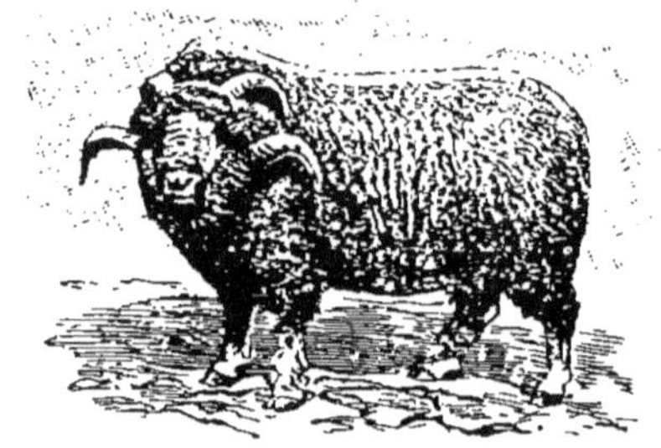

Fig. 121. — Mouton mérinos (originaire d'Espagne).

longueur de 0 m. 25 à 0 m. 30. Elles sont produites par les moutons *flamands, anglais (Dishley)* ou *bretons,* et se travaillent au *peigne;* on les emploie pour fabriquer la plus grande partie des étoffes de laine que l'on désigne sous le nom de *mérinos* (*fig.* 121).

En dehors de la laine des moutons, voici quelques-unes des principales variétés que l'on rencontre encore dans l'industrie :

Laine de Cachemire. — La laine de Cachemire est produite par les chèvres de Cachemire et du Tibet (*fig.* 122). Ces animaux sont recouverts de longs poils rigides et retombants; mais, sous ces espèces de soies,

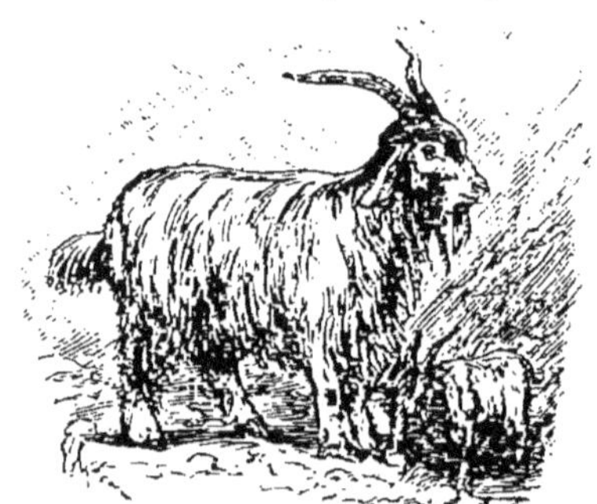

Fig. 122. — Chèvre de Cachemire (Thibet).

existe, sur la peau, un duvet très court, floconneux, extrêmement fin et moelleux : c'est avec ce duvet qu'on fabrique les fameux *châles des Indes,* connus dans le monde entier, et dont la souplesse est proverbiale.

Laine d'Angora. — Ces laines, parfaitement blanches et un peu crépues, sont produites par les chèvres d'Angora [1] (*fig.* 123); on les désigne encore quelquefois sous le nom de *laines mohairs*.

Laine de vigogne. — La vigogne appartient au genre *lama*; c'est une espèce de petit chameau sans bosse, vivant dans les régions monta-

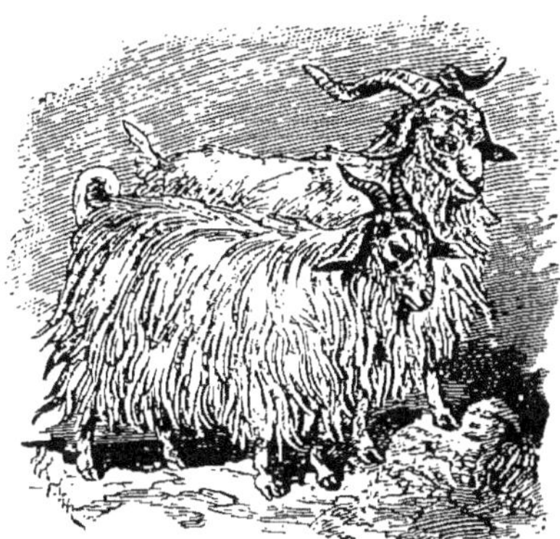

Fig. 123. — CHÈVRES D'ANGORA
(Turquie d'Asie).

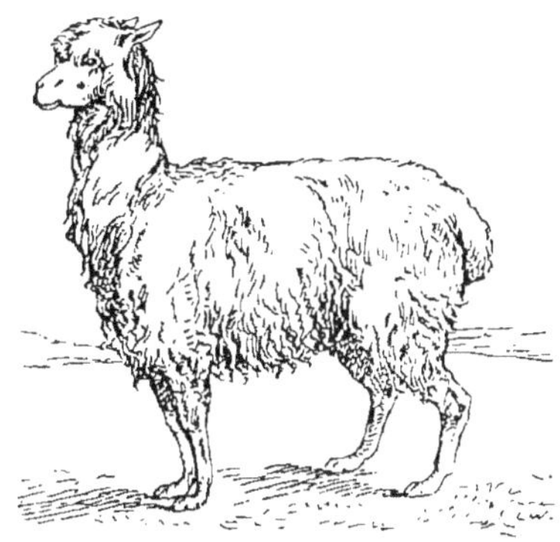

Fig. 124. — LAMA (originaire
du Pérou).

gneuses de l'Amérique centrale et méridionale, principalement au Chili et au Pérou. La vigogne donne une laine courte et crépue qui est très recherchée à cause de sa grande finesse.

Laine d'alpaga. — C'est la laine longue et fine produite par le *lama alpaga* ou *alpaca* (*fig.* 124), que l'on élève au Pérou comme animal domestique.

Fourrures. — On donne le nom de fourrure à l'ensemble des poils qui recouvrent le corps d'un animal; nous avons vu que lorsqu'il s'agissait des moutons et des autres animaux dont le poil est suffisamment long et fin pour être tissé, la fourrure prenait le nom particulier de toison.

Dans la plupart des autres cas, il est rare que les poils soient utilisés seuls; on les prépare généralement avec la peau, et l'on obtient ainsi des fourrures qui sont employées comme vêtements d'hiver, ou à la confection de coiffures, de gants, de chaussures, de manchons, etc. La couleur des poils constitue ce qu'on appelle le *pelage*.

Les principales qualités que l'on recherche dans une fourrure sont la finesse des poils, leur abondance et leur brillant; les fourrures les plus fines, les plus moelleuses et les plus lustrées sont les plus chères;

1. Ville de l'Asie Mineure.

ce sont aussi les meilleures au point de vue de la conservation de la chaleur. Les groupes de mammifères qui, sous ce rapport, donnent les produits les plus recherchés sont les Carnassiers et les Rongeurs.

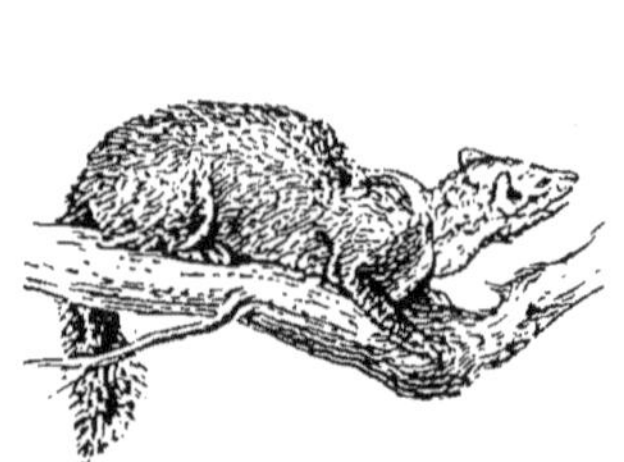

Fig. 125. — MARTRE.

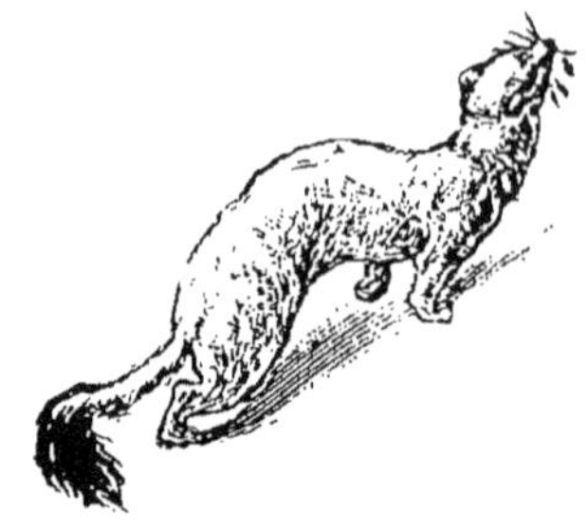

Fig. 126. — HERMINE avec son pelage d'hiver.

Carnassiers à fourrures : *Renard, martre (fig.* 125), *hermine (fig.* 126), *loutre (fig.* 127), *ours, blaireau (fig.* 128), etc.

Rongeurs à fourrures : *Castor, écureuil, petit-gris,* etc.

Les variations du climat et de la saison ont une influence très marquée sur le pelage et sur la fourrure de la plupart des animaux sauvages; en hiver, la fourrure des mammifères est généralement plus moelleuse qu'en été, parce qu'elle ren-

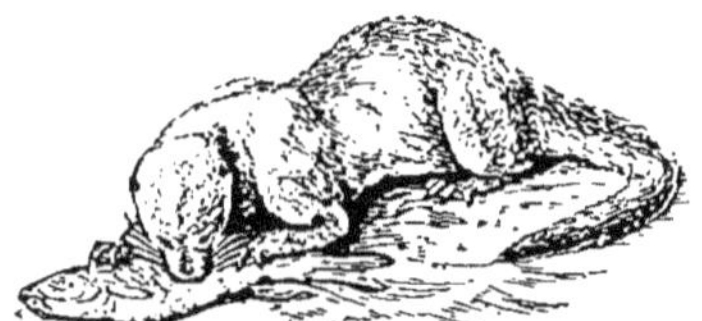

Fig. 127. — LOUTRE.

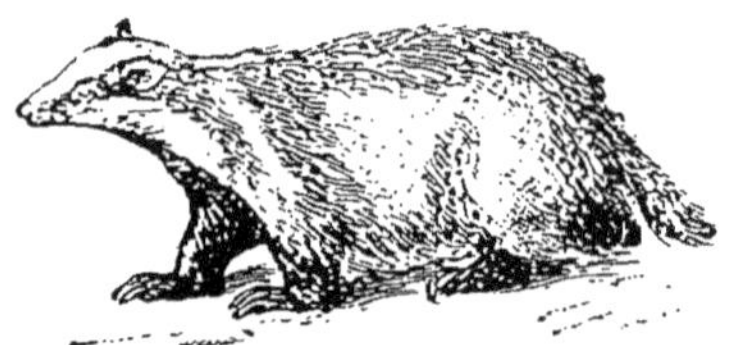

Fig. 128. — BLAIREAU.

ferme une plus grande abondance de duvet; on constate également que les animaux des pays froids ont une fourrure beaucoup plus épaisse et beaucoup plus fournie que ceux des régions chaudes; souvent aussi, la couleur n'est pas la même pendant l'hiver que pendant l'été : ainsi, par exemple, l'hermine (*fig.* 126) possède un pelage d'été où la couleur rousse domine, tandis qu'en hiver il devient complètement blanc; seul, le bout de la queue ne change pas : il reste noir en toute saison.

Régions de production. — Ce sont les régions glacées du nord de l'Europe, de l'Asie et de l'Amérique qui fournissent les plus belles fourrures. Au Kamtchatka, par exemple, et dans une grande partie de la Sibérie, la chasse des animaux à fourrure est l'unique occupation et le seul moyen d'existence des habitants; toutes les transactions se font avec les produits de la chasse, les impôts même se payent avec des peaux.

En Russie, les bords de la Volga sont habités par des quantités considérables de loutres, de blaireaux, d'hermines, de martres, qui font l'objet d'un commerce très important.

Le pays des Kirghis fournit des renards, des loups, des gloutons. Sur les bords de l'Obi et de la Léna, se trouvent les zibelines, les hermines, les loutres de mer, etc.

Enfin, les grands espaces de forêts qui s'étendent depuis des grands lacs du Canada jusqu'à la baie d'Hudson et au détroit de Behring, sont peuplés par des quantités innombrables d'animaux à fourrures que chassent les Indiens et les trappeurs.

La chasse des animaux producteurs de fourrures doit se faire pendant l'hiver, car c'est, comme nous l'avons vu, dans cette saison que les poils sont le plus fournis.

2° *Plumes des oiseaux.*

Plumage et duvet. — Les oiseaux ont le corps couvert de plumes qui servent, comme les poils des mammifères, à les protéger contre le froid.

Les plumes ont la même origine que les poils, mais leur structure est beaucoup plus compliquée.

On peut faire pour les plumes la même remarque que pour les poils : leur abondance et leur souplesse varient avec les climats et, sous un même climat, avec les saisons; c'est ainsi que les oiseaux des régions froides ont généralement un *plumage* plus abondant et plus moelleux que ceux des régions chaudes. Dans nos régions tempérées, on remarque de même que le plumage de nos oiseaux domestiques est plus épais pendant l'hiver que pendant l'été.

Sous les plumes visibles extérieurement, il existe presque toujours d'autres plumes beaucoup plus fines qui constituent ce qu'on appelle aussi le *duvet;* le duvet se trouve surtout sous la gorge et sous la poitrine des oiseaux aquatiques, tels que les canards, les oies, les cygnes, etc. Le duvet le plus soyeux et le plus recherché est celui que produit une espèce de canard, originaire de la Laponie et du Groenland, et qu'on désigne sous le nom d'*eider;* le duvet de cette prove-nance porte le nom d'édredon (*eider down,* duvet d'eider; *fig.* 129). Le duvet du cygne est presque aussi recherché que celui de l'eider.

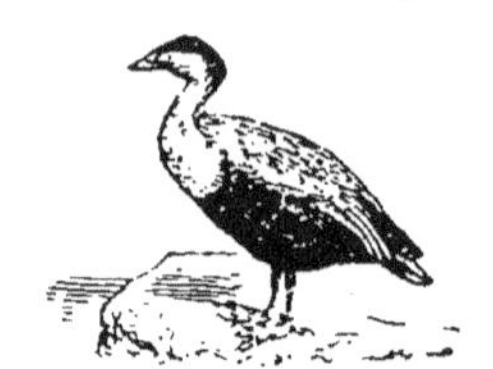

Fig. 129. — EIDER (sorte de grand canard habitant les iles des régions septentrionales).

De même que le poil des fourrures, les plumes des oiseaux emprisonnent une grande quantité d'air, corps très mauvais conducteur de la chaleur; c'est pour cela que l'on emploie les plumes à la fabrica-tion des oreillers, des matelas de plumes, des édredons, des tours de cou, etc., pour l'hiver.

3° Soie.

Origine de la soie. — La soie est produite par la chenille d'un papillon de nuit appartenant au genre bombyx, le *bombyx du mûrier* (*fig.* 130); c'est la plus précieuse de toutes les matières textiles; elle sert à fabriquer les tissus de luxe, à cause de sa grande souplesse et de sa grande ténacité.

La matière qui devient la soie est liquide dans le corps de la chenille; mais elle se solidifie à l'air, à mesure qu'elle sort de la *filière* qui se trouve sur la lèvre inférieure, en formant un fil très fin dont l'animal s'enveloppe au moment où il va subir la métamorphose qui doit en faire une chry-salide. La chenille se construit ainsi un *cocon*, sorte de chambre hermétiquement close, à l'intérieur de laquelle elle devient chrysalide d'abord, papillon ensuite. Cha-que cocon pèse 1 décigramme environ, et

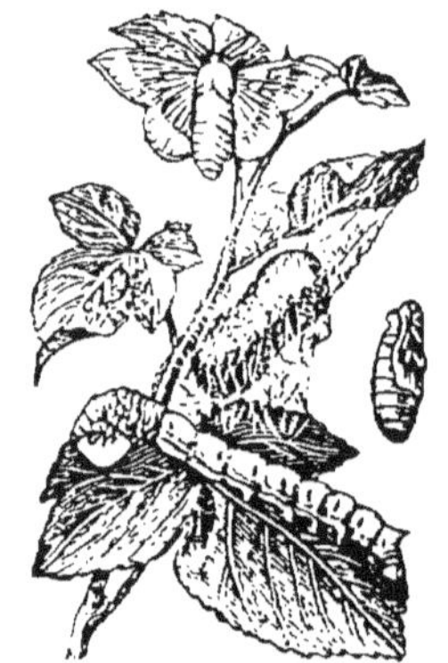

Fig. 130.— VER A SOIE du mûrier (chenille, co-con, chrysalide à droi-te), papillon).

donne, au dévidage, un fil ayant de 280 à 300 mètres de lon-gueur, en moyenne.

Mise en œuvre de la soie. — Pour dévider ces cocons, on les jette dans de l'eau chauffée à 70° ou 80°; l'eau dissout la sub-stance collante qui agglutine les fils ensemble; puis, après les avoir réunis par 5 ou 6, on les enroule sur un petit dévidoir, on

10.

obtient ainsi les fils de soie *grège* ou *brute*. Pour en faire des fils de soie ordinaire, on tord ensemble plusieurs fils de soie grège.

La préparation et le tissage de la soie étaient pratiqués par les Chinois plus de deux mille cinq cents ans avant notre ère ; aujourd'hui cette industrie est répandue dans tous les pays. Cependant la France tient encore le premier rang pour la production des tissus de soie : Lyon est le centre de fabrication le plus important du monde entier.

On obtient avec la soie des étoffes remarquables par leur souplesse, leur éclat, leur solidité et par la facilité avec laquelle elles retiennent les colorations les plus délicates lorsqu'on les soumet à la teinture. Les principales étoffes de soie portent les noms de *satin*, de *faille*, de *peluche*, de *velours*, etc.

II. — PLANTES POUVANT FOURNIR LES MATIÈRES PREMIÈRES DES VÊTEMENTS

Il n'y a pas que la laine et la fourrure des animaux qui soient utilisées par l'homme pour la fabrication de ses vêtements ; le règne végétal fournit aussi quelques plantes capables de donner des fibres suffisamment longues et fines pour être tissées. Ces plantes, appelées plantes *textiles*, sont assez nombreuses ; nous citerons seulement le *coton*, le *chanvre*, le *lin* et la *ramie*.

Le coton. — Le coton est une matière filamenteuse, très souple, fournie par les graines du *cotonnier*. Chaque graine (*fig.* 131) est recouverte sur toute sa surface, d'un duvet blanc, fin et soyeux ; c'est ce duvet que l'on récolte et que

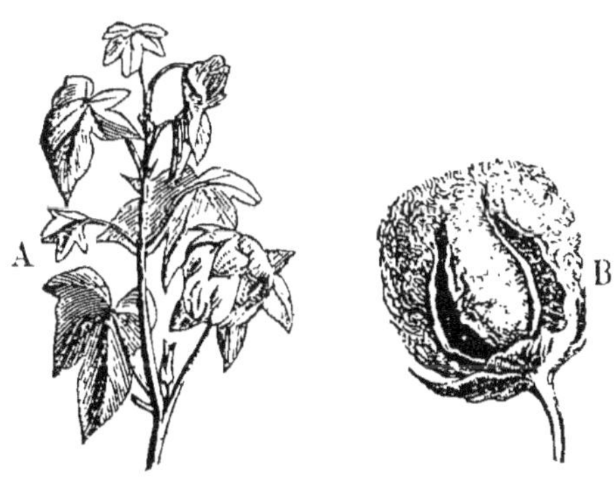

Fig. 131. — A, Branche de cotonnier et B, Capsule contenant de nombreuses graines couvertes de poils.

l'on transforme en fils après l'avoir convenablement nettoyé.

De toutes les matières textiles, ce sont les fibres du coton qui se filent et se tissent avec le plus de facilité ; on en obtient des étoffes de qualité très variable que l'on désigne sous les noms de *calicot*, *percale*, *coutil*, *futaine*, *nankin*, *mousseline*, etc.

Le cotonnier est un arbuste appartenant à la famille des Malvacées ; il est cultivé dans les pays chauds tels que le Brésil, les Indes, l'Algérie, l'Égypte, la Grèce, la Sicile, l'Espagne, les États du sud de l'Union Américaine, etc.

Le chanvre. — Le chanvre est une plante annuelle, appartenant à la famille des Cannabinées ; elle est originaire d'Asie, mais elle est aujourd'hui acclimatée presque partout dans les régions tempérées. C'est la tige du chanvre qui donne les fibres textiles (*fig*. 132) ; afin d'isoler ces fibres, on réunit les tiges de chanvre en bottes et on les place,

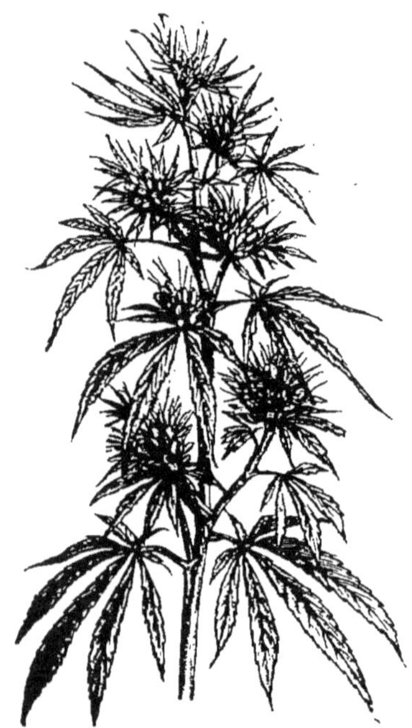

Fig. 132. — TIGE DE CHANVRE portant les fleurs pistillées.

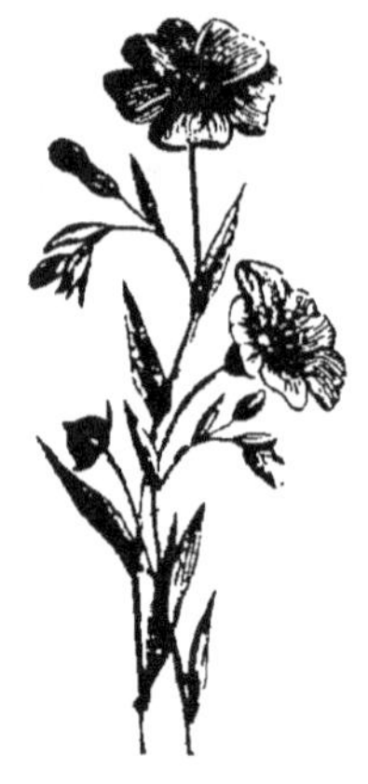

Fig. 133. — TIGE FLEURIE DU LIN.

pendant un certain temps, dans l'eau où elles pourrissent : cette opération, appelée *rouissage*, a pour effet de détruire toute la partie molle de l'écorce, il ne reste que les fibres que l'on détache alors très facilement de la partie ligneuse.

Le fil de chanvre est très résistant : il sert à fabriquer des *toiles* grossières, telles que les toiles à voiles, les toiles d'emballage et des cordages ; avec les fibres les plus fines, on fabrique aussi les toiles de ménage.

Le lin. — Le lin est une plante appartenant à la famille des Linées (*fig*. 133) ; on le cultive en grand dans le nord de la France et on isole ses fibres par les mêmes procédés que pour le chanvre, c'est-à-dire par le rouissage et par le battage.

La fibre du lin est longue et fine ; après l'avoir filée, on la tisse et on obtient des tissus désignés sous les noms de *toiles de lin*, de *batiste* ou des *dentelles*.

La ramie. — La ramie est un arbrisseau originaire de l'Inde, de la Chine et de l'archipel malais ; elle appartient à la même famille que les orties (Urticacées) et fournit des fibres résistantes, plus fines que celles du lin et du chanvre ; les tissus fabriqués avec cette matière sont remarquables par leur blancheur et par leur solidité.

III. — VALEUR HYGIÉNIQUE DES DIVERS TISSUS

Avec les divers tissus dont nous venons d'indiquer la provenance, on fabrique les vêtements destinés à protéger le corps contre les variations de la température extérieure.

Tissus d'origine animale. — Les premiers hommes utilisèrent les qualités naturelles de la peau des animaux recouverte de sa fourrure, et ils s'en servirent comme de vêtements. Dans un grand nombre de pays, et surtout dans les régions froides qui avoisinent les pôles, il en est encore de même : les vêtements des Esquimaux, par exemple, ne sont la plupart du temps que des peaux d'ours blancs. Mais, dans les régions où la température est plus douce, les hommes n'ayant pas besoin d'employer la peau tout entière, apprirent à utiliser les poils séparés de la peau ; ils les entrelacèrent dans tous les sens et en constituèrent des tissus variés.

L'expérience a montré que la laine et la soie doivent être placées au premier rang parmi les substances capables de protéger le corps contre la déperdition de la chaleur.

La laine et la soie doivent leurs propriétés particulières à ce fait qu'elles conduisent moins bien la chaleur que le coton, le chanvre ou le lin.

Mais ce serait une erreur de croire que la valeur protectrice d'une étoffe dépend exclusivement des propriétés physiques de la substance avec laquelle elle est fabriquée ; elle dépend surtout de la manière dont les fibres sont agencées entre elles dans le tissu.

Un tissu est, en effet, d'autant plus chaud qu'il est moins serré, car, dans ce cas, une grande quantité d'air reste emprisonnée dans les mailles ; or, comme l'air est l'un des corps les moins bons conducteurs de la chaleur qui existent, la déperdition de la chaleur du corps se fait beaucoup plus lentement. Les tissus moelleux, à mailles très lâches, sont donc excellents, surtout en hiver, lorsque le corps est exposé à perdre une grande partie de sa chaleur naturelle dans le milieu extérieur.

Parmi les tissus de laine, c'est la flanelle qui remplit le mieux les conditions que nous venons d'indiquer.

Tissus d'origine végétale. — Les étoffes d'origine végétale sont en général moins chaudes que les étoffes d'origine animale : cependant le *molleton* de coton réalise le type d'un excellent tissu protecteur. Nous pouvons d'ailleurs faire, au sujet des tissus de coton, la remarque que nous avons déjà faite à propos des tissus de laine, c'est que la manière dont les tissus ont été préparés n'est pas indifférente : ainsi, les tissus *tricotés* sont presque toujours plus moelleux et plus chauds que les tissus à fibres simplement croisées ou foulées.

REMARQUES GÉNÉRALES. — Enfin, la couleur des tissus a aussi une assez grande importance. Il est reconnu, en effet, que les vêtements blancs absorbent beaucoup moins bien la *chaleur lumineuse* [1] que les vêtements noirs; par conséquent, on devra porter, en hiver, des vêtements foncés, afin de profiter du moindre rayon de soleil. Par contre, les vêtements blancs ou clairs seront les plus avantageux en été, parce qu'ils renvoient sans l'absorber la plus grande partie de chaleur lumineuse qui les frappe.

Il est également indispensable que les vêtements, surtout ceux qui touchent la peau, puissent absorber l'eau avec facilité : la peau produit en effet continuellement de la sueur et les vêtements doivent l'en débarrasser; à ce point de vue, les étoffes de laine sont encore bien supérieures aux étoffes de coton ou aux étoffes de lin, car elles sont plus perméables et s'imbibent d'eau plus facilement.

En résumé, les tissus les plus hygiéniques, sont les tissus de laine, surtout lorsqu'ils sont très moelleux; les tissus tricotés sont plus spongieux que ceux qui sont tissés ou foulés et doivent être préférés dans tous les cas où le corps est exposé à une transpiration abondante. Nous pouvons même dire que, dans ce cas, ils sont absolument nécessaires.

---

1. Chaleur accompagnée de lumière, par exemple un rayon de soleil.

DEUXIÈME PARTIE

FONCTIONS DE RELATION

Nous venons de voir, dans les chapitres précédents, par quels moyens la nutrition, c'est-à-dire l'entretien et la conservation de l'individu étaient assurés ; il nous reste à examiner maintenant quels sont les appareils qui lui permettent de se mettre en relation avec ses semblables ou avec les objets qui l'entourent. Les organes ou appareils qui remplissent ce rôle sont :

1° Le *système nerveux*.

2° L'*appareil osseux* ou *squelette*.

3° Le *système musculaire*.

Les fonctions qui s'accomplissent à l'aide de ces appareils sont dites *fonctions de relation* ou encore *fonctions de la vie animale*, car elles semblent être le monopole des animaux : on ne les rencontre pas parmi les végétaux.

CHAPITRE X

SYSTÈME NERVEUX

SOMMAIRE

I. Coup d'œil général sur le système nerveux.

II. Centres nerveux et nerfs.
{ 1° Moelle épinière. — Nerfs rachidiens.
2° Cerveau ou Encéphale. — Nerfs craniens.

III. Fonctions des centres nerveux et des nerfs.
{ Actes réflexes.
Fonctions du cerveau.
Fonctions de la moelle.
Fonctions du bulbe rachidien.
Fonctions des nerfs.

IV. Le grand sympathique.
{ Centre des grandes fonctions organiques : *Digestion, Circulation, Respiration.*

I. — COUP D'ŒIL GÉNÉRAL SUR LE SYSTÈME NERVEUX

Nous avons établi (p. 8) que notre organisme est un agrégat, une colonie de cellules vivantes, extrêmement nombreuses, de formes et de tailles variées, mais liées entre elles par les liens d'une étroite solidarité (p. 13).

L'étude que nous avons faite des fonctions de nutrition a rendu cette solidarité plus évidente encore : n'avons-nous pas vu, en effet, les cellules musculaires du cœur se contracter rythmiquement, de façon à envoyer le sang et ses globules porter aux cellules immobilisées dans la profondeur des tissus, la nourriture qu'elles sont impuissantes à se procurer elles-mêmes? Cette nourriture destinée aux cellules du corps, n'est-elle pas préparée par des sucs que sécrètent les cellules glandulaires de l'estomac ou du pancréas? Ne voyons-nous pas les cellules ou fibres musculaires du bras se contracter afin de permettre à la main de saisir les aliments bruts, de les introduire dans le tube digestif et de rendre ainsi possible la digestion, c'est-à-dire la préparation de cette nourriture qui sera ensuite distribuée partout?

Il n'y a donc pas un seul acte vital qui ne nous ait permis de prendre, en quelque sorte, sur le fait cette solidarité que nous avons dit exister entre les cellules du corps.

Mais il y a plus : nous avons en effet pu constater que tous les actes exécutés par les cellules, toutes les fonctions accomplies par les groupes de cellules ou par les organes, sont admirablement coordonnés. Ainsi, l'estomac sécrète son suc digestif juste au moment où les aliments pénètrent dans son intérieur. Lorsqu'on exécute un travail pendant lequel les cellules qui fonctionnent brûlent beaucoup de charbon, le cœur se met aussitôt à battre plus vite afin d'activer la circulation et de fournir ainsi plus de charbon aux cellules qui ont besoin de réparer leurs pertes. En même temps les mouvements respiratoires se succèdent plus rapidement, de façon à oxyder les globules rouges qui se pressent plus nombreux dans les poumons afin d'y prendre l'oxygène que nécessite la combustion du charbon dans les cellules actives.

Cette coordination parfaite des mouvements et des fonctions de notre organisme indique qu'il doit y avoir communication constante entre les différentes parties du corps, de telle sorte que si, par exemple, certaines cellules ont besoin de nourriture, elles puissent avertir les muscles du bras d'avoir à se contracter pour porter des aliments dans le tube digestif.

Cette communication existe : elle est assurée par des files spéciales de cellules qu'on nomme des *nerfs* et qui remplissent le même office que les fils téléphoniques reliant entre eux les différents quartiers d'une grande ville.

La comparaison que nous venons de faire est très exacte. En effet, dans une ville, les abonnés du téléphone ne communiquent pas directement entre eux : si l'un d'eux veut parler à un ami, habitant dans un autre quartier, il téléphone au bureau central ou à l'un des bureaux centraux, et demande qu'on lui donne la communication avec son ami. Les deux abonnés peuvent alors s'entretenir directement.

De même, dans le corps humain, un groupe de cellules qui a besoin, par exemple, de nourriture, en avertit, par les nerfs qui sont à sa disposition, un organe central (l'encéphale ou la moelle épinière) et demande la communication avec les muscles du bras, pour les avertir d'avoir à porter à la bouche les aliments nécessaires; ou bien encore, et c'est le cas qui paraît le plus fréquent, les cellules avertissent l'organe central qui se charge de transmettre lui-même aux muscles du bras l'ordre de se contracter. Ces courants nerveux qui vont des cellules aux centres nerveux se nomment courants *centripètes;* ceux qui vont des centres aux cellules sont les courants *centrifuges* [1].

Telle est l'idée générale qu'on peut se faire du système nerveux.

Nous voyons donc que nous avons à étudier :

1° Les nerfs et leurs terminaisons dans les organes ;

2° Les centres nerveux et la façon dont ils se relient aux organes par les nerfs.

II. — CENTRES NERVEUX ET ORIGINE DES NERFS

Il y a deux *centres nerveux* principaux :
1° *La moelle épinière ;*
2° *L'encéphale.*

1° *Moelle épinière.*

Aspect extérieur de la moelle. — La moelle épinière est un long cordon de couleur blanchâtre (*fig.* 134), enveloppé de trois membranes appelées *méninges spinales,* et logé dans un canal osseux qui dépend de la colonne vertébrale et qu'on nomme le *canal rachidien* [2]. La moelle épinière présente deux renflements allongés : l'un, appelé *renflement cervical* (RC), se trouve à la hauteur des épaules; l'autre, appelé *renflement lombaire* (RL) est situé un peu plus haut que les reins.

A sa partie inférieure, la moelle épinière se termine en une pointe effilée au niveau des reins.

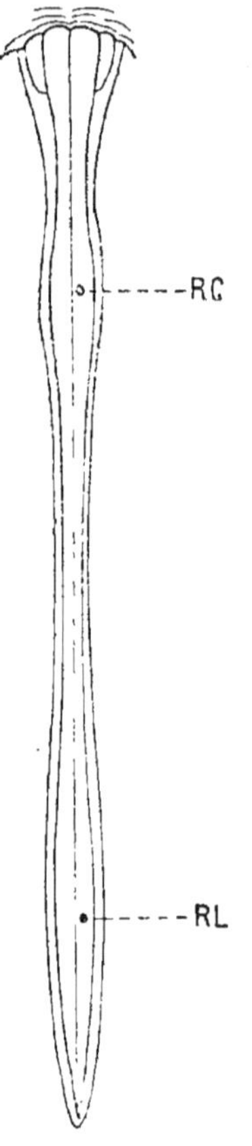

Fig. 134. — Moelle épinière débarrassée de ses enveloppes et des nerfs qui naissent sur ses côtés.

1. *Centripète,* qui se dirige vers le centre : *centrifuge,* qui s'en éloigne.
2. Ces notions se préciseront quand nous parlerons de la colonne vertébrale (voir Squelette, p. 213).

Nerfs rachidiens. — De la moelle épinière se détachent 31 paires de nerfs qui naissent symétriquement, au même niveau, à droite et à gauche; ce sont les *nerfs rachidiens*

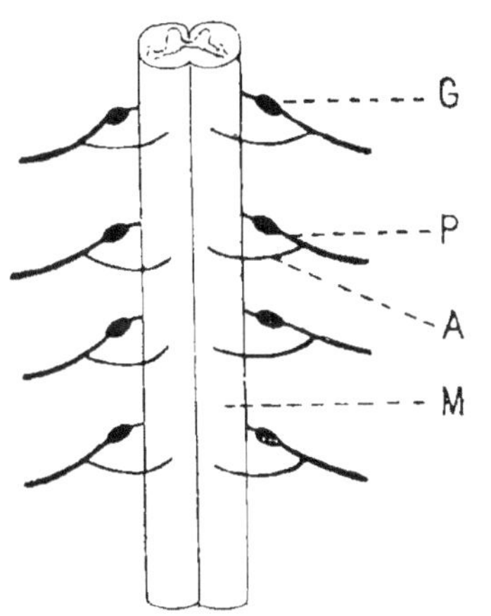

Fig. 135. — Nerfs rachidiens rattachés à la moelle épinière par deux racines.

(*fig.* 135); ils s'échappent du canal rachidien par les *trous de conjugaison*, c'est-à-dire par les intervalles vides que laissent entre elles deux vertèbres [1] consécutives.

Chaque nerf se rattache à la moelle par deux *racines* (*fig.* 135), l'une (A) qui sort de la face antérieure de la moelle, et l'autre (P) qui sort de sa face postérieure. Ces deux racines se rejoignent à l'intérieur même du canal rachidien, de sorte qu'au moment où il sort par le trou de conjugaison, le nerf paraît simple. Sur la racine postérieure du nerf, on observe un petit renflement (G) appelé *ganglion spinal.*

Si nous faisons une section transversale de la moelle épi-

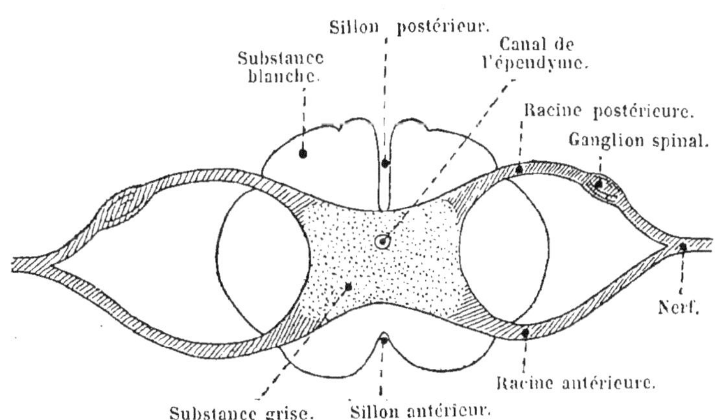

Fig. 136. — Coupe transversale de la moelle épinière.

nière (*fig.* 136), nous voyons qu'elle est partagée en deux cordons par deux sillons, les sillons antérieur et postérieur.

1. Voir la fig. 184, p. 244.

De plus, nous remarquons *au centre* une masse de couleur grisâtre, rappelant plus ou moins la figure d'un X : c'est la **substance grise**, complètement enveloppée par la **substance blanche**. Au milieu de la substance grise, on voit la section d'un canal très étroit, le *canal de l'épendyme*, contenant un liquide spécial et qui occupe l'axe de la moelle.

C'est des quatre angles ou *cornes* de la substance grise que naissent les quatre racines des deux nerfs latéraux au niveau desquels la section (*fig.* 136) est faite.

2° *Encéphale.*

Situation de l'encéphale. — L'encéphale[1] comprend l'ensemble des centres nerveux logés dans la cavité de cette boîte osseuse qu'on nomme le crâne ; il est enveloppé de trois membranes, appelées *méninges cérébrales*, qui ne sont autre chose que le prolongement des *méninges spinales*, comme l'encéphale n'est lui-même que le prolongement épanoui de la moelle épinière.

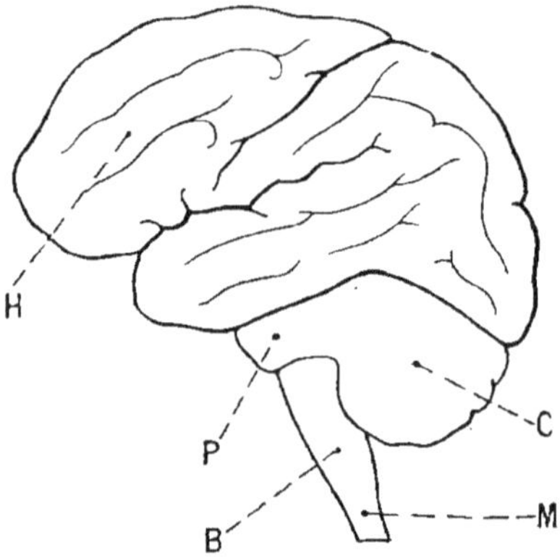

Parties constitutives de l'encéphale. — L'encéphale comprend trois parties essentielles (*fig.* 138), qui sont :

1° Le *bulbe rachidien* (B), prolongement direct de la moelle ;

Fig. 137. — Encéphale vu de profil du coté gauche (H, hémisphère cérébral gauche. — C, cervelet. — P, protubérance annulaire. — B, bulbe. — M, moelle épinière).

2° Le *cervelet* (C), placé au-dessus du bulbe rachidien ;

3° Les *hémisphères cérébraux* (H), très volumineux.

Cette dernière région est la plus développée de toutes, et elle recouvre en partie les deux autres situées en arrière, comme si, n'ayant pas trouvé dans la boîte cranienne assez de place pour se développer en avant, dans le prolongement de la moelle épinière, du bulbe et du cervelet, elle s'était repliée en arrière, par-dessus tous les renflements qui la

---

1. De *en*, dans ; *képhalè*, tête.

suivent, y compris le cervelet : c'est ce que montre très nettement la figure 138.

Il en résulte que, pour avoir une idée nette des relations de position qu'ont entre elles les différentes parties de l'encéphale, il faut toujours supposer les hémisphères cérébraux relevés et ramenés en avant.

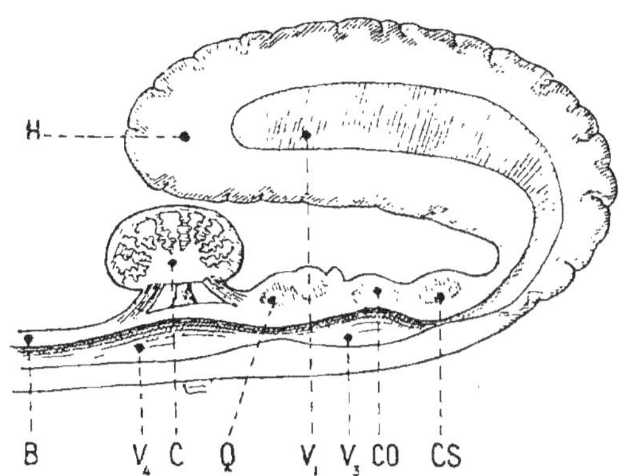

Fig. 138. — Coupe longitudinale de l'encéphale (figure théorique) (B, bulbe. — C, cervelet. — Q, tubercules quadrijumeaux — Co, couches optiques. — Cs, corps striés. — H, hémisphères cérébraux. — V₁, V₃, V₄, ventricules). On voit que la substance grise est à l'extérieur dans le cervelet et dans les hémisphères cérébraux.

Revenons maintenant, avec un peu plus de détails, sur ce qui précède. Voyons d'abord quelle est, à partir du point où la moelle pénètre dans le crâne par le *trou occipital*, la succession des renflements nerveux ou *ganglions*, dont l'ensemble constitue l'encéphale.

Il suffit d'examiner les figures 137 et 138 pour se rendre compte de cette succession.

Au moment où la moelle pénètre dans le crâne, elle se renfle en une sorte de cône allongé, formant ce que nous avons appelé le *bulbe rachidien* (B, *fig.* 137 et 138).

Après le bulbe, vient le cervelet (C) : c'est une masse arrondie, constituée par trois lobes inégaux, portant à leur surface des replis dirigés dans le sens transversal. Le cervelet est en quelque sorte *posé* sur la partie supérieure du bulbe auquel il est rattaché par des cordons nerveux (très visibles sur la figure 138). L'un d'eux embrasse le bulbe de façon à former une sorte de cravate saillante qui a reçu le nom de *protubérance annulaire* ou *pont de Varole* (P, *fig.* 137). En somme, le pont de Varole et le cervelet figurent assez bien une bague qui entourerait la partie antérieure du bulbe, le pont de Varole formant le corps de la bague et le cervelet chaton.

En avant du cervelet, sous les hémisphères (H) qui les recouvrent et les cachent (*fig.* 138). se trouvent une suite de ganglions disposés par paires, et qui sont : les *tubercules quadrijumeaux* (Q). les *couches optiques* (CO). les *corps striés* (CS). Enfin, en avant des tubercules quadrijumeaux et derrière les couches optiques, sur la ligne médiane de l'encéphale, existe un petit organe conique qui a reçu le nom de *glande pinéale* [1] ou *épiphyse*.

Le philosophe Descartes considérait la glande pinéale comme le siège de l'âme; en réalité, cet organe représente la base d'un nerf qui a disparu chez l'homme, mais qui existait chez certains reptiles inférieurs, vivant au commencement de l'époque secondaire : ce nerf se rendait dans un œil placé au sommet de la tête; on retrouve encore cet œil chez une espèce de lézard de la Nouvelle-Zélande, le *Hatteria punctata;* mais, même chez cet animal, il reste caché sous les os du crâne et n'est jamais visible au dehors.

Vus par-dessus, les hémisphères cérébraux forment deux masses symétriques, à la surface desquelles existent de nombreux replis appelés *circonvolutions cérébrales*. Il semble qu'il y ait un rapport étroit entre l'intelligence d'un animal et la complexité de ses circonvolutions cérébrales.

Le sillon profond qui sépare les deux hémisphères l'un de l'autre (*fig.* 139), a reçu le nom de *faux du cerveau*. Au fond de ce sillon, on aperçoit une lame de substance blanche, qu'on désigne sous le nom de *corps calleux*. et qui relie les deux hémisphères l'un à l'autre. Chaque hémisphère est creusé d'une cavité (*premier et deuxième ventricules*) communiquant avec le troisième ventricule qui est entre les couches optiques et les corps striés (*fig.* 138).

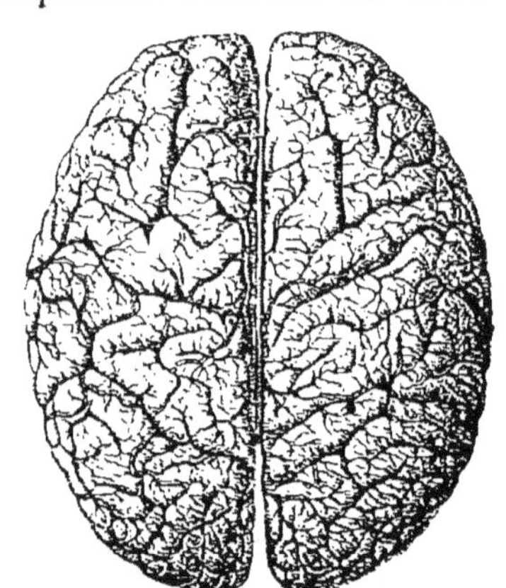

Fig. 139. — LES HÉMISPHÈRES CÉRÉBRAUX vus en dessus pour montrer les circonvolutions et les nombreux vaisseaux qui les accompagnent.

La figure 138 montre nettement que ces ventricules sont formés par le prolongement dans l'encéphale du canal de l'épendyme qui existe tout le long de la moelle.

1. De *pinea*. pomme de pin.

Ajoutons que la substance grise, qui, dans la moelle, est placée à l'intérieur de la substance blanche, se trouve, au contraire, dans le cerveau et dans le cervelet, tout à fait à l'extérieur (*fig.* 138); elle forme ainsi, à la périphérie de ces régions, une couche mince, continue, de 2 à 3 millimètres d'épaisseur, épousant tous les replis qui délimitent les circonvolutions.

Quant aux tubercules quadrijumeaux, aux couches optiques

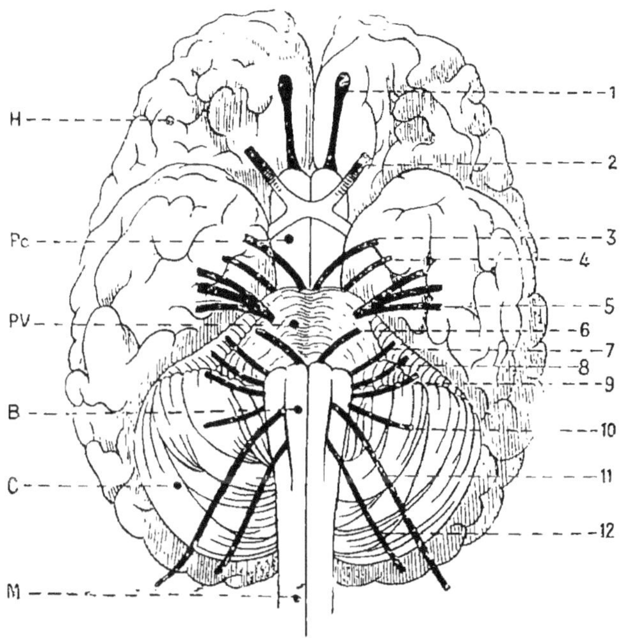

Fig. 140. — L'ENCÉPHALE vu par sa face inférieure pour montrer l'origine des 12 paires de nerfs craniens (H, hémisphères cérébraux. — Pc, pédoncules cérébraux. — PV, pont de Varole. — B, bulbe. — C, cervelet. — M, Moelle épinière). Les numéros indiquent les 12 paires de nerfs craniens énumérées dans le texte.

et aux corps striés, ils se présentent comme des îlots de substance grise, entourée de substance blanche.

Nerfs craniens (*fig.* 140). — Nous avons vu que la moelle épinière donne naissance à 31 paires de nerfs rachidiens qui naissent deux par deux sur ses côtés; on peut, de même, observer à la face inférieure de l'encéphale (*fig.* 140) qui, au moins dans la région du bulbe, peut être considérée comme la partie antérieure et élargie de la moelle épinière (M), un certain nombre de nerfs très importants qu'on désigne sous le nom de *nerfs craniens*.

Les nerfs craniens sont au nombre de 12 paires. Chaque paire a reçu un nom particulier, en rapport avec ses fonctions. Ils sont numérotés à partir de la région antérieure de l'encéphale, les derniers étant les plus rapprochés du trou occipital. Les quatre premières paires sont insérées sur les pédoncules cérébraux (Pc), prolongements de la moelle; la 5e paire s'insère sur les côtés de la protubérance annulaire (PV): enfin les 7 dernières paires sortent du bulbe rachidien (B). Voici les noms des douze paires de nerfs craniens:

1° Les *nerfs olfactifs* (1), dont les dernières ramifications vont se terminer dans la muqueuse qui tapisse les fosses nasales; ils sont par conséquent affectés à la perception des odeurs (*fig.* 151);

2° Les *nerfs optiques* (2) paraissent avoir leur origine dans les tubercules quadrijumeaux; leurs fibres s'entre-croisent de telle sorte que c'est le nerf de droite qui se rend à l'œil gauche et inversement;

3° Les *nerfs moteurs oculaires communs* (3) se distribuent dans presque tous les muscles qui servent à faire mouvoir les yeux;

4° Les *nerfs pathétiques* (4) se rendent, comme les précédents, dans certains muscles des yeux;

5° Les *nerfs trijumeaux* (5) doivent leur nom à ce fait que chacun d'eux se divise en trois branches qui se rendent : la *branche supérieure* au globe de l'œil et à la muqueuse du nez; la *branche moyenne* aux dents de la mâchoire supérieure; la *branche inférieure* aux dents de la mâchoire inférieure et à la langue;

6° Les *nerfs moteurs oculaires externes* (6) innervent aussi les muscles de l'œil;

7° Les *nerfs faciaux* (7) servent surtout à régler les mouvements des muscles de la face: ils jouent un rôle important dans les expressions de la physionomie;

8° Les *nerfs acoustiques* (8) ont leur terminaison dans l'oreille interne; ils sont exclusivement affectés à la perception des vibrations sonores;

9° Les *nerfs glosso-pharyngiens* (9) desservent la langue et le pharynx;

10° Les *nerfs pneumogastriques* (10) se rendent au cœur, aux poumons et à l'estomac (voir p. 194 et *fig.* 145, p. 195):

11° Les *nerfs spinaux* (11) vont surtout se ramifier dans les muscles du larynx ;

12° Les *nerfs hypoglosses* (12) servent à commander les mouvements de la langue.

Tous ces nerfs, comme on le voit, vont se distribuer dans des organes très importants, notamment dans les organes des sens : le nez, l'oreille, l'œil, etc. Trois paires sont des nerfs de *sensibilité spéciale*, c'est-à-dire qu'ils ne peuvent recueillir qu'une seule sorte d'impressions : ainsi le nerf optique ne peut recueillir que des impressions lumineuses ; si on le pique ou si on l'excite d'une façon quelconque, on a toujours une sensation lumineuse et rien autre chose ; ainsi on produit le phénomène des *phosphènes*, qui est une apparence d'auréole lumineuse si l'on appuye les doigts sur le globe de l'œil après avoir fermé les paupières ; tout ce qui impressionne le nerf optique, choc, compression, se traduit donc dans l'encéphale par une sensation qui est toujours la sensation lumineuse. De même, le nerf acoustique ne peut donner que des sensations sonores : les tintements d'oreilles sont dus à des excitations de ce nerf, quelle que soit l'origine de ces excitations.

Les neuf autres paires de nerfs ne sont pas aussi nettement spécialisées.

III. — FONCTIONS DES CENTRES NERVEUX
ACTES RÉFLEXES CONSCIENTS ET INCONSCIENTS

Maintenant que nous connaissons la disposition des centres nerveux et les nerfs auxquels ils donnent naissance, il nous sera facile de comprendre les fonctions de ces divers organes.

Actes réflexes. — Si l'on sectionne en travers, *entièrement*, la moelle épinière d'un animal capable, comme la grenouille par exemple, de supporter cette opération sans mourir, on voit que toute la partie du corps située *au-dessous* [1] de la section est immédiatement paralysée, en ce sens que la volonté de l'animal est impuissante à produire aucun mouvement de cette région. Cependant la motricité [2] n'est pas abolie dans

---

1. C'est-à-dire placée de telle sorte que la section soit entre elle et l'encéphale.
2. *Motricité*, possibilité de se mouvoir.

cette partie du corps; une expérience très simple va nous en donner la preuve.

Prenons une grenouille vivante et sectionnons la moelle épinière un peu *au-dessous* des membres antérieurs : l'animal a perdu la faculté de remuer volontairement ses membres postérieurs, qu'il traîne inertes derrière lui; cependant, si l'on vient à pincer, à piquer, une des pattes postérieures, cette patte se rétracte vivement; si même on y dépose une goutte d'acide sulfurique, les muscles éprouvent des contractions répétées et la grenouille semble chercher, en frottant sa patte contre les autres parties de son corps, même contre son autre patte postérieure, à la débarrasser du liquide qui la brûle.

Essayons de comprendre ce qui s'est passé.

Nous avons vu (p. 182) que chaque nerf rachidien se rattache à la moelle par deux racines, l'une antérieure, l'autre postérieure. Il est facile de démontrer que ces deux racines ont des propriétés différentes, que la racine postérieure est *sensitive*, c'est-à-dire capable d'apporter à la moelle les impressions du dehors, tandis que la racine antérieure est *motrice*, c'est-à-dire qu'elle est le chemin par lequel la moelle transmet aux organes innervés par le nerf considéré, l'ordre d'entrer en activité.

Sectionnons en effet, les *racines postérieures* (S. *fig.* 141) des nerfs qui se rendent par exemple, dans la patte d'une gre-

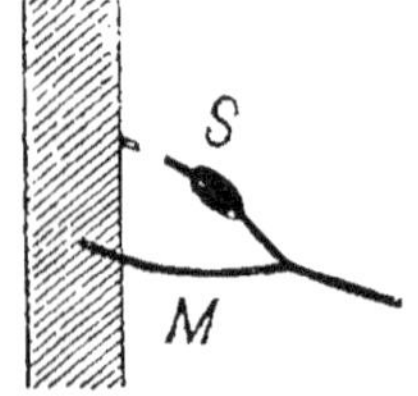

Fig. 141. — Section de la racine postérieure (*sensitive*, S) d'un nerf rachidien.

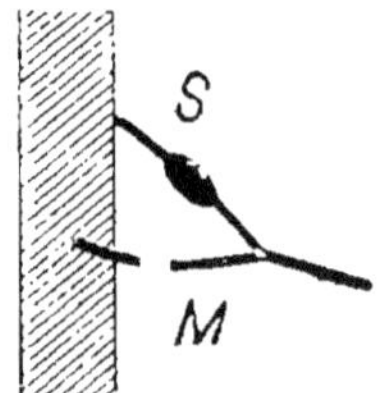

Fig. 142. — Section de la racine antérieure (*motrice*, M) d'un nerf rachidien.

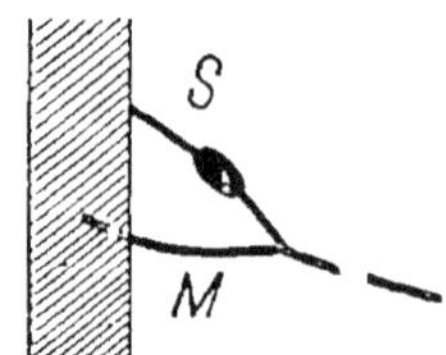

Fig. 143. — Section d'un nerf rachidien au delà de la réunion des deux racines.

nouille. La grenouille continuera, en apparence, à se servir de sa patte comme d'habitude : seulement, si l'on vient à lui pincer cette patte, si on la brûle, si on la lui blesse d'une façon quelconque, la grenouille ne paraît pas s'en apercevoir. Donc *en sectionnant les racines postérieures, on a supprimé la sensibilité, mais non le mouvement.*

Si l'on avait sectionné les racines antérieures (M, *fig.* 142) des mêmes nerfs, on aurait vu que la grenouille serait dans l'impossibilité de se servir de sa patte. Mais que l'on blesse cette patte, et l'on voit aussitôt la grenouille s'enfuir sur ses trois pattes valides, en traînant derrière elle le membre paralysé. Donc *en coupant les racines antérieures des nerfs, on a supprimé la motricité et non la sensibilité.*

Si on coupait le nerf lui-même au delà du point de réunion des deux racines (*fig.* 143) on abolirait du même coup la *sensibilité et le mouvement.*

Réflexes inconscients. — Ces expériences nous donnent le droit de conclure que chaque nerf rachidien est en réalité un nerf mixte, formé de deux nerfs, l'un *sensitif* et l'autre *moteur*, qui sont juxtaposés mais non confondus, chacun d'eux se rattachant à la moelle par une racine distincte.

Les choses s'expliquent alors d'elles-mêmes : quand la grenouille, dont on a coupé la moelle, agite sa patte brûlée par l'acide sulfurique, c'est que l'irritation produite à la surface de la peau par la goutte d'acide sulfurique a été reçue par les nerfs sensitifs qui viennent s'y terminer, et qui l'ont aussitôt transmise à l'axe gris de la moelle; c'est par les racines postérieures, qui sont les racines des nerfs sensitifs, que l'impression reçue par la peau a pénétré dans la moelle. De ce même axe gris est ensuite parti par les racines antérieures, qui sont les racines des nerfs moteurs, l'ordre, pour les muscles, de se contracter, et la patte se met en mouvement. Le cerveau ne joue aucun rôle dans cette succession de phénomènes, puisqu'il a été, on se le rappelle, complètement séparé de la région où ils se produisent.

Nous nous trouvons donc en présence d'un acte qui a passé par trois phases successives (*fig.* 144) : 1º l'impression extérieure a parcouru le nerf sensitif (S) en se dirigeant vers le centre nerveux qui est, dans le cas présent, l'axe gris de la moelle (C); 2º le courant nerveux [1] a passé dans les cellules nerveuses de l'axe gris; 3º l'ordre émanant de ces cellules retourne vers l'extérieur par l'intermédiaire du nerf moteur (M). Le courant nerveux, d'abord *centripète* en S, est devenu *centrifuge* en M,

1. Pour la clarté du récit nous assimilons les nerfs à des fils électriques, mais nous ne savons pas s'il y a identité entre les phénomènes nerveux et les phénomènes électriques.

aussitôt après avoir traversé l'axe gris de la moelle. Tout
s'est donc passé comme si l'impression reçue n'avait fait que
se réfléchir (au sens qu'on attribue à ce mot en physique) sur
l'axe gris de la moelle; c'est pour cela qu'on donne à cette
succession de phénomènes le nom d'*acte réflexe;* ici le cerveau
n'intervient pas, puisque toute communication du membre
avec cet organe a été sup-
primée et l'animal paraît
n'avoir aucune conscience
de l'acte commandé par la
moelle épinière seule. Cet acte
réflexe est donc *inconscient.*

Presque tous ceux de nos
actes que l'on appelle *instinctifs* et qui, pour la plupart,
sont inconscients, sont régis
de cette façon par la moelle
épinière.

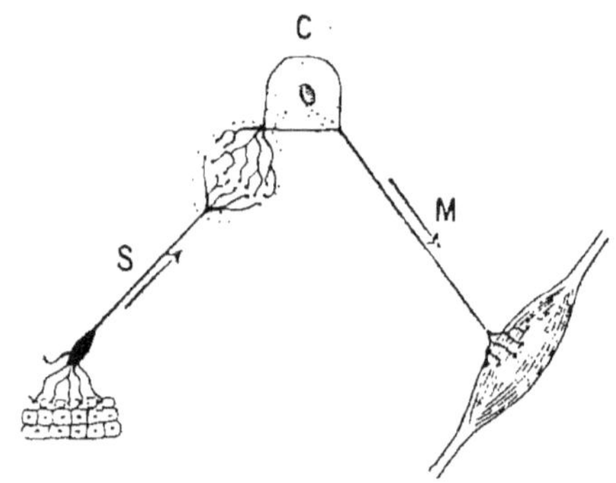

Fig. 144. — Schéma représentant la
marche du courant nerveux dans les
ACTES RÉFLEXES.

Réflexes conscients. —
Tous les centres nerveux,
tous les ganglions nerveux, sont, comme l'axe gris de la
moelle épinière, capables de réfléchir vers les organes extérieurs, après les avoir transformées, les impressions qu'ils
reçoivent, c'est-à-dire que tous possèdent le *pouvoir réflexe.*

Vers 1840, le physiologiste Flourens entreprit de rechercher
quelles seraient, sur les animaux vivants, les conséquences de
la destruction des centres nerveux autres que l'axe gris de
la moelle. Il étudia surtout les oiseaux, qui se prêtent beaucoup mieux à ce genre d'expériences que les mammifères;
après leur avoir ouvert le crâne, il enlevait les différentes
parties de leur encéphale.

Chose curieuse, la substance nerveuse qui, chez les animaux supérieurs, semble être le siège exclusif de la sensibilité, paraît n'être pas
sensible par elle-même; on peut la détruire sans que l'animal soumis à
cette opération manifeste aucun signe de douleur: il ne crie pas, il ne
se débat pas. Ainsi, on a pu, sur un cheval dont on avait ouvert le
crâne, couper avec un couteau des tranches de substance nerveuse,
sans qu'il cessât de manger tranquillement.

Flourens réussit ainsi à enlever les hémisphères cérébraux
d'un pigeon sans altérer les autres parties de l'encéphale;

l'animal ainsi opéré reste immobile; ce n'est plus qu'une machine. L'oiseau ne marche alors que si on le pousse; il s'arrête dès qu'il vient à heurter du bec un obstacle qu'il n'a d'ailleurs pas su éviter. Si on le lance en l'air, il vole, mais il ne sait plus diriger son vol; si l'on place de la nourriture devant lui, il ne la prend pas et, pour le conserver vivant, il faut la lui introduire dans la bouche. Alors, automatiquement, il l'avale et la digère, car la digestion ne dépend que de la moelle épinière et du grand sympathique qui sont demeurés intacts. L'animal peut donc vivre privé de son cerveau, mais tous les mouvements qu'il exécute alors sont le résultat d'*actes réflexes inconscients*, régis par la moelle ou par le bulbe rachidien; ce sont des actes d'où l'initiative individuelle est absente; en un mot, ce qui a disparu avec les hémisphères cérébraux, c'est la possibilité d'accomplir des actes conscients et volontaires.

L'encéphale paraît donc être, de tous les centres nerveux, celui qui régit les actes conscients et volontaires.

Le mécanisme de ces actes conscients est d'ailleurs le même que celui des actes inconscients. Par exemple, je veux écrire; je *vois* sur une table du papier, une plume, de l'encre. Je m'approche de la table, je saisis la plume, je la trempe dans l'encrier et je la fais courir sur le papier. C'est une impression reçue par mes yeux qui a été la cause déterminante de tous ces mouvements; l'impression a été transmise par les nerfs optiques au cerveau qui l'a aussitôt *réfléchie* en envoyant, par l'intermédiaire de la moelle épinière dont ils dépendent, l'ordre à mes membres de me porter vers la table, et de saisir la plume.

C'est donc encore là un acte réflexe. Seulement cet acte est volontaire en ce sens que je suis libre de l'accomplir ou de ne pas l'accomplir. J'en ai, de plus, pleine conscience : c'est donc un *acte réflexe conscient.*

Une preuve indirecte, mais très forte, que le mécanisme des actes conscients est le même que celui des actes inconscients, c'est qu'un acte d'abord conscient peut devenir inconscient par l'habitude. Telle est la lecture. Il a fallu un grand effort de volonté pour apprendre à lire et quand on sait le faire, il arrive qu'on lit des chapitres entiers, tournant la page au moment voulu, d'un geste machinal, en pensant à tout autre chose, à tel point que quand on reprend possession de soi-même, on n'a pas le moindre souvenir de ce qu'on a lu.

Ces actes, devenus inconscients par l'habitude qu'on a de les exécuter, finissent par ne plus se distinguer des actes instinctifs, c'est-à-dire des actes réflexes naturellement inconscients.

En résumé, il est certain que tous nos actes déterminés par des causes extérieures à nous, sont des actes réflexes; seulement les uns, régis par le cerveau, sont *conscients*, tandis que les autres, sous la dépendance de la moelle épinière seule, sont *inconscients*.

Relations physiologiques entre l'encéphale et la moelle. — Mais tous nos actes ne sont pas régis exclusivement par la moelle, *ou* par le cerveau; il y a des cas nombreux où les deux centres nerveux concourent l'un *et* l'autre à l'accomplissement du même acte.

Ainsi reprenons l'exemple précédemment cité : l'œil a *vu* le papier, l'encrier et la plume, il a transmis au cerveau, par la voie des nerfs optiques. l'impression reçue ; le cerveau envoie aux jambes l'ordre d'aller vers la plume et aux mains l'ordre de la saisir ; mais les nerfs qui vont aux jambes et ceux qui se rendent aux bras partent de la moelle; il faut donc. pour transmettre cet ordre, que le cerveau ait recours à la moelle. C'est ce qu'il fait et c'est par l'intermédiaire de la substance blanche de la moelle. puis des nerfs qui partent de la moelle et vont aux membres. que l'ordre est transmis aux muscles des jambes et des bras.

Inversement, la moelle transmet souvent au cerveau les impressions qu'elle reçoit du dehors par ses nerfs sensitifs, et la preuve c'est que, quand nous nous heurtons le pied. quand nous nous blessons la jambe. nous en avons certes conscience. C'est encore la substance blanche qui est l'agent de cette transmission.

Le bulbe rachidien. — Nous connaissons maintenant les fonctions du cerveau et de la moelle épinière. Il nous reste à dire un mot du bulbe qui sert en quelque sorte de trait d'union entre la moelle épinière et l'encéphale.

Au point de vue anatomique, le bulbe rachidien n'est autre chose que la continuation directe de la moelle épinière et il comprend. comme cette dernière. un axe de substance grise entouré de substance blanche; mais il faut signaler ce fait important que la plupart des cordons de substances blanche qui le constituent s'entre-croisent au lieu de monter directement dans le cerveau, de sorte que les cordons qui étaient à droite de la moelle se dirigent vers le côté gauche de l'encéphale et inversement. Il en résulte que, si une lésion se produit au-dessus de ce niveau sur l'un des côtés de l'encéphale, si, par exemple, une hémorragie se produit dans la partie *droite* de l'encéphale, c'est le côté gauche du corps qui sera paralysé.

Par sa substance grise, le bulbe est également un centre nerveux de premier ordre; c'est de là que partent les nerfs qui règlent les battements du cœur et les mouvements respiratoires (*nerfs pneumogastriques*), de sorte que toute blessure, même très limitée, de cette région, tout choc peut avoir des conséquences extrêmement graves. Si, par exemple, on pique avec une aiguille, chez un animal à sang chaud (mammifère ou oiseau), un point bien connu de la face supérieure du bulbe, l'animal tombe immédiatement foudroyé : il s'est produit un arrêt brusque des mouvements du cœur et du diaphragme, c'est pourquoi Flourens avait désigné ce point sous le nom de *nœud vital*.

Résumé et conclusion. — Il y a deux centres nerveux principaux : l'*encéphale* et la *moelle épinière*. Ces centres sont reliés aux organes périphériques par des nerfs, conducteurs du *courant nerveux*, comme dans une ville, le bureau central est relié par des fils conducteurs de l'électricité aux bureaux de quartier.

Les nerfs rachidiens sont des nerfs mixtes, c'est-à-dire que chacun d'eux est double et renferme à la fois un nerf sensitif et un nerf moteur, juxtaposés pendant la plus grande partie de leur trajet, et qui se séparent en arrivant vers la moelle à laquelle chacun d'eux se rattache par une racine distincte.

Nos actes sont des actes *réflexes*, conscients ou inconscients. La moelle ou le cerveau reçoivent les impressions du dehors ou du dedans, par les nerfs sensitifs et ils expédient aussitôt aux organes, par les nerfs moteurs, l'ordre de fonctionner en conformité avec l'impression reçue. Les *réflexes conscients* sont régis par le cerveau; les *réflexes inconscients* par la moelle.

Enfin il existe un grand nombre d'actes pour lesquels le concours des deux centres est nécessaire.

IV. — LE GRAND SYMPATHIQUE

Constitution et fonctions du grand sympathique. — Outre l'appareil nerveux que nous venons de décrire et dont les différentes parties constituent le système céphalo-rachidien ou *cérébro-spinal*, il existe encore, chez l'homme, d'autres centres

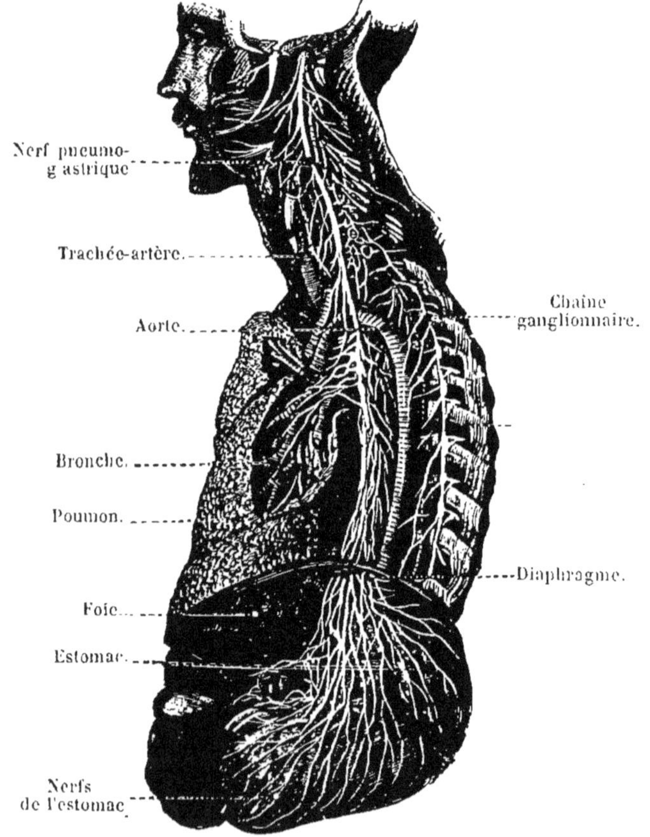

Fig. 145. — Système nerveux sympathique et nerf pneumogastrique.

nerveux auxiliaires et d'autres nerfs qui forment ce qu'on appelle le *système grand sympathique*.

Les centres du système sympathique sont des renflements nerveux, appelés *ganglions;* ils sont placés le long de la colonne vertébrale et forment, à droite et à gauche, deux chaînes symétriques s'étendant depuis la tête jusqu'à la deuxième vertèbre sacrée (*fig.* 145).

Le long de ces chaînes, chacun des ganglions émet des branches nerveuses de deux sortes : les unes (*branches afférentes*) établissent la communication du système sympathique avec le système céphalo-rachidien ; les autres (*branches efférentes*) vont se distribuer dans les principaux organes de la nutrition : cœur, vaisseaux, poumons, intestins, etc. C'est principalement sous l'action de ces nerfs que se produisent les battements du cœur, les mouvements de l'estomac et de l'intestin. Quelques-uns de ces filets nerveux vont aboutir dans la paroi des vaisseaux (artères et veines); ils en provoquent, suivant les cas, la contraction ou la dilatation; on leur a donné le nom de *nerfs vaso-moteurs.*

Le système sympathique est indépendant de la volonté et les mouvements qu'il commande appartiennent à la catégorie des *réflexes inconscients*, les ganglions nerveux possédant, comme la moelle épinière, le pouvoir réflexe.

Ainsi, des aliments arrivent dans l'estomac, les nerfs qui s'y terminent (*fig.* 145) reçoivent une impression qu'ils transmettent immédiatement aux ganglions de la chaîne sympathique. Aussitôt ceux-ci réfléchissent cette impression et envoient par d'autres nerfs aux glandes de l'estomac un influx nerveux qui les excite et leur fait sécréter le suc gastrique, c'est bien là le mécanisme d'un acte réflexe, d'ailleurs inconscient.

Résumé général et conclusion. — Nous avons donc eu raison de comparer le système nerveux au système télégraphique ou téléphonique d'une grande ville. L'assimilation a d'ailleurs été faite, il y a longtemps, par Dalton.

« Imaginez, dit Dalton, des fils télégraphiques partant de tous les postes de police d'une ville et se rendant au bureau central de l'administration. Tout événement se produisant dans un quartier peut être télégraphié au bureau central d'où partent aussitôt les ordres concernant les mesures à prendre en vue de l'événement. S'agit-il d'un homme blessé? le bureau central télégraphie au médecin le plus voisin du lieu de l'accident d'avoir à s'y rendre..... »

Dans le corps humain, les postes de quartier sont les *terminaisons nerveuses;* les fils télégraphiques sont les *nerfs*, les centres auxiliaires pour les affaires courantes, journalières, les *ganglions* du sympathique et enfin, pour régler les questions importantes et fortuites, la *moelle* et l'*encéphale.*

CHAPITRE XI

ORGANES DES SENS

SOMMAIRE

I. Sens du toucher (peau).
- 1° Structure de la peau... *Épiderme.*
  - *Derme.*
  - *Corpuscules du tact.*
- 2° Hygiène de la peau.

II. Sens du goût (langue).
- 1° Structure de la langue. *Papilles.*
- 2° Hygiène du goût.

III. Sens de l'odorat (nez).
- 1° Membrane pituitaire.
- 2° Hygiène de l'odorat.

IV. Sens de la vision (œil).
- 1° Parties accessoires de l'œil.
- 2° Parties essentielles de l'œil. *Rétine.*
- 3° Fonctionnement de l'œil.
- 4° Défauts de l'œil.
- 5° Hygiène de la vue.

V. Sens de l'ouïe (oreille).
- 1° Description de l'oreille .. *Oreille externe.*
  - *— moyenne.*
  - *— interne.*
- 2° Mécanisme de l'audition.. *Organe de Corti.*
- 3° Hygiène de l'ouïe.

Les cinq sens. — Certaines terminaisons nerveuses de la peau ou des muqueuses voisines de la surface sont adaptées à recueillir certaines impressions ayant leur source dans le milieu extérieur ; elles forment des organes spéciaux désignés sous le nom d'*organes des sens :* ainsi, les terminaisons nerveuses de l'œil sont impressionnées par les vibrations lumineuses, celles de l'oreille par les vibrations sonores, etc.

Tout organe sensoriel comprend trois parties essentielles :

1º Un organe périphérique, c'est-à-dire voisin de la surface du corps, qui *reçoit l'impression* extérieure.

2º Un nerf sensitif qui *la conduit* jusqu'à l'un des centres.

3º Un centre nerveux qui la perçoit et *transforme en sensation* l'impression reçue par l'organe périphérique.

Les organes des sens sont au nombre de cinq :

1º Le *toucher*, dont le siège est la peau.

2º Le *goût*   —   —   —   la langue.

3º L'*odorat*   —   —   —   le nez.

4º La *vue*   —   —   —   l'œil.

5º L'*ouïe*   —   —   —   l'oreille.

1. — SENS DU TOUCHER. — PEAU

Siège du toucher. — Le toucher est le sens qui nous permet d'apprécier les qualités extérieures des objets, telles que leur forme, leur dureté, leur température, etc.; il s'exerce sur toute la surface du corps par l'intermédiaire de la peau, dans l'épaisseur de laquelle existent de petits organes nerveux, désignés sous le nom de *corpuscules du tact.*

Structure de la peau. — La peau est constituée par deux couches superposées (*fig.* 146), l'une extérieure, superficielle, appelée *épiderme*, l'autre plus profonde, recouverte par l'épiderme et qui a reçu le nom de *derme.*

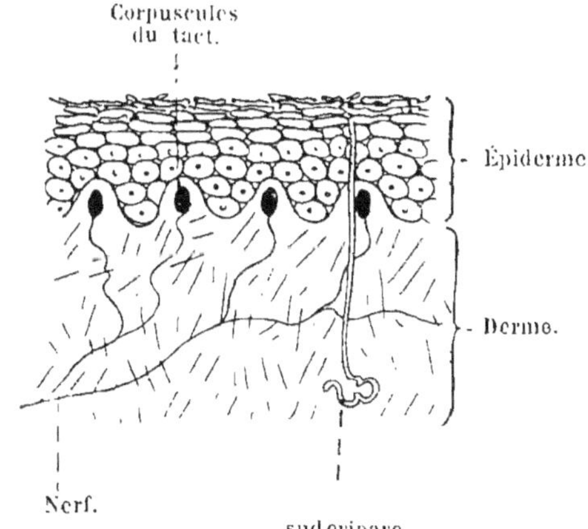

Fig. 146. — COUPE TRANSVERSALE DE LA PEAU (figure théorique).

1º *Épiderme.* — Si nous examinons au microscope, sur une coupe transversale de la peau, la structure de l'épiderme, nous verrons que les cellules épidermiques situées au contact du derme, dans la partie profonde, sont des cellules bien vivantes, car elles sont arrondies, pourvues d'un noyau, pleines de protoplasma, et se multiplient activement par division. Les cellules qui viennent au-dessus perdent peu à peu leur forme arrondie; elles deviennent ovales, s'allongent, s'aplatissent, en même temps que leur protoplasma disparaît; elles arrivent ainsi à ne plus former que de minces lamelles desséchées qui se détachent et tombent continuellement. L'épiderme se détruit donc sans cesse à sa surface extérieure; mais comme les cellules vivantes de la région profonde, en se multipliant, réparent continuellement ses pertes, il en résulte qu'il conserve toujours la même épaisseur.

Les poils et les ongles sont des formations d'origine épidermique (voir p. 166); il en est de même des glandes qui produisent la sueur.

2º *Derme et corpuscules du tact.* — Le derme est formé de tissu conjonctif; son épaisseur est beaucoup plus grande que celle de l'épiderme et il renferme des vaisseaux et des nerfs.

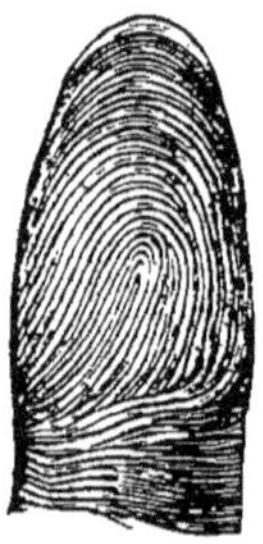

La surface de séparation du derme et de l'épiderme n'est pas une surface unie : elle présente une multitude de petites papilles saillantes, groupées deux par deux (*fig.* 146) avec une certaine régularité, et qui, en refoulant l'épiderme, dessinent, à la surface de la peau, ces lignes parallèles ou concentriques qu'on observe à l'intérieur de la main et tout particulièrement à l'extrémité des doigts (*fig.* 148).

Dans la plupart de ces papilles (*fig.* 147) sont logés de petits renflements ovoïdes[1] en communication avec un filet nerveux; ces petits corps, extrêmement nombreux[2] sont les organes essentiels du toucher; on les a désignés sous le nom de *corpuscules du tact.* Les diverses régions du corps sont d'autant plus sensibles que les corpuscules du tact y sont plus nombreux.

Il est facile de comprendre le mécanisme des sensations de contact : lorsque nous touchons un objet, l'épiderme com-

Fig. 147. — EXTRÉMITÉ D'UN DOIGT, vue par-dessous pour montrer les lignes saillantes sous lesquelles sont alignés les corpuscules du tact.

---

1. *Ovoïde*, qui rappelle la forme d'un œuf.
2. On en compte environ 25 par millimètre carré près de l'extrémité des doigts.

primé exerce une pression sur les corpuscules; l'impression reçue par les corpuscules est ensuite transmise par les nerfs, puis par la moelle jusqu'au cerveau qui la transforme en sensation [1].

Hygiène de la peau. — Nous savons que la peau n'est pas seulement chargée de recueillir les impressions de contact, mais qu'elle a aussi pour rôle de sécréter la sueur, c'est-à-dire d'éliminer l'urée (voir p. 14, ligne 26), et de régulariser la chaleur animale (p. 163). Il faut donc que la sueur puisse s'écouler sans difficulté et, pour cela, il est indispensable de maintenir la surface extérieure du corps dans un parfait état de propreté. Le meilleur moyen d'obtenir ce résultat est de recourir fréquemment aux lavages et aux bains.

Comme la peau est toujours enduite d'une certaine quantité de matières grasses, il vaut mieux employer l'eau tiède que l'eau froide pour ces bains et pour ces lavages : les matières grasses sont ainsi dissoutes avec plus de facilité.

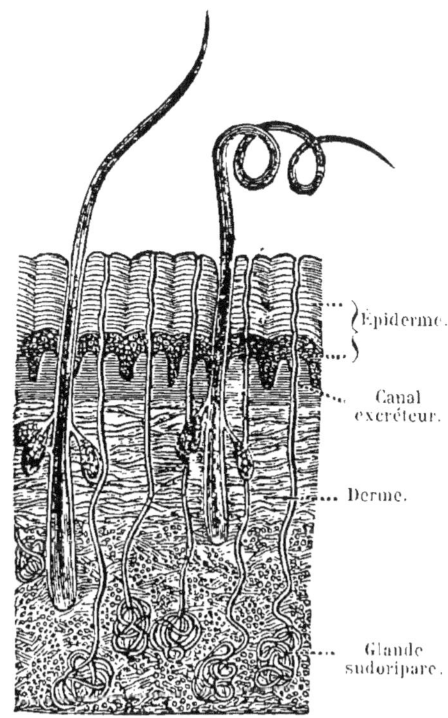

Fig. 148. — COUPE TRANSVERSALE DE LA PEAU pour montrer les papilles dermiques et la situation des poils et des glandes sudoripares.

L'eau froide exerce cependant sur la peau une excitation qui peut être très salutaire dans certains cas, et cette action peut s'obtenir soit par les bains froids, soit par les douches. Pour donner de bons résultats, le bain froid doit être très court; lorsqu'il est trop prolongé, il produit un abaissement de température qui ne peut qu'être nuisible à l'organisme.

1. Voir la note très importante de la page 203.

Au moment où l'eau froide vient en contact avec la peau, elle provoque la contraction des vaisseaux capillaires superficiels et le sang reflue vers l'intérieur du corps; aussitôt que l'action contractive de l'eau a cessé, le sang revient en produisant une certaine sensation de chaleur; on dit qu'il se fait une *réaction*.

Des frictions ou un exercice modéré sont excellents. après les bains froids. pour activer le retour du sang dans les capillaires superficiels.

II. — SENS DU GOÛT. — LANGUE

La langue. — Le sens du goût a pour fonction de nous renseigner sur la saveur des substances alimentaires; il a son siège principal dans la langue.

La langue est un organe charnu. de nature musculaire. fixé sur le plancher de la bouche ; elle est rattachée en arrière à l'os hyoïde par deux larges muscles et à la base du crâne par deux filets musculaires

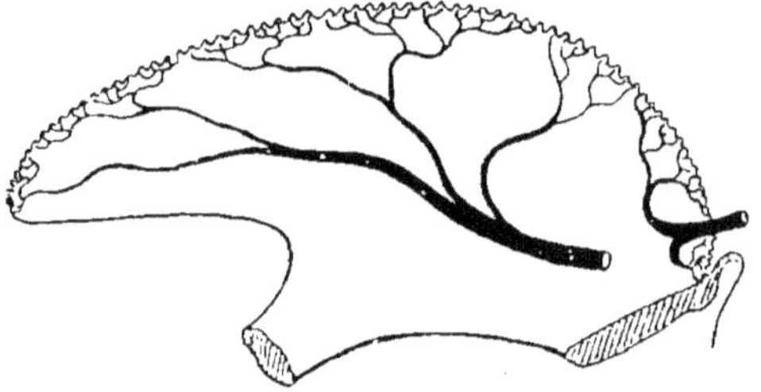

Fig. 149. — SCHÉMA DE LA LANGUE, vue de profil. montrant les papilles de sa surface et les nerfs qui y arrivent.

étroits; en avant, elle est fixée au maxillaire inférieur par une autre lame musculaire nommée *frein de la langue*.

Sur toute son étendue. la langue est recouverte par une membrane muqueuse présentant. principalement à la face supérieure et sur les bords. un grand nombre de petites saillies appelées papilles (*fig. 149*). Ces papilles sont de trois sortes; ce sont : 1° les *papilles filiformes;* 2° les *papilles fongiformes;* 3° les *papilles caliciformes*.

Papilles filiformes (A, *fig.* 150). — Les papilles filiformes sont très nombreuses; elles sont disséminées sur toute la surface supérieure de la langue: on les appelle ainsi parce qu'elles sont allongées et divisées en filaments très fins à leur extrémité libre.

Papilles fongiformes (B. *fig.* 150). — Les papilles fongiformes peuvent se rencontrer aussi sur toute la surface de la langue, mais elles sont surtout abondantes vers la pointe et sur les bords; elles ont la forme d'un champignon, d'où leur nom [1].

Papilles caliciformes (*fig.* 151). — Les papilles caliciformes, très grosses, sont peu nombreuses; elles sont situées vers la base de la langue, au nombre de douze environ et disposées

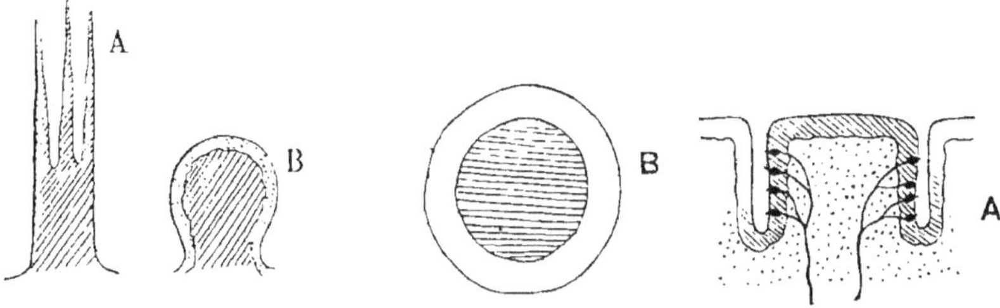

Fig. 150. — Papilles : filiformes (A) et fongiformes (B).

Fig. 151. — Papille caliciforme (B, vue en-dessus; A, vue en coupe).

en forme de V: la pointe du V, tournée vers l'arrière-gorge, est occupée par la plus grosse.

Chacune de ces papilles caliciformes est formée d'un bouton conique ou cylindrique, disposé au fond d'une coupe, d'une sorte de *calice*, d'où la dénomination de *caliciforme;* vus en dessus, ces petits organes qui sont parfaitement visibles à l'œil nu, apparaissent sous la forme d'une saillie centrale, entourée d'un fossé circulaire.

Nerfs de la langue (*fig.* 149). — La langue reçoit trois nerfs principaux : deux de ces nerfs, le *nerf lingual* et le *glosso-pharyngien*, sont spécialement chargés de recueillir les impressions gustatives; le premier se ramifie vers la pointe de la langue, le second vers la base; les rameaux les plus fins de ce dernier vont se terminer dans les papilles caliciformes en formant de petits amas nommés *corpuscules gustatifs*. Le troisième nerf (*grand hypoglosse*) distribue ses branches dans les muscles de la langue; il sert donc exclusivement à faire mouvoir cet organe.

Mécanisme des sensations gustatives. — Il est maintenant facile de supposer ce qui se passe lorsque des corps solubles, tels que le sucre ou le sel de cuisine, sont déposés sur la

1. De *fungus*, champignon.

langue : ces corps se dissolvent dans la salive et leur dissolution se répand autour du point où ils ont été déposés ; ils arrivent ainsi au contact des papilles et peuvent, par suite, impressionner les terminaisons nerveuses qui viennent y aboutir ; les nerfs transmettent alors l'impression reçue au cerveau qui la transforme en cette sensation spéciale qu'on a désignée sous le nom de *goût*[1].

Pour qu'une substance quelconque puisse affecter notre sens du goût, il est absolument indispensable que cette substance soit dissoute ; la salive qui opère naturellement cette dissolution joue donc un rôle important dans les phénomènes gustatifs ; les substances tout à fait insolubles, telles que la craie, le charbon, le bois sec, ne paraissent impressionner la langue que par leur contact, elles ne nous donnent aucune sensation réelle de saveur.

Hygiène du goût. — La sensibilité des papilles qui permettent à la langue de percevoir les impressions du goût, peut être affaiblie par l'abus des condiments âcres et irritants. Le tabac agit de même par la nicotine qu'il renferme ; il émousse la finesse du goût en même temps qu'il provoque une irritation profonde de la muqueuse de la langue (voir p. 233).

III. — SENS DE L'ODORAT. — NEZ

L'organe de l'odorat. — L'odorat est le sens qui nous donne la connaissance des odeurs ; il a pour siège le nez, ou, plus exactement, la muqueuse qui le tapisse à l'intérieur.

Le nez est divisé, par une cloison verticale, en deux cavités symétriques, creusées dans les os de la face, et que l'on appelle les *fosses nasales* (*fig.* 152). Ces deux cavités commu-

---

1. Il ne faut pas attribuer au mot impressionner un sens précis. En somme nous ignorons complètement comment se fait l'impression. Nous ne savons pas pourquoi certaines terminaisons nerveuses sont impressionnées par les substances sapides, tandis que d'autres qui leur ressemblent sont impressionnées par les odeurs, ou par les vibrations lumineuses. Le mot impressionner désigne donc un phénomène parfaitement inconnu.

Il en est de même de la transformation en sensation par le cerveau, de l'impression qui lui est transmise. Pourquoi telle impression transmise nous donne-t-elle la sensation dite olfactive, tandis que telle autre nous donne la sensation dite lumineuse ? autant de phénomènes encore inexpliqués.

niquent, en arrière, avec le pharynx, ce qui permet le passage dans les voies respiratoires de l'air aspiré par le nez; en avant, elles s'ouvrent au dehors par des orifices appelés *narines*.

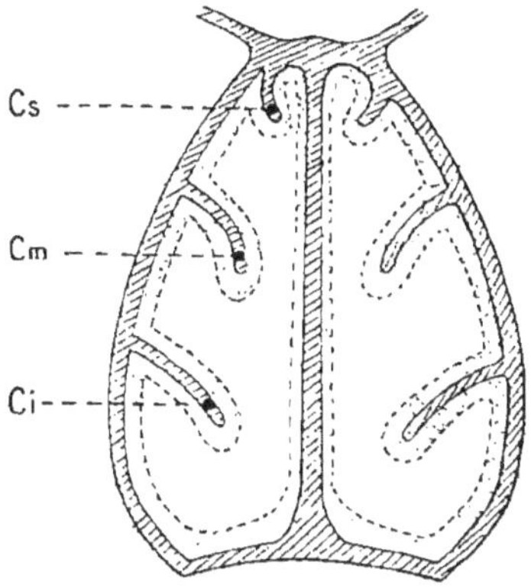

Membrane pituitaire. — Les parois latérales des fosses nasales portent sur les côtés opposés à la cloison médiane, trois replis osseux qui se recourbent vers l'intérieur et qui ont reçu le nom de *cornets*. On a ainsi les *cornets supérieurs* (Cs), les *cornets moyens* (Cm) et les *cornets inférieurs* (Ci). Tous ces replis, de même que la cloison médiane, sont recouverts par une membrane muqueuse qui n'est autre chose que la continuation de la peau extérieure, amincie, et qui a reçu le nom de *membrane pituitaire* (*fig.* 154); c'est dans l'épaisseur de cette membrane que sont fixées les cellules sensibles auxquelles viennent aboutir les plus fines ramifications des nerfs olfactifs (*fig.* 153).

L'origine des nerfs olfactifs

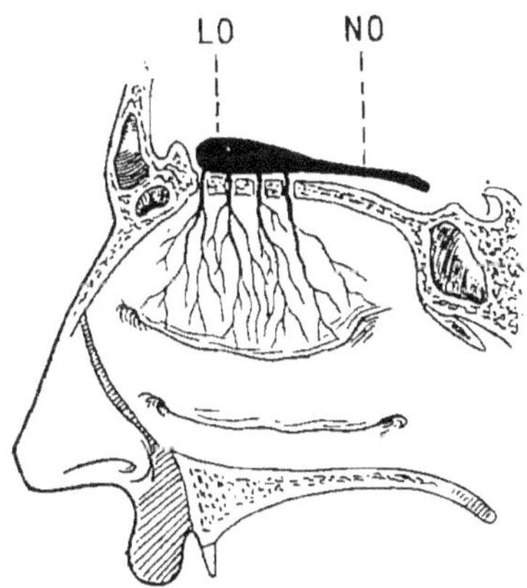

Fig. 152. — COUPE DES FOSSES NASALES (Cs, cornets supérieurs. — Cm, cornets moyens. — Ci, cornets inférieurs). — La membrane qui tapisse les cornets est la membrane pituitaire.

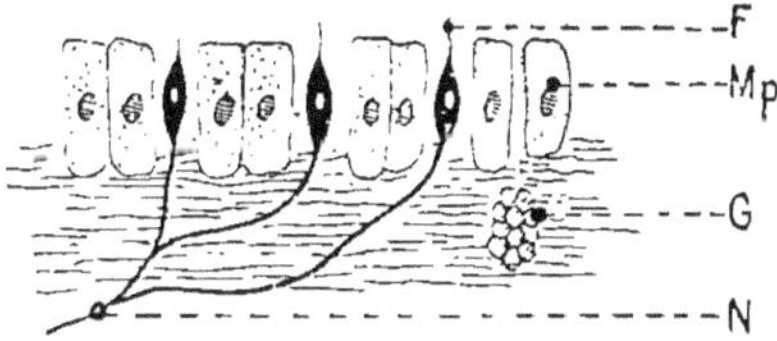

Fig. 153. — COUPE DU NEZ pour montrer comment les nerfs pénètrent dans les fosses nasales (NO, nerf olfactif. — LO, lobe olfactif).

Fig. 154. — CONSTITUTION DE LA MEMBRANE PITUITAIRE (N. rameau du nerf olfactif. — G, glande muqueuse. — Mp, membrane pituitaire. — F, cil qui prolonge une cellule olfactive).

(NO) se trouve, comme on le sait, à la partie inférieure et antérieure de l'encéphale (voir fig. 140); ils reposent sur les lames criblées de l'ethmoïde[1], et c'est par les trous de l'ethmoïde que leurs nombreuses branches issues des lobes qui les terminent sortent du crâne pour aller se ramifier encore et s'étaler dans la membrane pituitaire (*fig.* 154); les cellules sensibles qui se trouvent à la terminaison de chacun de ces nerfs, portent un petit prolongement en forme de *cil* (*fig.* 154, F), dont la pointe libre dépasse légèrement la surface de la muqueuse.

La membrane pituitaire renferme également un grand nombre de glandes en grappes (G) qui sécrètent un liquide épais, destiné à tenir constamment humide la surface de cette membrane (voir p. 142, dernières lignes.

Perception des odeurs. — Lorsque nous respirons. les substances odorantes qui flottent dans l'air à l'état gazeux ou sous forme de particules excessivement fines. sont introduites dans la cavité du nez avec l'air inspiré; elles viennent alors se coller contre la membrane pituitaire et se dissoudre dans le liquide dont cette membrane est constamment humectée. Les petits cils saillants des cellules sensibles reçoivent de ces substances une excitation qui est transmise au cerveau par l'intermédiaire du *nerf olfactif*. C'est, ici encore, le cerveau qui transforme l'impression en sensation olfactive[2].

Hygiène de l'odorat. — Le nez est le siège d'un certain nombre de petites affections, parmi lesquelles la plus commune est l'inflammation de la membrane qui tapisse l'intérieur des fosses nasales: cette inflammation produit le *rhume de cerveau* ou *coryza* qui annihile momentanément la sensibilité olfactive de la membrane pituitaire. Dans un grand nombre de cas, cette affection est de nature microbienne. Pour s'en débarrasser. il suffit généralement de laver l'intérieur du nez avec de l'eau boriquée ou simplement avec de l'eau bouillie. tiède.

Le tabac à priser exerce une influence mauvaise sur la muqueuse du nez en altérant sa sensibilité; l'absorption de nicotine par cette voie entraîne également une diminution très notable de la mémoire.

---

1. Voir la description des os du crâne, p. 241. Disons cependant tout de suite que l'ethmoïde forme la partie antérieure du plancher du crâne.

2. Voir la note de la page 203.

IV. — SENS DE LA VISION. — ŒIL

L'organe de la vision. — L'œil est l'organe de la vision; il est constitué de façon à recueillir les vibrations provenant des corps lumineux[1]. Il nous renseigne surtout sur la forme extérieure et sur la couleur des objets.

Considéré dans son ensemble, l'œil comprend deux parties bien distinctes : 1° une partie essentielle, le *globe de l'œil* (Oe), logé dans une cavité du crâne appelée *orbite* (O); 2° des parties accessoires, telles que les paupières (P), les muscles moteurs du globe de l'œil, les glandes lacrymales (L), etc. (*fig.* 155).

Étudions d'abord rapidement les parties accessoires; nous insisterons davantage, ensuite, sur les parties essentielles.

1° *Parties accessoires de l'œil.*

Les parties accessoires de l'œil sont (*fig.* 155) : 1° les *paupières* (P) avec leur *cils* (Ci); 2° les *glandes lacrymales* (L); 3° les *muscles* chargés de faire mouvoir le globe oculaire (*fig.* 157); on peut y ajouter les *sourcils*.

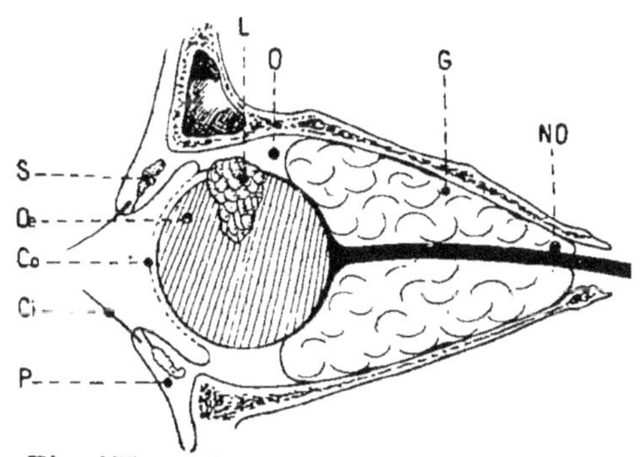

Fig. 155. — LE GLOBE DE L'ŒIL [Oe] DANS L'ORBITE [O] (P, paupière. — Ci, cil. — S, glande sébacée. — Co, conjonctive. — L, glande lacrymale. — G, coussinet conjonctif. — O, orbite. — NO, nerf optique).

Paupières. — Le globe de l'œil, placé dans l'orbite, est protégé en avant par les paupières, qui ne sont autre chose que des replis de la peau, et dont les bords libres portent plusieurs rangées de petits poils rigides, très sensibles, appelés *cils* (*fig.* 155, Ci). Les cils sont comme des sentinelles avancées, chargées de provoquer le réflexe de la fermeture des paupières, quand un corps étranger vient à les frôler.

1. Voir Drincourt, *Cours de Physique et Chimie*, classe de 3e B. Librairie Armand Colin.

Si l'on examine la face des paupières qui se trouve en contact avec le globe de l'œil, on voit que la peau qui la recouvre est rose, moins épaisse que la peau visible extérieurement; c'est une *muqueuse* qui a reçu le nom de *conjonctive* (Co); elle se prolonge de façon à s'insinuer entre le globe de l'œil et la paroi osseuse de l'orbite, puis elle se replie, passe devant l'œil où elle est transparente, et va ensuite se raccorder à l'autre paupière. Cette membrane est très délicate et très sensible. Elle est douloureusement affectée par le contact d'un corps étranger même très ténu; son inflammation a reçu le nom de *conjonctivite*.

Glandes lacrymales. — On trouve, dans le coin supérieur et extérieur de chaque œil, entre le globe oculaire et la paroi de l'orbite, une petite glande ovale qui sécrète les larmes (*fig.* 155 et 156): c'est la *glande lacrymale* (L). Le liquide produit par cette glande se déverse, au moyen d'une dizaine de petits canaux excréteurs, dans le sillon formé par la conjonctive de la paupière supérieure, au moment où elle se replie pour venir passer devant le globe de l'œil; de là, ce liquide se répand sur la partie antérieure du globe de l'œil où il est continuellement étalé par le mouvement (*clignement*) des

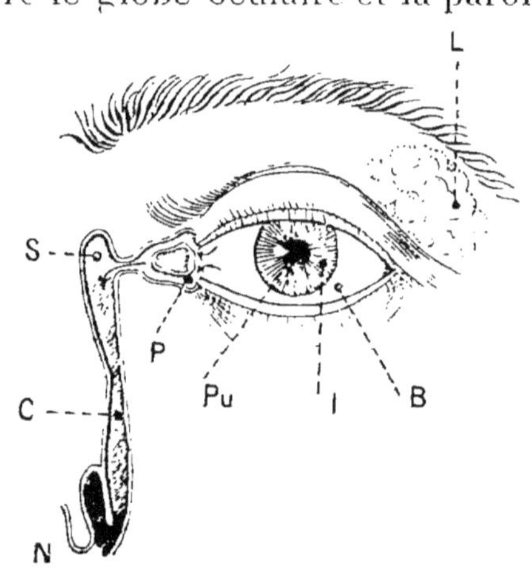

Fig. 156. — L'œil vu de face (B, blanc de l'œil. — I, iris. — Pu, pupille. — L, glande lacrymale. — P, point lacrymal. — S. C, canal lacrymal. — N, nez).

paupières. Quand ce liquide a humecté ainsi le globe de l'œil, il se rend dans le nez par un petit canal, le *canal nasal* (C) qui vient s'ouvrir à l'angle interne des yeux (*fig.* 157), dans l'épaisseur même des paupières, aux *points lacrymaux* (P).

Le liquide lacrymal est destiné à maintenir constamment humide la surface antérieure de l'œil, car, si cette surface venait à se dessécher, elle perdrait sa transparence et, par conséquent, la vision se ferait mal.

Lorsque, pour une raison quelconque, la sécrétion de la glande lacrymale devient trop active pour que les larmes puissent toutes s'écouler dans le nez par les points lacrymaux, elles débordent et coulent le long des joues : on dit alors qu'on *pleure*.

Muscles moteurs de l'œil (*fig.* 157). — Le globe de l'œil est mobile : il peut tourner sur lui-même dans son orbite; ses mouvements résultent des contractions coordonnées de six

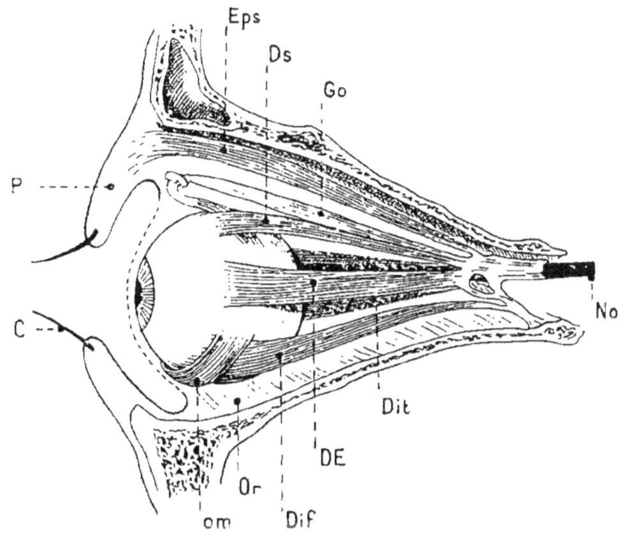

Fig. 157. — Muscles moteurs de l'œil (DE, droit externe. — Dit, droit interne. — Ds, droit supérieur. — Dif, droit inférieur. — Go, grand oblique. — om, petit oblique. — Or, orbite. — P, paupière. — C, cil. — No, nerf optique. — Eps, muscle se rendant à la paupière supérieure).

muscles qui s'attachent, d'une part, sur la surface du globe oculaire, d'autre part, dans le fond de l'orbite.

Il y a *quatre muscles droits* (DE, Dif, Dit, Ds) qui s'insèrent au fond de l'orbite par l'une de leurs extrémités et par l'autre, le long d'un cercle sur le globe de l'œil, concentrique à la partie colorée qu'on voit sur le devant de l'œil. Les points d'attache de ces muscles sur ce cercle se trouvent aux extrémités de ses diamètres horizontal et vertical. Ces quatre muscles font mouvoir l'œil de façon à diriger le regard soit en haut, soit en bas, soit à droite, soit à gauche.

Il y a aussi deux *muscles obliques* (Go et om).

Sourcils. — On peut, à la rigueur, considérer les sourcils comme une partie accessoire de l'organe visuel, parce que leurs poils, orientés transversalement, empêchent la sueur qui glisse sur le front de pénétrer dans l'œil et la dirigent vers les tempes, d'où elle s'écoule le long des joues.

2° *Parties essentielles de l'œil.*

Situation du globe de l'œil. — Les parties essentielles sont le *globe de l'œil* et le *nerf optique* qui relie le globe de l'œil au cerveau.

Le globe de l'œil [1] est logé dans une cavité du crâne appelée *orbite*, mais il n'occupe guère que le tiers antérieur de cette cavité; le reste est rempli par le nerf optique, les muscles moteurs de l'œil et enfin, au fond, par un coussin de tissu conjonctif (G, *fig.* 155).

Globe de l'œil (*fig.* 158). — Le globe de l'œil, comme son nom l'indique, a la forme d'une sphère creuse, à peu près parfaite et dont les parois sont formées par *quatre membranes* emboîtées les unes dans les autres. Les cavités intérieures contiennent des liquides transparents.

Les membranes qui constituent la paroi du globe de l'œil sont, en allant du dehors vers le dedans : 1° la *sclérotique;* 2° la *choroïde;* 3° la *rétine;* 4° la *membrane hyaloïde.*

Sclérotique. — L'enveloppe extérieure de l'œil est la sclérotique [2]; elle est de couleur blanche (*blanc de l'œil*) très résistante et complètement opaque. A cause de sa dureté, rappelant celle de la corne, et de son opacité, on lui donne aussi le nom de *cornée opaque;* elle est la membrane protectrice du globe de l'œil. En arrière, la sclérotique est percée d'un trou pour le passage du nerf optique (N); en avant, sa courbure s'accentue; en même temps, elle s'amincit et devient transparente: cette région antérieure a reçu le nom de *cornée transparente* (Ct).

Choroïde, iris et pupille. — La *choroïde* (Ch) tapisse l'intérieur de la sclérotique; c'est une membrane de couleur foncée, dans l'épaisseur de laquelle circulent un grand nombre de vaisseaux, artères et veines, destinés à assurer la nutrition de l'œil. En arrière, la choroïde est aussi traversée par le nerf optique; en avant, elle se termine par un léger renflement

---

1. Nous employons le singulier, mais il ne faut pas oublier que l'œil est un organe pair.

2. De *scléron*, dur, à cause de sa consistance.

musculaire (Pc) formant ce qu'on nomme la *région ciliaire*. A partir de ce renflement ciliaire, la choroïde se détache de la cornée transparente, en arrière de laquelle elle forme un voile circulaire, l'*iris* (I), diversement coloré selon les individus, et

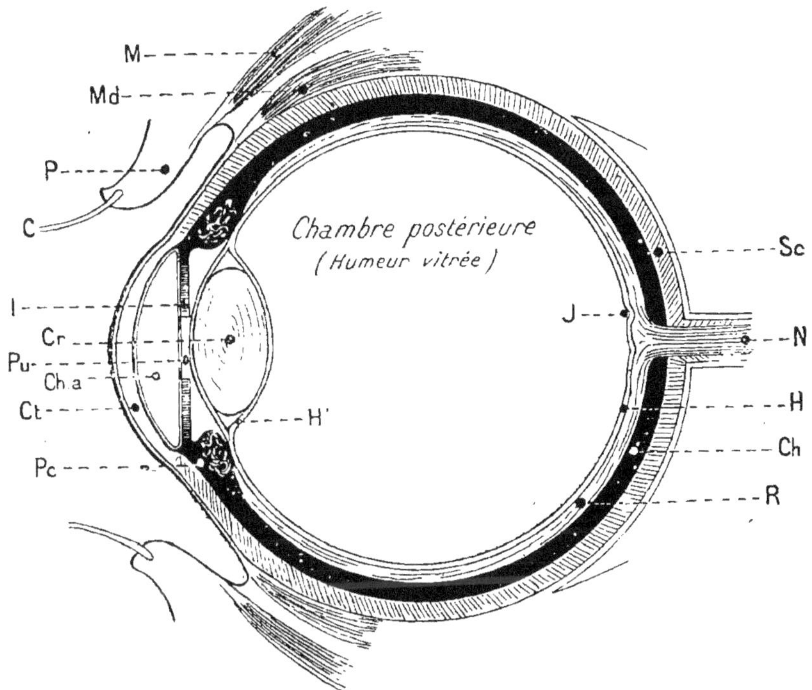

Fig. 158. — Coupe du globe de l'œil (Sc, sclérotique. — Ch. choroïde. — R, rétine. — HH'. membrane hyaloïde. — N, nerf optique. — I, iris. — Cr, cristallin. — Pu, pupille. — Ct. cornée transparente. — Pc, procès ciliaires. — Cha, Chambre antérieure. — P, paupière. — M, muscle de la paupière. — C. cil. — Md, muscle moteur de l'œil. — J, tache jaune).

percé en son centre d'un orifice arrondi, la *pupille* (Pu), par lequel les rayons lumineux pénètrent dans l'œil (*fig.* 158).

Rétine. — A l'intérieur de la choroïde se trouve la *rétine*. La rétine (R) n'est autre chose que l'épanouissement du nerf optique qui s'étale sur la choroïde sitôt qu'il arrive à l'intérieur du globe oculaire.

La rétine a la forme d'une coupe dont les bords s'avancent jusqu'au voisinage de la région ciliaire; *c'est la membrane sensible par excellence*, car c'est elle qui est organisée pour recevoir les impressions lumineuses.

Membrane hyaloïde et cristallin. — Enfin, tout à fait à l'intérieur, limitant la cavité de l'œil, existe une quatrième membrane excessivement fine et transparente : c'est la *membrane hyaloïde* (H) ; à sa partie *antérieure*, cette membrane se dédouble et entre ses deux feuillets, se trouve une lentille transparente comme le cristal qui a reçu le nom de *cristallin* (Cr).

Les chambres de l'œil. — Par suite de la disposition des membranes que nous venons de décrire, l'œil se trouve, comme on le voit (*fig.* 159), partagé en *deux chambres* bien distinctes : l'une, *en avant du cristallin*, comprise entre cet organe et la cornée transparente, est désignée sous le nom de *chambre antérieure* (Ch.a) ; elle contient un liquide limpide comme de l'eau, appelé *humeur aqueuse ;* l'autre, placée en arrière du cristallin, c'est-à-dire comprise entre le cristallin et le fond de l'œil, est désignée sous le nom de *chambre postérieure ;* elle renferme une sorte de gelée épaisse, parfaitement transparente, appelée *humeur vitrée.*

L'humeur aqueuse, le cristallin et l'humeur vitrée, constituent les *milieux transparents de l'œil.*

3° *Formation des images dans l'œil.*

Comparaison de l'œil avec un appareil photographique. — Le globe de l'œil, considéré dans son ensemble, peut être comparé à la chambre noire d'un appareil photographique. En effet, la *rétine* joue le rôle de la *plaque sensible* destinée à recevoir l'impression des rayons lumineux émis par les objets extérieurs : l'*iris*, avec sa *pupille*, représente le *diaphragme ;* la choroïde est comparable à la couche de couleur noire dont on prend soin de recouvrir l'intérieur de l'appareil, afin d'éviter les réflexions de lumière qui ne manqueraient pas de se produire et de *voiler* les plaques, si l'intérieur de la chambre était poli et brillant. Quant au *cristallin*, c'est un véritable *objectif ;* mais un objectif d'une très grande perfection, puisqu'il possède, comme nous le verrons bientôt, la propriété de modifier sa courbure de façon que les images des objets extérieurs viennent toujours se faire exactement sur la rétine, c'est-à-dire de façon que l'appareil soit toujours au *point*.

Marche des rayons lumineux. — Lorsque nous nous plaçons sous un voile noir, derrière la glace dépolie qui occupe le fond d'un appareil photographique, nous voyons, si l'appareil est *au point*, se dessiner sur la glace dépolie une image très nette des objets éclairés qui sont placés en avant de l'objectif. Cette image est renversée.

Le même phénomène se produit à l'intérieur de notre œil (*fig.* 159); il est facile de l'expliquer en se rappelant que la lumière se propage toujours en ligne droite. Supposons, en effet, un objet lumineux AB, placé en avant de l'œil, à une certaine distance. Le point A envoie des rayons qui pénètrent par la pupille et qui, après avoir traversé

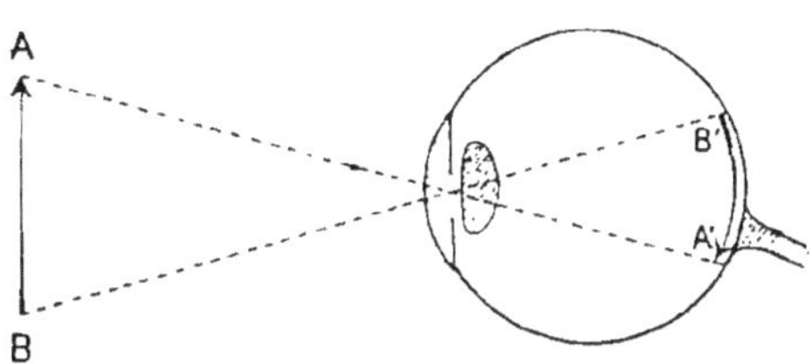

Fig. 159. — Formation des images dans l'œil.

le cristallin, viennent former une image en A′ sur la rétine; le point B donne de même des rayons qui vont former une image en B′; l'image de l'objet AB se trouve donc placée en A′B′ sur la rétine, c'est-à-dire dans une position renversée par rapport à l'objet lumineux qui l'a produite; c'est l'impression de cette image qui est transmise au cerveau par le nerf optique et, bien qu'elle soit renversée, nous avons la sensation d'un objet vu dans sa position véritable, parce que la région de notre rétine qui est excitée par un rayon lumineux, voit le point d'où émane ce rayon, *dans la direction du rayon* qui la touche.

Le rayon lumineux qui vient frapper la rétine l'impressionne parce que, au point touché, se forme une véritable image photographique du point lumineux. La rétine est en effet imprégnée d'une substance rouge *phototactique*[1], le *pourpre rétinien*, qui se détruit à la lumière.

Tant que l'image photographique persiste dans le fond de l'œil, c'est-à-dire tant que le pourpre rétinien détruit ne s'est pas régénéré, ce qui dure quelques secondes ou quelques minutes, selon la vivacité de l'impression, nous continuons à

---

1. *Phototactique*, sensible à la lumière, qui s'altère à la lumière, comme le bromure d'argent qu'on met sur les plaques sensibles des appareils photographiques.

voir l'objet qui a déterminé la formation de la photographie, même si nous ne le *regardons plus*. C'est à ce phénomène, sorte de mémoire visuelle, qu'on donne le nom de *persistance des impressions* sur la rétine.

Sensibilité de la rétine. — La rétine ne possède pas une égale sensibilité dans toute son étendue : le point le plus sensible se trouve à l'extrémité de l'axe antéro-postérieur de l'œil ; on l'a désigné sous le nom de *tache jaune* (J, *fig.* 158) ;

Fig. 160. — Expérience de Mariotte.

comme les images qui se forment en ce point sont les seules que nous percevions d'une façon absolument nette, nous dirigeons instinctement nos yeux de manière que les images viennent se former en ce point.

Par contre, il existe sur la rétine une région complètement insensible à la lumière ; c'est le point par où le nerf optique arrive à l'intérieur du globe de l'œil ; on l'a désigné sous le nom de *point aveugle* (*punctum cæcum*). C'est qu'en effet, il n'existe en ce point, dans la rétine, aucun des éléments nerveux capables de recueillir les impressions lumineuses.

On démontre l'existence du point aveugle à l'aide de l'expérience suivante due à Mariotte (*fig.* 160) : voici deux cercles blancs, plaçons-les bien en face de nous, à une certaine distance de l'œil, 60 centimètres par exemple : fermons l'œil gauche et pendant que nous rapprocherons lentement le livre, *fixons le cercle de gauche avec l'œil droit*. On voit d'abord très nettement les deux cercles blancs : mais, à un moment donné, lorsque le livre n'est plus qu'à 20 ou 25 centimètres de l'œil, environ, le cercle du côté droit disparaît. C'est qu'à ce moment l'image du cercle vient se former au point aveugle.

Accommodation. — On sait que, dans un appareil photographique qui est *au point*, il faut, si l'objet avance ou recule, déplacer quelque peu la glace dépolie qui occupe le fond, c'est-à-dire l'éloigner ou la rapprocher de l'objectif pour continuer à obtenir sur elle une image absolument nette de l'objet; mais, dans l'œil, la rétine ne peut pas se déplacer pour que l'œil se mette au point. La netteté des images, quelle que soit la distance à laquelle l'objet qu'on regarde se trouve de l'œil, doit donc s'obtenir par un procédé autre que l'allongement ou le raccourcissement du globe de l'œil.

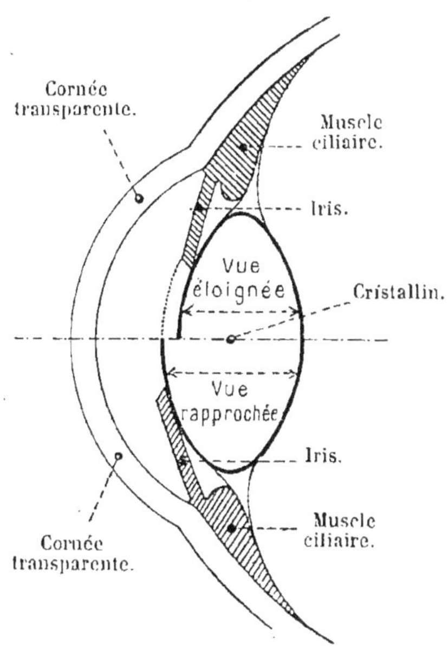

Fig. 161. — Changements de courbure que subit le cristallin pendant l'accommodation.

Or le cristallin, au lieu de conserver, comme les lentilles des appareils photographiques, une forme invariable, possède une certaine élasticité et peut modifier sa courbure : il s'aplatit lorsque l'objet s'éloigne, il se bombe au contraire lorsque l'objet se rapproche et toujours de la quantité justement nécessaire pour que l'image aille se faire exactement sur la rétine (*fig. 161*).

Le changement de courbure du cristallin a reçu le nom d'*accommodation;* c'est un réflexe inconscient qui s'opère sous l'action de petits muscles situés dans la région ciliaire et rend possible la vision nette des objets placés aux distances les plus variées.

Un certain nombre de faits permettent de démontrer la réalité de l'accommodation : fixons attentivement, par exemple, notre regard sur un livre placé devant nous; nous aurons bien encore une impression des autres objets placés en deçà du livre ou au delà, mais nous cesserons de les voir *distinctement*, leur image sera confuse; l'œil s'est donc accommodé de façon à recueillir une image nette de l'objet considéré à la distance où celui-ci se trouve placé, mais il ne l'est plus pour les autres qui sont plus éloignés ou plus rapprochés.

La faculté d'accommodation de l'œil est assez étendue pour

nous permettre la vision distincte des objets placés aux distances les plus variées ; cependant, cette accommodation a des limites.

Considérons, en effet, un objet éclairé placé à l'infini [1] ; nous voyons nettement les contours de cet objet. seuls, les détails de sa surface nous échappent. Supposons que l'objet se rapproche ; nous continuerons à le voir nettement et les détails deviendront de plus en plus apparents ; il en sera ainsi tant que l'objet éclairé sera placé à une distance de l'œil, supérieure à 15 ou 20 centimètres environ ; mais là s'arrêtera la faculté d'accommodation de l'œil ; lorsque la distance de l'objet à l'œil sera inférieure à 15 centimètres, la vision deviendra confuse parce que le cristallin, ne pouvant plus augmenter sa courbure, les images, qui jusque-là se formaient exactement au fond de l'œil, iront se faire en arrière de la rétine.

Cette distance de 15 à 20 centimètres. à partir de laquelle un œil normal devient incapable de percevoir nettement la forme des objets, représente la *distance minimum de la vision distincte*.

4° *Défauts de l'œil.*

L'œil que nous avons décrit est l'*œil normal* ou *emmétrope ;* sa forme est celle d'une sphère presque parfaite.

Mais il arrive fréquemment que l'œil ne possède pas toutes les qualités qui caractérisent l'œil normal : il en résulte alors, pour la vision, des irrégularités qu'on a désignées sous le nom d'*anomalies*.

Les principales anomalies de la vision sont : la *myopie*, l'*hypermétropie*, la *presbytie*, l'*astigmatisme*. le *strabisme* et le *daltonisme*.

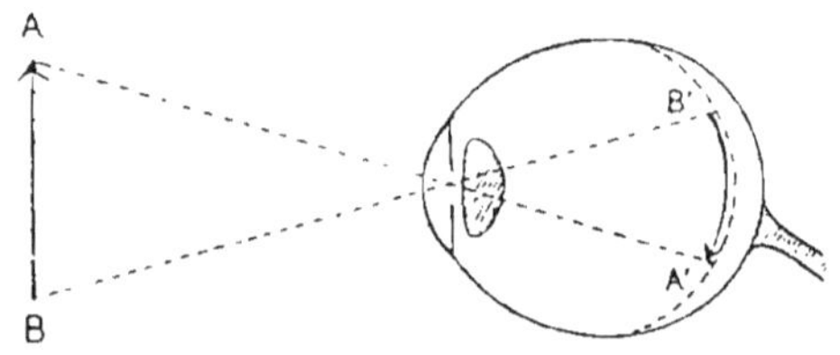

Fig. 162. — ŒIL MYOPE (formation des images *en avant* de la rétine).

Myopie (*fig.* 162). — La myopie provient d'une mauvaise conformation du globe de l'œil. Dans l'œil normal, le globe doit être à peu près sphérique ; dans l'œil myope, le diamètre

1. Tout objet placé devant l'œil, à une distance supérieure à 60 mètres, se comporte physiquement, pour l'œil, comme s'il était placé à l'infini.

horizontal, ou *antéro-postérieur*, est plus long que le diamètre vertical ; il en résulte que, pour les objets éloignés, les images se forment, non pas sur la rétine, mais *en avant*, à la place qu'elles occuperaient si l'organe avait sa conformation normale.

Pour corriger les effets de la myopie, on emploie des verres biconcaves[1], qui possèdent la propriété de faire diverger davantage les rayons lumineux, et reportent les images en arrière, exactement sur la rétine.

Hypermétropie (*fig.* 163). — Dans l'hypermétropie, on observe la disposition inverse de celle qui caractérise la myopie : le diamètre horizontal de l'œil hypermétrope est en effet plus court que le diamètre vertical ; l'œil est légèrement aplati d'arrière en avant ; il en résulte que l'image, se faisant comme si l'œil était normal, vient se former en arrière de la rétine.

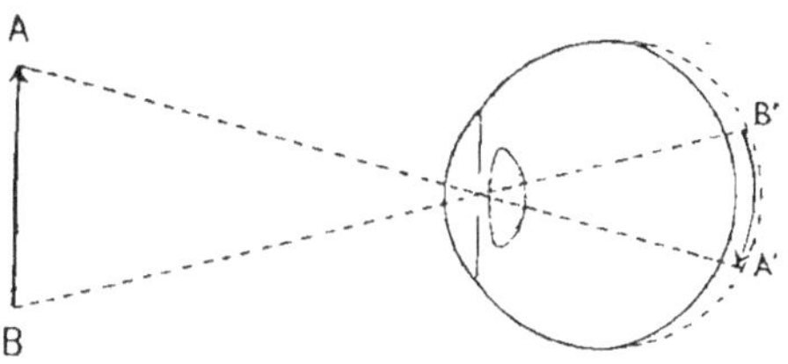

Fig. 163. — ŒIL HYPERMÉTROPE (formation des images *en arrière* de la rétine).

On corrige l'hypermétropie par l'emploi de verres biconvexes[2], qui font converger davantage les rayons lumineux et les amènent à se rencontrer sur la rétine.

Presbytie. — La presbytie ne provient pas comme la myopie ou l'hypermétropie, d'un défaut de conformation de l'œil ; elle est due simplement à un affaiblissement du muscle ciliaire qui commande l'accommodation et à une diminution de l'élasticité du cristallin. Dans ces conditions, l'accommodation ne peut plus se faire pour les faibles distances et l'on est obligé d'éloigner les objets à une distance de 50 à 60 centimètres ou même davantage, pour que les images aillent se faire sur la rétine (*fig.* 164).

La presbytie s'accroît avec l'âge ; on la corrige, de même que l'hypermétropie, à l'aide de verres biconvexes, qui ramènent à sa valeur ordinaire le *minimum de la vision distincte*.

---

1. Plus minces au milieu que sur les bords.
2. Plus épais au milieu que sur les bords.

Astigmatisme. — L'astigmatisme provient encore d'un défaut de conformation de l'œil : il existe alors que le cristallin ou la cornée transparente n'ont pas une courbure régulière ; les rayons lumineux qui pénètrent dans l'œil subissent alors des déviations, des *réfractions* anormales, et donnent, sur la rétine, des images déformées ou n'ayant pas la même netteté en tous leurs points. Cette anomalie est assez fréquente ; on conçoit d'ailleurs qu'elle puisse coexister avec la myopie ou l'hypermétropie. On atténue les effets de l'astigmatisme en employant des *verres cylindriques* convenablement choisis.

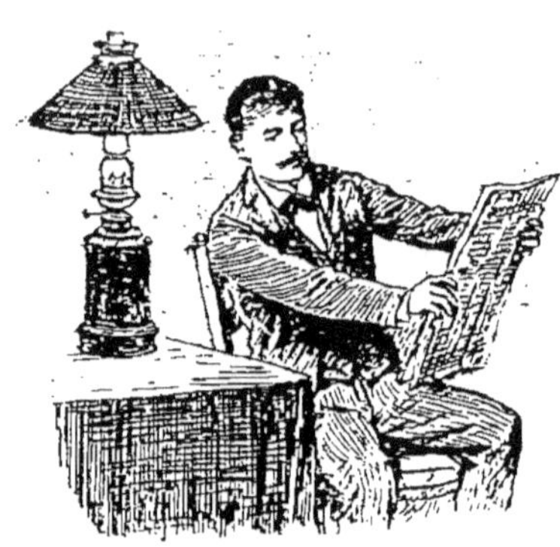

Fig. 164. — Homme presbyte ou hypermétrope.

Daltonisme. — Le daltonisme tire son nom de celui du célèbre chimiste anglais Dalton, qui était atteint de cette affection et qui l'a décrite avec soin. Le daltonien est incapable de percevoir certaines couleurs, le rouge, par exemple, ce qui est le cas le plus fréquent : tout ce qui est rouge paraît vert, ou plutôt le rouge et le vert produisent la même impression sur l'œil des daltoniens : les fruits rouges, tels que les cerises, ne se distinguent des feuilles que par leur forme.

A l'âge adulte, on ne trouve guère que 5 à 6 individus sur 100 qui soient atteints de daltonisme. Il est fort important de s'assurer, dans certains cas, de l'existence de cette affection, Ainsi, on ne saurait admettre les daltoniens dans le personnel des chemins de fer ou dans la marine, où l'on emploie des signaux colorés.

Strabisme (*action de loucher*). — La cause du strabisme réside en dehors du globe de l'œil : le strabisme est dû à ce que les muscles qui commandent les mouvements des yeux ne sont pas égaux des deux côtés : l'œil se trouve alors dévié du côté du muscle le plus court, de sorte que les *axes de vision* des deux yeux ne sont plus parallèles. On peut parfois corriger le strabisme en incisant légèrement le tendon du muscle le plus court, mais il est préférable de le combattre dès l'enfance à l'aide de verres appropriés.

Illusions d'optique. — Bien que la rétine soit extrêmement sensible, peut-être même à cause de sa sensibilité, l'œil nous donne souvent des renseignements inexacts sur les objets qu'il voit.

Traçons deux cercles de dimensions absolument égales, l'un noir sur fond blanc, l'autre blanc sur fond noir; le cercle blanc paraît toujours le plus grand; ce

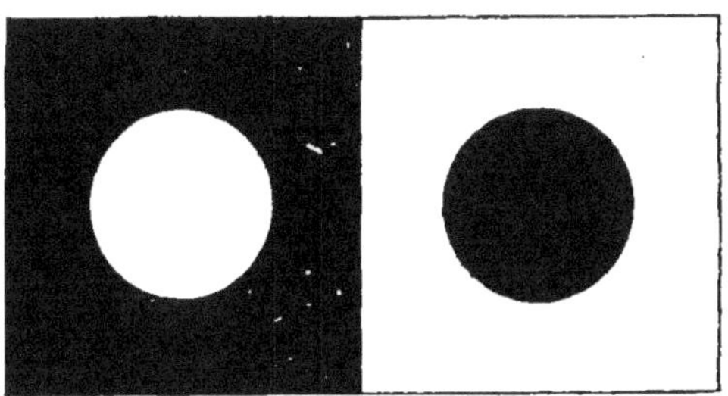

Fig. 165. — Phénomène d'irradiation.

phénomène a reçu le nom d'*irradiation* (*fig.* 165). C'est aussi à l'irradiation qu'est due la singulière illusion que présente la figure 166 : on croirait voir des hexagones. et ce sont en réalité des cercles blancs juxtaposés.

C'est encore par suite d'une illusion d'optique que deux lignes droites.

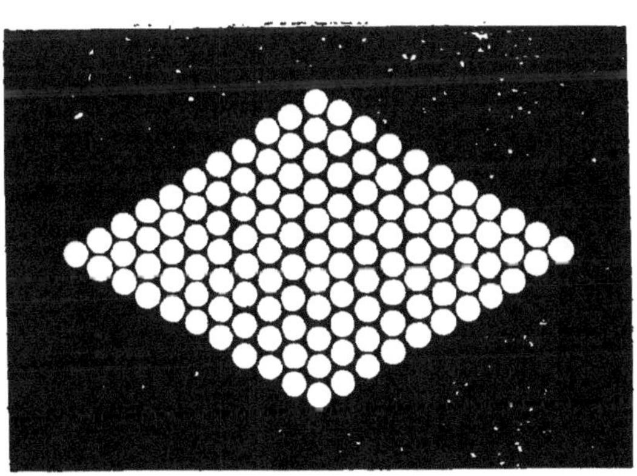

Fig. 166. — Phénomène d'irradiation.

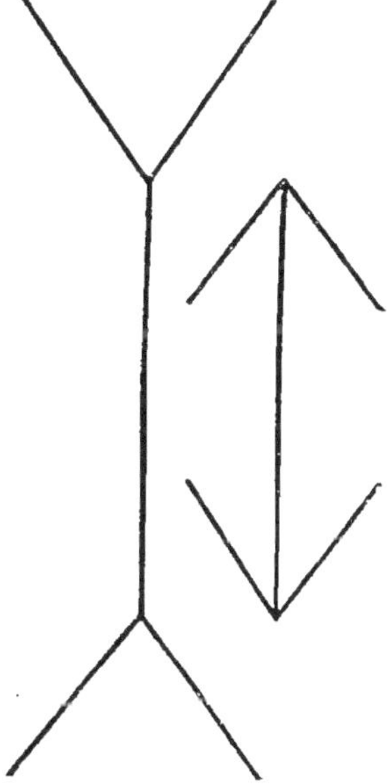

Fig. 167. — Illusion d'optique.

rigoureusement égales entre elles. mais limitées par d'autres lignes angulaires, nous paraissent inégales si les angles qui les limitent sont tracés dans des sens différents (*fig.* 167).

5° *Hygiène de la vue.*

L'œil est un organe extrêmement délicat qui, en raison même de ses fonctions et des rapports qu'il a avec le milieu extérieur, est sujet à un certain nombre d'accidents : le froid. la chaleur, les poussières soulevées par le vent, peuvent avoir une action irritante sur les paupières, sur la conjonctive ou sur le globe lui-même. Lorsque ces accidents se produisent, il est bon de se laver les yeux avec de l'eau bouillie, tiède et surtout de ne pas les frotter.

Il est aussi nécessaire de ne pas soumettre les yeux à une lumière trop vive.

Ainsi, Galilée perdit la vue pour avoir trop souvent observé le soleil. On a vu des nouveau-nés devenir aveugles pour avoir été exposés à une lumière trop intense. Le même accident a été signalé comme s'étant produit à la suite d'un éclair.

Une *lumière continue* peut provoquer une fatigue dangereuse de la vision chez les personnes forcées de la subir; ainsi. on ne peut pas regarder longtemps des objets trop fortement éclairés. surtout s'ils sont de couleur blanche. rouge ou jaune. De même. la vision prolongée d'une étendue de neige éclairée par le soleil peut provoquer des ophtalmies [1] et des amauroses [2].

La *privation absolue de lumière* augmente d'abord la sensibilité de l'œil : c'est ainsi que des prisonniers arrivent à distinguer jusqu'au détail des murailles dans les cachots les plus obscurs; mais, au bout de quelque temps. la sensibilité de la rétine s'émousse et la cécité peut même survenir.

Le *travail soutenu* sur des objets de petites dimensions conduit presque sûrement à la myopie: c'est ce qui ne manque pas de se produire chez les jeunes gens qui étudient dans des livres imprimés avec des caractères trop petits ou qui prennent l'habitude d'écrire trop fin. La myopie arrive plus rapidement encore si la lecture de ces livres imprimés d'une façon défectueuse se fait. par surcroît. à une lumière insuffisante : il en

---

1. Ophtalmie : inflammation violente de la conjonctive.
2. Amaurose : affaiblissement de la vision pouvant aller jusqu'à la cécité.

est de même si l'on prend la mauvaise habitude de lire ou d'écrire de trop près (*fig.* 168).

Pour ne pas fatiguer l'œil, il faut toujours lire ou écrire en

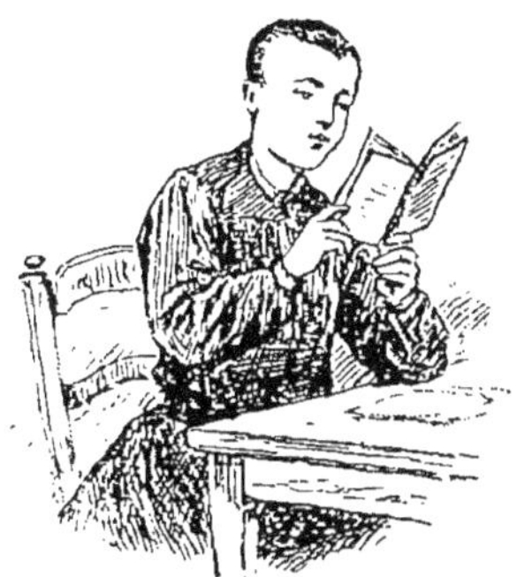

Fig. 168. — TENDANCE A LA MYOPIE.

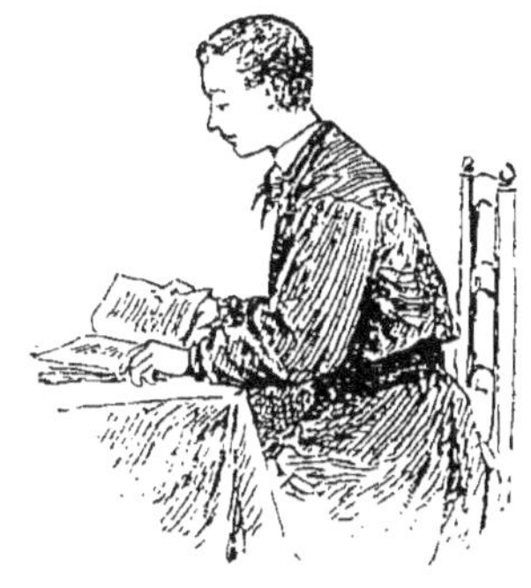

Fig. 169. — LECTURE NORMALE
(30 ou 35 centimètres).

se plaçant à 30 ou 40 centimètres de son livre ou de son papier (*fig.* 169).

Le travail à la lumière du jour est celui qui fatigue le moins; mais si l'on est obligé de travailler à la lumière artificielle, on ne saurait choisir son éclairage avec trop de soin.

Le meilleur éclairage artificiel est celui qui fournit le plus de lumière jaune : c'est donc la lumière de l'huile végétale qui fatigue le moins la vue, pourvu qu'elle ait une intensité suffisante. Le pétrole produit aussi un bon éclairage, à condition qu'on n'emploie que des appareils donnant une lumière bien fixe, non vacillante.

Enfin, les myopes, ne doivent pas *abuser des lunettes* et ils ne doivent s'en servir que quand elles leur sont indispensables. Il faut les choisir suffisantes, mais éviter celles qui sont trop fortes. Insuffisantes, elles fatiguent; trop fortes, elles accentuent les défauts qu'elles sont destinées à corriger.

V. — SENS DE L'OUÏE. — OREILLE

Les parties de l'oreille. — L'oreille est l'organe qui nous permet de percevoir les vibrations sonores, c'est-à-dire les vibrations des corps élastiques assez rapides pour que, transmises à l'oreille, elles impressionnent les terminaisons nerveuses qui s'y trouvent. Conduites au cerveau par le *nerf acous-*

tique, ces impressions y deviennent cette sensation particulière à laquelle on a donné le nom de *son*.

L'oreille comprend trois parties distinctes (*fig.* 170) :

1° L'*oreille externe*, destinée à recevoir les vibrations venant de l'extérieur;

2° L'*oreille moyenne*, chargée de les transmettre à l'oreille interne;

3° L'*oreille interne*, qui contient les nerfs capables de percevoir les impressions et de les diriger ensuite vers le cerveau.

Description de l'oreille.

Oreille externe. — L'oreille externe est surtout destinée à recueillir les sons; à cet effet, elle se compose de deux parties : le *pavillon* et le *canal auditif externe*.

Le pavillon est formé par une lame cartilagineuse, recouverte par la peau; il porte des sillons et des replis dont le rôle est de saisir, d'accrocher en quelque sorte les vibrations de l'air et de les faire converger vers le canal auditif. Le pavillon de l'oreille est immobile chez l'homme; mais chez certains animaux tels que le cheval, l'âne, il est mobile et son ouverture peut être dirigée à volonté dans la direction d'où viennent les vibrations sonores.

Le canal auditif externe est un conduit long de 1 cm 5 à 2 centimètres environ, qui pénètre dans l'os temporal et se termine à l'oreille moyenne, dont il n'est séparé que par une fine membrane, la *membrane du tympan*.

La peau extérieure se replie à l'intérieur du canal auditif où elle devient une muqueuse dont les nombreuses glandes sécrètent une matière grasse, jaune, appelée *cérumen*.

Oreille moyenne (*fig.* 170). — L'oreille moyenne ou *caisse du tympan*, creusée dans la partie massive de l'os temporal, appelée *rocher*, est une cavité irrégulière dont le rôle est de transmettre à l'oreille interne les sons qui ont frappé le tympan. Elle commence au *tympan* En haut, elle communique avec de nombreuses lacunes de l'os temporal, improprement appelées *cellules mastoïdiennes*; ce ne sont pas, en effet, des cellules au sens que nous avons donné à ce mot (p. 8), mais de très nombreuses petites cavités qui servent à accroître la capacité intérieure de la caisse du tympan.

La partie inférieure de l'oreille moyenne communique avec les fosses nasales par l'intermédiaire d'un canal, la *trompe*

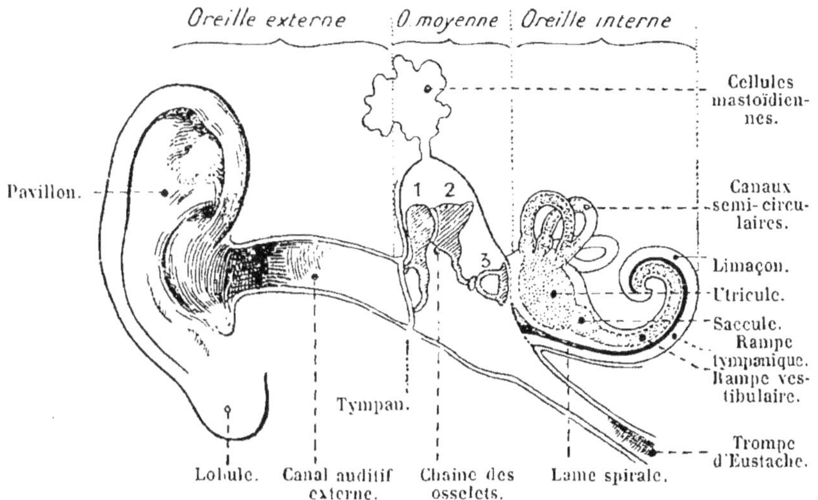

Fig. 170. — LES TROIS RÉGIONS DE L'OREILLE (figure schématique).
Les membranes des fenêtres ovale et ronde sont indiquées par des lignes de points.

d'Eustache; l'air extérieur peut pénétrer par cette voie dans la cavité de l'oreille moyenne, de sorte que quelle que soit la pression de l'air extérieur, la membrane du tympan supporte toujours des pressions égales sur ses deux faces, condition essentielle au bon fonctionnement de cette membrane.

La paroi de l'oreille moyenne qui fait face au tympan est percée de deux petites ouvertures qui, à cause de leur forme, ont reçu les noms de *fenêtre ovale* et de *fenêtre ronde;* chacune de ces deux ouvertures est munie d'une très mince membrane analogue au tympan. La communication de l'oreille moyenne avec l'oreille interne se trouve donc établie par ces deux membranes capables de vibrer comme le tympan.

Ce sont d'ailleurs les vibrations effectuées par le tympan qui se propagent à travers l'oreille moyenne jusqu'à l'oreille interne. A cet effet, il existe une chaîne de trois petits os rattachés les uns aux autres et reliant le tympan à la membrane de la fenêtre ovale : c'est la *chaîne des osselets*. Ces os ont reçu des noms qui rappellent leur forme; ce sont : le *marteau*, l'*en-*

clume[1] et l'*étrier* (1, 2, 3, *fig.* 170) ; c'est le marteau qui s'appuie sur la membrane du tympan et c'est l'étrier qui est rattaché à la membrane de la fenêtre ovale.

La chaîne des osselets traverse donc, d'une paroi à l'autre, toute l'oreille moyenne, et sert ainsi à transmettre à la membrane de la fenêtre ovale, c'est-à-dire, en définitive, à l'oreille interne, les vibrations sonores, reçues par la membrane du tympan : la transmission du son se fait en effet beaucoup mieux par les corps solides que par les gaz.

Oreille interne ou labyrinthe (*fig.* 170). — L'oreille interne est la partie sensible de l'oreille. De même que l'oreille moyenne, elle est entièrement creusée dans le *rocher*; c'est une cavité complètement close qui, d'un côté, communique avec l'oreille moyenne et, par conséquent, avec l'extérieur, par les fenêtres ovale et ronde et, de l'autre côté, avec le cerveau par l'intermédiaire du nerf acoustique.

Elle se compose d'un *vestibule* qui se prolonge en un tube enroulé en spirale, le *limaçon*. A la partie supérieure du vestibule débouchent trois canaux que, en raison de leur forme, on nomme *canaux semi-circulaires*.

Une cloison osseuse, la *lame spirale* part de l'intervalle existant entre les deux fenêtres ovale et ronde, coupe le vestibule en deux parties très inégales et, se prolongeant dans le limaçon, le partage en deux étages ou *rampes*, la *rampe tympanique* et la *rampe vestibulaire*. Comme la lame spirale s'arrête avant l'extrémité du limaçon, les deux rampes sont en communication l'une avec l'autre en ce point.

En somme, la rampe tympanique commence à la fenêtre ronde, la rampe vestibulaire à la fenêtre ovale et les deux rampes vont se rejoindre à l'extrémité du limaçon.

Distinction entre le labyrinthe osseux et le labyrinthe membraneux. — Les canaux semi-circulaires, la partie du vestibule dans laquelle ils s'ouvrent et la rampe vestibulaire sont tapissés par une membrane qui forme, à l'intérieur du labyrinthe osseux, comme un second labyrinthe qui le double exactement et qu'on nomme le *labyrinthe membraneux*[2]. Mais

---

1. L'enclume porte à l'extrémité de sa branche inférieure un petit renflement en forme de lentille que certains auteurs décrivent quelquefois comme un os spécial sous le nom d'*os lenticulaire*.

2. Sur la figure 170, le labyrinthe membraneux est teinté de gris.

le labyrinthe membraneux n'est pas étroitement appliqué contre le labyrinthe osseux, bien qu'il le double : entre les deux labyrinthes, il existe un espace étroit, rempli d'un liquide spécial, la *périlymphe*. Le labyrinthe membraneux est lui-même rempli d'un autre liquide, l'*endolymphe*.

La partie du labyrinthe membraneux qui correspond au vestibule est divisée en deux parties par un étranglement; la partie dans laquelle s'ouvrent les canaux semi-circulaires se nomme l'*utricule* (V, *fig.* 171); l'autre, qui se prolonge par le limaçon membraneux, s'appelle le *saccule* (S).

Nerf acoustique (*fig.* 171). — Le nerf acoustique N, qui met l'oreille interne en communication avec le cerveau, envoie ses ramifications dans toutes les parties du labyrinthe membraneux et c'est dans les parois mêmes des différentes parties de ce labyrinthe que viennent se terminer les ramifications nerveuses; en arrivant près de l'oreille, le nerf acoustique se partage en trois branches : l'une qui se rend aux canaux semi-circulaires (Cs), l'autre qui se ramifie dans le vestibule (V, S) et la troisième qui longe toute l'étendue

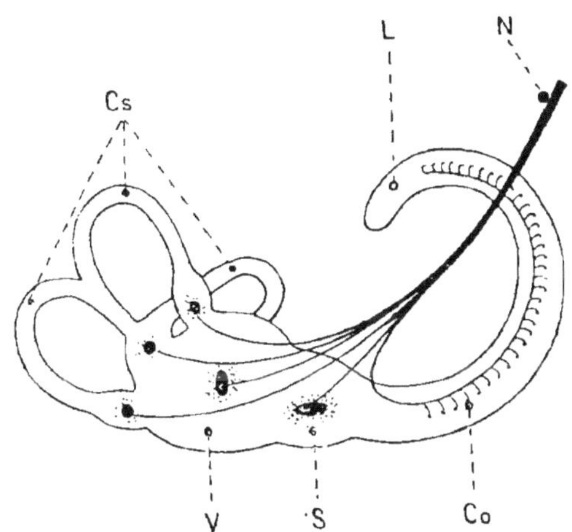

Fig. 171. — LE LABYRINTHE MEMBRANEUX, supposé isolé du labyrinthe osseux; ses rapports avec le nerf acoustique [figure schématique]. — (Cs, canaux semi-circulaires. — L, limaçon. — N, nerf acoustique. — V, utricule et S, saccule [leur ensemble forme le vestibule]. — Co. organe de Corti).

du limaçon (L) en émettant, sur son trajet, de petites fibres régulièrement espacées et qui vont se terminer dans la lame qui sépare les deux étages ou rampes du limaçon; toutes les petites terminaisons nerveuses ainsi disposées côte à côte, comme le sont les cordes d'un piano, communiquent par leur extrémité avec des cellules cylindriques, remarquables en ce sens qu'elles portent des cils très ténus, faisant saillie dans l'endolymphe (*fig.* 172). L'ensemble de ces cellules ciliées, avec toutes les parties qui servent à les soutenir et à les protéger, constitue un organe qui a reçu le nom d'*organe de Corti* (Co).

Mécanisme de l'audition (*fig.* 172). — Il est maintenant facile de comprendre comment les terminaisons du nerf acoustique peuvent être impressionnées par les vibrations sonores.

Les vibrations ne sont autre chose que des mouvements très rapides de va-et-vient de certains corps élastiques (corde de violon. lame métallique, etc.). autour d'une position d'équilibre; or. ces mouvements sont tout d'abord transmis par l'air à la membrane du tympan: celle-ci. par l'intermédiaire de la chaîne des osselets, les communique à la membrane qui ferme la fenêtre ovale; au niveau de cette membrane, les mouvements vibratoires sont reçus par la périlymphe qui

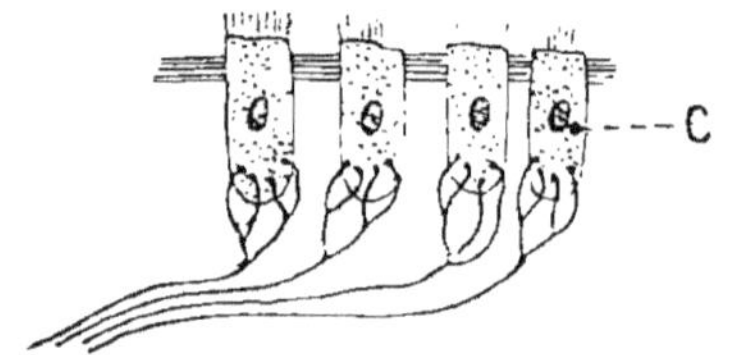

Fig. 172. — Terminaison des cellules auditives (C) dans l'organe de Corti.

elle-même les transmet à l'endolymphe. A leur tour, les cellules auditives de l'organe de Corti recueillent ces vibrations par l'intermédiaire de leurs cils vibratiles (*fig.* 172. C) et les transmettent au cerveau par les petites fibres nerveuses qui viennent se terminer à leur base.

D'après le physicien Helmholtz. chaque fibre de Corti correspond à une note de musique : quand cette note se produit dans l'air. les vibrations qui lui donnent naissance font vibrer la fibre de Corti correspondante. L'impression est aussitôt transmise au cerveau par la terminaison nerveuse en relation avec la fibre impressionnée et le cerveau a alors la sensation de la note.

On ne sait pas encore exactement à quoi servent les canaux semi-circulaires et le vestibule. Mais étant donné que les nerfs qui s'y rendent se terminent à la base de cellules longuement ciliées. on pense que le vestibule. notamment, sert à l'audition des *bruits* non musicaux.

On voit que l'oreille interne est la partie essentielle de l'appareil auditif. Les deux autres parties, oreille moyenne et oreille externe. ne sont pour ainsi dire que des organes accessoires : on ne les rencontre en effet que chez les animaux supérieurs qui vivent dans l'air; elles n'existent pas chez les poissons, ni chez les têtards des batraciens.

13.

Hygiène de l'ouïe. — Il est indispensable d'entretenir très propre le canal auditif externe; on devra le nettoyer chaque matin avec un linge très fin afin d'enlever la matière grasse qui s'y dépose; il est même bon d'opérer de temps en temps un nettoyage plus profond en injectant de l'eau bouillie, tiède, dans l'oreille. Lorsque ces soins de propreté sont négligés, le cérumen peut s'accumuler dans le conduit auditif et entraîner une surdité temporaire plus ou moins complète.

On doit aussi soustraire l'oreille à l'impression pénible que causent les bruits trop intenses : sous l'action d'une détonation brusque, la membrane du tympan peut vibrer assez fortement pour être déchirée. Afin d'éviter cet accident, on recommande d'ouvrir la bouche au moment où la détonation se produit; l'oreille moyenne, communiquant, comme on le sait, avec l'air extérieur par l'intermédiaire de la trompe d'Eustache, les ondes sonores viennent frapper en même temps les deux faces de la membrane du tympan dont les vibrations sont ainsi singulièrement affaiblies.

CHAPITRE XII

DANGERS DES EXCITANTS DU SYSTÈME NERVEUX

SOMMAIRE

I. L'ALCOOLISME
(abus de l'alcool).

- 1° Comment on devient alcoolique.
- 2° Action de l'alcool sur nos organes.
- 3° Boissons alcooliques.. *Boissons fermentées.*
  - — *distillées.*
  - — *aromatisées.*
  - *Liqueurs.*

II. EXCITANTS AUTRES
QUE L'ALCOOL.

- 1° Tabac.
- 2° Opium.

Les excitants. — Il existe un certain nombre de substances qui, lorsqu'elles sont introduites dans l'organisme, paraissent activer d'une façon passagère le fonctionnement des organes et des tissus; on donne à ces substances le nom d'excitants. Les plus importants sont l'*alcool*, le *tabac* et l'*opium*.

En réalité, ces excitants sont des poisons violents, et l'excitation factice qu'ils déterminent est un véritable empoisonnement.

I. — ALCOOLISME

Comment on devient alcoolique. — L'alcool est un liquide incolore qui prend naissance dans la fermentation de jus sucrés d'origine variée.

Lorsqu'il est pris en petite quantité, à des intervalles de temps suffisamment éloignés et très dilué dans une grande quantité de liquide, l'alcool est entièrement éliminé par l'organisme; dans ce cas son action n'est probablement pas nocive. Malheureusement, l'usage entraîne presque toujours l'abus.

Or, s'il [est pris pur, à dose un peu forte, comme il est absorbé immédiatement par la paroi intestinale sans subir aucune modification, il se trouve rapidement mélangé au sang et distribué dans tous les tissus; il produit alors une excitation spéciale désignée sous le nom d'*ivresse*. Lorsque l'ivresse est accidentelle, elle n'a généralement aucune conséquence grave : dans ce cas, l'alcool est, en effet, éliminé petit à petit, surtout par les voies respiratoires [1], et il n'en reste aucune trace dans l'organisme.

Mais il n'en est pas de même si l'absorption de l'alcool est souvent répétée, car alors, les cellules ne pouvant plus détruire l'alcool assez rapidement pour l'éliminer de l'organisme, le poison s'accumule dans les tissus, et les cellules, obligées de vivre dans un milieu qui est un poison pour elles, remplissent mal leurs fonctions au grand détriment de la vigueur morale et de la santé physique.

Les tissus les plus éprouvés sont évidemment ceux qui sont formés de cellules très vivantes et qui se nourrissent avec une grande activité, comme par exemple les cellules nerveuses, les cellules de la muqueuse qui tapisse l'intérieur de l'estomac. les cellules des muscles, etc. Les troubles organiques qui résultent de cet empoisonnement continu, constituent ce qu'on nomme l'*alcoolisme*.

Il ne faudrait pas croire qu'il soit nécessaire d'absorber habituellement de grandes quantités d'alcool pour devenir alcoolique : une petite quantité, prise chaque jour, régulièrement, et qui peut, au premier abord, paraître inoffensive. produit, avec le temps, les mêmes accidents. On devient alcoolique sans avoir jamais été ivre, sans même avoir bu d'alcool pur, simplement en absorbant d'une façon exagérée et habituelle du vin, du cidre ou de la bière.

Action de l'alcool sur nos organes. — Sous l'influence de l'alcool, les parois de l'estomac sont altérées de très bonne heure : elles deviennent rouges, s'ulcèrent. Les glandes qui sécrètent le suc gastrique s'irritent et se déforment : elles produisent alors un liquide glaireux, qui est fréquemment rejeté le matin avec les aliments et qui caractérise ce malaise qu'on nomme la *pituite*.

1. C'est ce qui explique pourquoi les personnes qui ont bu de l'alcool ont une haleine malodorante.

Les cellules du foie et celles du cœur, empoisonnées, subissent ce qu'on nomme la dégénérescence graisseuse, c'est-à-dire qu'elles sont envahies par la graisse. Les parois des artères perdent leur élasticité : elles deviennent dures, cassantes et leur facile rupture rend plus imminent le danger des hémorragies cérébrales (*attaques d'apoplexie*).

De plus, en tuant ou atrophiant les cellules nerveuses, l'usage habituel de l'alcool a pour conséquence forcée un affaiblissement très notable des facultés intellectuelles qui peut même. à la longue, amener la paralysie ou la folie.

« Les cellules nerveuses, dit M. Duclaux[1], et toutes celles qui ne se débarrassent de leur alcool qu'avec lenteur, restant constamment sous son impression, sont constamment en ébriété et s'atrophient. Celles du foie subissent alors, plus facilement que celles d'un foie sain, une dégénérescence particulière qui n'est pas caractéristique de l'alcool. mais qui existe souvent chez les alcooliques : c'est la *cirrhose* du foie. Si ce n'est pas l'alcool qui l'a produite par lui-même. il lui a au moins préparé le terrain et lui a en quelque sorte fait son lit.

« On l'a accusé de même. et avec beaucoup de raison, de *favoriser le développement de la tuberculose.*

« L'alcool engourdit les globules blancs. si utiles à l'organisme. On comprend qu'un organisme, ainsi débilité, soit plus facilement envahi par les microbes pathogènes[2].

« Bref *l'alcoolisme ouvre la porte à toutes les déchéances.* »

On voit à quels dangers l'abus de l'alcool expose l'individu, puisque l'alcoolisme complique ou aggrave tous les troubles organiques qui peuvent se produire dans un organisme : toutes les maladies sont plus longues et plus difficiles à guérir chez les alcooliques que chez les personnes sobres, et une indisposition, qui serait bénigne chez un individu sain, peut devenir une maladie mortelle chez un alcoolique.

Mais ce n'est pas tout encore : l'alcoolisme n'atteint pas seulement la personne de l'ivrogne, il fait aussi sentir ses funestes effets sur ses enfants qui, lorsqu'ils n'héritent pas des tristes habitudes de leur père, ont le plus souvent une

---

1. Duclaux. **Hygiène sociale**, Alcan. Éditeur.
2. Qui engendrent des maladies.

intelligence dégradée, des maladies nerveuses, des tics, des infirmités de toute nature.

Il ne faut donc jamais perdre de vue cette vérité physiologique, que la boisson ne doit pas avoir d'autre but que de restituer au corps l'eau qu'il perd par la transpiration, l'évacuation de l'urine et l'ensemble des autres sécrétions. A ce point de vue, l'eau pure est la boisson la plus naturelle; on peut ajouter que c'est la plus saine, la plus hygiénique et la seule qui nous soit indispensable.

Boissons alcooliques. — Toutes les boissons autres que l'eau qui entrent dans notre alimentation peuvent être réparties en quatre grandes catégories :

a. Les boissons fermentées;

b. Les boissons distillées;

c. Les boissons aromatisées;

d. Les liqueurs.

a. *Boissons fermentées.* — Les boissons fermentées sont celles dans lesquelles l'alcool provient de la transformation du sucre sous l'influence d'une diastase (*alcoolase*), sécrétée par un ferment, la *levûre de bière.* Les principales sont : le vin, le cidre, le poiré, l'hydromel et la bière.

Le vin est fabriqué avec le raisin : il provient de la fermentation du jus sucré que l'on obtient en écrasant les grappes aussitôt après la récolte; sa richesse en alcool, qui est ordinairement de 9 à 10 p. 100 environ, peut atteindre jusqu'à 15 ou 16 p. 100 dans les vins d'Espagne.

Le cidre est préparé avec des pommes, le poiré avec des poires. Ils contiennent, en général, de 4 à 5 p. 100 d'alcool.

L'hydromel provient de la fermentation de l'eau sucrée avec du miel.

La bière résulte de la fermentation du jus sucré que l'on obtient en faisant macérer dans l'eau des grains d'orge en germination; on n'y ajoute du houblon que pour lui donner une certaine amertume; elle renferme ordinairement de 3 à 4 p. 100 d'alcool.

Ces boissons, lorsqu'elles sont naturelles et bien préparées, sont saines en ce sens que leur usage modéré ne présente aucun danger; mais il ne faut pas oublier cependant que, si ces boissons sont agréables au goût, elles ne sont nullement indispensables à la santé.

La quantité de boisson que peut consommer par jour un adulte est difficile à fixer ; on estime que la dose *maximum* de vin pur est de *un verre et demi* à *deux verres*, soit une demi-bouteille, par repas. Il est d'ailleurs utile de couper son vin avec de l'eau. Pour le cidre, la dose normale est de une bouteille (0 lit. 75) par repas. Encore faut-il remarquer que ces doses sont celles qui conviennent à un adulte, travaillant d'un travail manuel ; les jeunes gens et les personnes qui mènent une vie sédentaire, ont tout avantage à réduire encore ces doses. D'ailleurs, chacun doit savoir limiter sa consommation, et avoir assez d'énergie pour ne pas franchir les limites qu'il s'est tracées.

b. *Boissons distillées.* — On donne ce nom à tous les liquides qui renferment une proportion d'alcool supérieure à 25 p. 100 et que l'on obtient, en général, par la distillation de boissons fermentées. Suivant leur force en alcool et suivant leur origine, on désigne ces boissons sous les noms d'*eau-de-vie*, *rhum*, *kirsch*, *genièvre*, *trois-six*, etc.

Dans toutes ces boissons, c'est non seulement l'alcool qui est à redouter, mais encore les essences qui les parfument et donnent à chacune d'elles son arome caractéristique. Certaines de ces essences sont, en effet, loin d'être inoffensives. Ainsi, le kirsch doit son parfum à la présence d'une petite quantité d'*acide prussique* ou *cyanhydrique* qui est un poison foudroyant, même à dose minime.

La consommation des boissons alcooliques a augmenté en France d'une façon effroyable depuis 1850 et, chose triste à constater, la France paraît être le seul pays d'Europe où cette consommation aille en augmentant ; partout ailleurs on a réussi à la réduire, soit par des mesures fiscales, soit par des mesures de répression personnelle, soit, ce qui est préférable, en faisant appel à la raison de chacun et au sentiment que tout homme doit avoir de sa dignité.

Les statistiques ont montré qu'en France, les départements où l'alcoolisme sévit avec le plus d'intensité sont ceux des régions du Nord et du Nord-Ouest.

c. *Boissons aromatiques.* — Les plus répandues, parmi ces boissons, sont les infusions dans l'eau de thé ou de café ; ces boissons sont très faiblement excitantes et leur usage est à recommander lorsqu'on n'a à sa disposition que des eaux de qualité douteuse, car, pour les obtenir, il faut préalablement faire bouillir l'eau dont elles sont faites; il ne faudrait cependant pas non plus en abuser.

d. *Liqueurs*. — Enfin il existe des boissons connues sous le nom générique de *liqueurs* et qui s'obtiennent en faisant macérer, infuser pendant un temps plus ou moins long, dans de l'alcool, des herbes aromatiques. Toutes doivent être proscrites au même titre que l'alcool, mais surtout celles qui, comme l'*absinthe*, agissent sur les cellules nerveuses et dont l'usage, même modéré, amène fatalement à la longue un affaiblissement de la santé physique ainsi qu'une diminution des facultés intellectuelles pouvant aller jusqu'à la folie.

Résumé. — En résumé, si l'usage du vin et des boissons fermentées peut être toléré, à condition que cet usage soit modéré, il ne faut pas oublier que *toute goutte d'alcool introduite dans l'organisme est un poison* pour certaines de nos cellules, principalement pour les cellules nerveuses les plus importantes incontestablement. Il faut donc proscrire rigoureusement et sans faiblesse, l'usage du petit verre après le repas et surtout rompre avec l'habitude des *apéritifs*, aromatisés ou non; l'apéritif est le grand recruteur de l'armée des alcooliques. D'ailleurs, l'usage de l'apéritif désorganisant les tissus de l'estomac et l'excitation passagère qu'il a pu produire au début est bientôt remplacée par une grande paresse de l'organe : au lieu d'ouvrir l'appétit, l'apéritif le coupe. « Ne vous ouvrez jamais l'appétit avec une fausse clef », a dit un médecin fameux. Il est certain que pour remplir cet office, rien ne vaut un exercice modéré et rationnel (voir p. 240).

II. — EXCITANTS AUTRES QUE L'ALCOOL

Tabac. — Bien qu'il puisse être placé au dernier rang des excitants du système nerveux, le tabac n'en a pas moins sur l'organisme une action très redoutable. L'usage du tabac ne répond à aucun besoin : c'est une habitude, un plaisir tout factice qui s'acquiert même assez péniblement. Le fumeur est, comme l'alcoolique, exposé à une foule d'accidents qui n'atteignent jamais l'homme qui ne fume pas : l'abus du tabac produit toujours une altération profonde des fonctions digestives et une diminution très sensible de la mémoire :

« Grand fumeur, petite mémoire », et il n'en saurait être autrement, car le poison que renferme le tabac, la *nicotine*, en s'accumulant dans le cerveau, affaiblit, quand elle ne l'annihile pas, l'activité des cellules nerveuses.

De plus, l'habitude de fumer jaunit les dents, et communique à l'haleine une odeur repoussante, plus désagréable que celle du tabac lui-même. Enfin, l'excitation produite par la fumée chaude

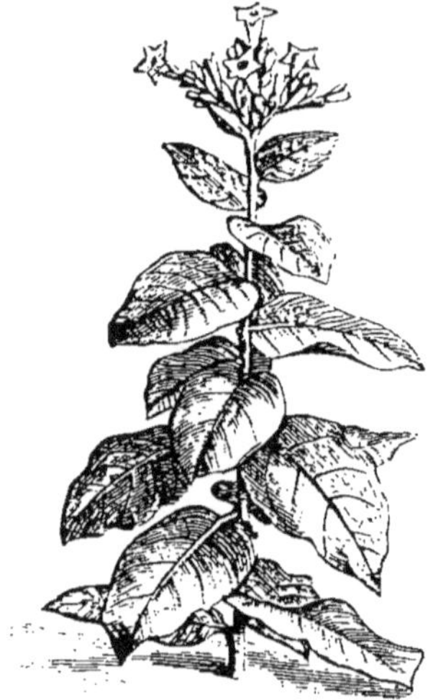

Fig. 173. — TIGE DE TABAC, avec ses feuilles et ses fleurs.

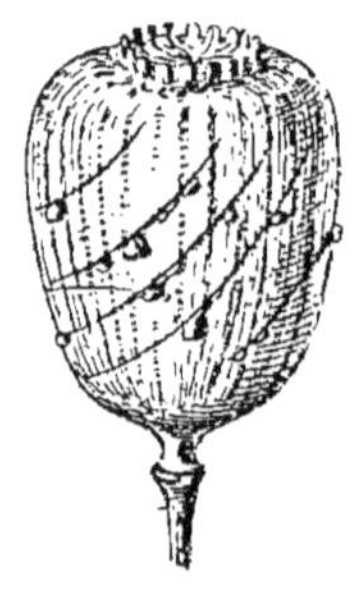

Fig. 174. — CAPSULE DE PAVOT portant des entailles obliques pour l'écoulement de l'opium.

sur la muqueuse de la langue ou des lèvres, détermine parfois l'apparition d'une tumeur (*cancer des fumeurs*) presque toujours mortelle.

Opium. — L'opium est une substance que l'on retire, d'une variété de pavot cultivée en Égypte. en Turquie et dans l'Asie Mineure (*fig.* 174). Les Orientaux le fument ou le mâchent. Il produit une ivresse très dangereuse et amène encore plus rapidement que l'alcool un abrutissement complet. Les accidents que produit l'opium sont dus à plusieurs substances qu'il renferme et qui sont des poisons violents : l'une d'elles, bien connue de tout le monde, est la *morphine*.

CHAPITRE XIII

ORGANES PASSIFS DES MOUVEMENTS.
APPAREIL OSSEUX

SOMMAIRE

I. Os
- 1° Diverses espèces d'os....... *Os longs.*
  - *— plats.*
  - *— courts.*
- 2° Structure des os.
- 3° Composition chimique des os.
- 4° Développement et croissance des os.

II. Articulations.
- 1° Articulations immobiles : *sutures.*
- 2° — faiblement mobiles : *symphyses.*
- 3° — très mobiles.

III. Squelette.
- 1° Os de la tête.............. *Crâne.*
  - *Face.*
- 2° Os du tronc............... *Colonne vertébrale.*
  - *Côtes.*
  - *Sternum.*
- 3° Os des membres.......... *Supérieurs.*
  - *Inférieurs.*

Organes du mouvement. — Les organes du mouvement sont ceux qui permettent à l'homme de faire mouvoir ses membres et de se déplacer. Ce sont : 1° *l'appareil osseux,* constituant la charpente solide du corps humain et que l'on désigne sous le nom de *squelette;* 2° *l'appareil musculaire,* formé par des organes appelés *muscles (chair),* capables de se contracter et de produire, par conséquent, les mouvements des os sur leurs *articulations.*

Les os ne sont pas mobiles par eux-mêmes, ils ne font que fournir des points d'appui solides aux muscles qui, eux, ont le pouvoir de se contracter. On voit d'après cela, que les os sont les *organes passifs* et les muscles les *organes actifs* du mouvement.

I. — OS

Os. — Les *os* sont des organes inertes, rigides, qui servent à soutenir toutes les parties du corps. On en compte plus de deux cents dans l'organisme humain (*fig.* 193, p. 251); mais si on les examine avec attention, on reconnaît qu'il est possible de les classer en trois catégories :

1º Les os longs (ex. : *humérus, fémur*, etc.);

2º Les os plats (ex. : *omoplate, pariétaux*, etc.) ;

3º Les os courts (ex. : *os du carpe, du tarse, vertèbres*).

a. *Os longs.* — On désigne sous le nom d'*os longs* tous ceux dont la longueur est au moins égale à trois fois la largeur ou l'épaisseur, ces deux dernières dimensions étant approximativement les mêmes.

Chaque os long se divise en trois parties (*fig.* 175, I) : une partie sensiblement cylindrique, allongée, appelée *diaphyse*, et, aux extrémités, deux têtes renflées (E et S), appelées *épiphyses*.

Si l'on coupe un os long dans le sens de la longueur, on remarque qu'il existe, dans toute l'étendue de la région moyenne (*diaphyse*), un canal assez large (M), nommé *canal médullaire*, et rempli par une substance pulpeuse de couleur jaunâtre, la *moelle*. Mais ce canal médullaire ne se continue pas dans les épiphyses : à l'intérieur de celles-ci, on trouve un tissu spongieux, formé de minces cloisons osseuses enchevêtrées dans tous les sens; dans les mailles de ce tissu existe une substance rougeâtre qui n'est pas tout à fait identique à la moelle centrale de la diaphyse, mais qui s'en rapproche.

Tout autour de l'os, mais sur la diaphyse seulement, il existe une mince membrane de tissu conjonctif qui joue un rôle très important dans l'accroissement en diamètre de l'os : c'est le *périoste* (P, *fig.* 175). De plus, les têtes articulaires des épiphyses sont recouvertes par une couche brillante, d'aspect nacré, très lisse : c'est le *cartilage*. Dans les articulations, la couche de cartilage sert à adoucir les frottements des surfaces osseuses en contact; elle peut aussi amortir les chocs.

b. *Os plats* (*fig.* 175, IV). — Les os plats sont dépourvus de moelle; ils sont formés, à l'extérieur, par deux lames de tissu compact et, à l'intérieur, par du tissu spongieux (S), analogue à celui qu'on rencontre dans les épiphyses des os longs.

c. *Os courts* (*fig.* 176, III). — Les os courts sont ceux dont les trois dimensions sont à peu près équivalentes; ils possèdent, du reste, la même structure que les épiphyses des os longs, c'est-à-dire qu'on y trouve une masse spongieuse centrale (S), enveloppée extérieurement par un tissu compact.

Enfin, quelle que soit la catégorie à laquelle appartient un os, si cet os présente des saillies grandes ou petites, toutes ces saillies sont désignées sous le nom général d'*apophyses*.

Structure des os. — Il convient maintenant d'étudier en détail la structure intérieure des os.

Prenons un os long, l'os du bras, par exemple, et coupons-le transversalement; nous retrouverons (*fig.* 176, II), sur la section, les diverses parties que nous avons déjà observées sur la coupe longitudinale : à l'extérieur, le

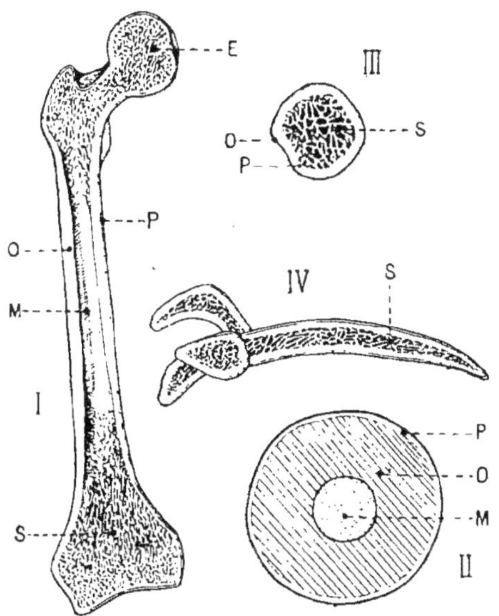

Fig. 175. — Différentes espèces d'os (I, *coupe longitudinale d'un os long* : E, épiphyse: O, partie osseuse de la diaphyse; S, tissu spongieux de l'épiphyse; M, canal médullaire: P, périoste. — II. *coupe transversale* du même. — III, *os court*, coupé. — IV, *os plat*, coupé).

périoste (P) enveloppant l'os; à l'intérieur, le canal médullaire (M) avec la moelle qu'il renferme, et, entre les deux, le tissu osseux proprement dit (O), très résistant et formant un anneau plus ou moins épais autour du canal médullaire.

Observée au microscope, la substance osseuse présente (*fig.* 176) un certain nombre de petits orifices circulaires qui ne sont autre chose que les sections des canaux dans lesquels circulent les artères et les veines destinées à nourrir l'os : on a donné à ces petits conduits le nom de *canaux de Havers*. Autour de chacun de ces orifices, la substance osseuse, incrustée de sels minéraux, est disposée en couches concen-

triques. On distingue, dans ces couches, un grand nombre
de petites cavités irrégulières, étoilées, communiquant entre
elles par des canaux excessivement fins. Chaque cavité est
la logette d'une cellule osseuse (*ostéoblaste*), de forme aussi
irrégulière que la cavité qui la renferme ; le protoplasma
de chaque ostéoblaste est en communication avec le proto-

plasma des cellules
voisines par l'inter-
médiaire des petits
canaux que nous
avons signalés comme
étant les prolonge-
ments des logettes,
de sorte que l'os, mal-
gré sa rigidité, est en
réalité un organe très
vivant, capable de s'ac-
croître et de se régé-
nérer partiellement,
comme tous les autres
tissus de l'organisme.

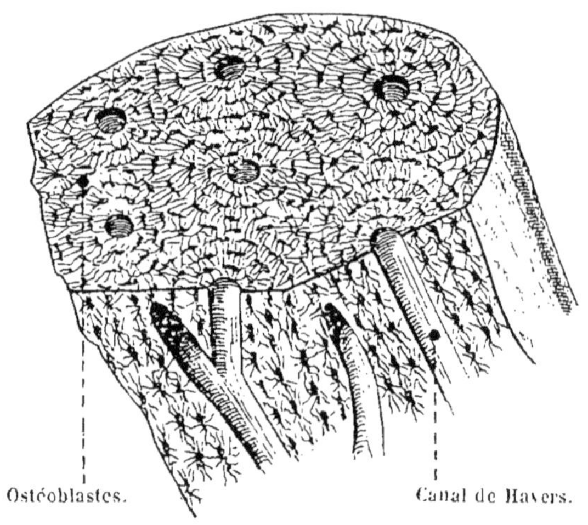

Fig. 176. — Un os : Coupe longitudinale et transversale (grossie).

**Composition chimi-
que des os**. — La sub-
stance osseuse doit sa dureté à la présence d'une forte proportion de sels minéraux, parmi lesquels on trouve surtout
le *carbonate* et le *phosphate de calcium*. Mais, si l'on plonge un
os dans l'acide chlorhydrique, ou un autre acide quelconque.
l'acide détruit les sels, et il reste une substance organique,
conservant l'aspect extérieur de l'os. mais molle et flexible :
cette substance a reçu le nom d'*osséine;* on s'en sert dans
l'industrie pour la fabrication de la *gélatine.*

Détruisons au contraire la matière organique par le feu en
calcinant les os à l'air libre : l'os conservera encore sa forme,
mais sera devenu friable. Il ne contient plus alors. en effet,
que sa matière minérale. C'est ainsi qu'on prépare les *os blancs.*
utilisés dans l'industrie pour la fabrication du phosphore.

De ces deux expériences il résulte qu'un os est formé par
une substance fondamentale. de nature organique. l'*osséine* ou
gélatine. incrustée de sels calcaires, *carbonates* et *phosphates.*

Développement et croissance des os. — Au moment de la

naissance, les os de l'enfant sont petits, mais ils possèdent déjà la forme qu'ils conserveront désormais; ils sont constitués par un tissu mou et flexible, appelé *cartilage*. A cette période, le squelette tout entier est cartilagineux; peu à peu, à mesure que l'enfant grandit, la substance osseuse se substitue à la substance cartilagineuse et les os acquièrent progressivement la solidité qu'ils doivent avoir (*fig.* 177).

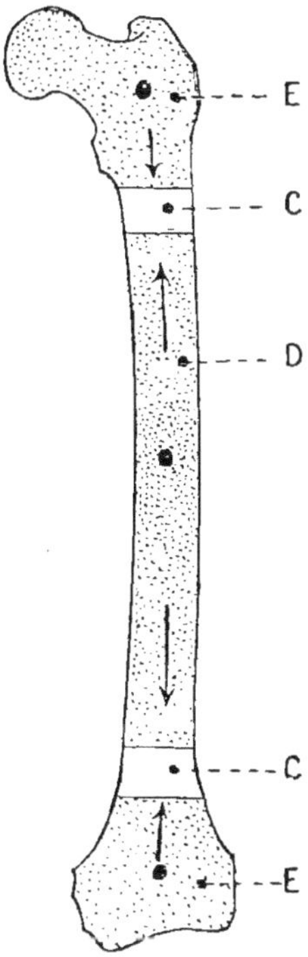

Toutefois, la substitution de la substance osseuse à la substance cartilagineuse ne s'effectue pas en même temps, dans toute l'étendue de l'os; elle commence en certains points qui ont reçu le nom de *points d'ossification*. Considérons, par exemple, un os long : on y trouve trois points d'ossification, l'un, au milieu de la diaphyse, puis quelques autres groupés aux extrémités et correspondant aux épiphyses. L'ossification de la diaphyse s'étend peu à peu en rayonnant vers l'extérieur de l'os et vers les extrémités; mais l'ossification n'est complète que quand l'individu a atteint un âge intermédiaire entre dix-huit et vingt-cinq ans, c'est-à-dire lorsque le corps cesse de croître en longueur. Jusque-là, les os s'allongent, parce que, à chaque extrémité de l'os, persiste une petite lame (C) de cartilage qui, tant qu'elle n'est pas ossifiée, conserve le pouvoir de s'allonger.

Épaississement des os. — Lorsque l'ossification est complète, les os cessent de *s'allonger*, mais ils n'en continuent pas moins à *s'épaissir*, grâce à l'activité du périoste qui dépose de nouvelles couches osseuses à l'extérieur de celles qui existent déjà. D'ailleurs, à mesure que de nouvelles couches se forment extérieurement, les couches intérieures, plus anciennes, se détruisent : les expériences de Duhamel et de Flourens ont nettement mis ce résultat en évidence.

Fig. 177.—DIFFÉRENTES PARTIES D'UN OS LONG (E, épiphyse. — D. diaphyse. — C. cartilages non encore ossifiés). — Les gros points noirs sont les *points d'ossification* et les flèches indiquent comment progresse l'ossification.

Duhamel, ayant mêlé pendant quelque temps de la garance à la nourriture d'un jeune porc, vit que la couche osseuse placée sous le périoste était devenue rouge sur une certaine épaisseur. S'il supprimait la garance des aliments, la couche rouge s'enfonçait petit à petit vers le centre et finissait par disparaître dans le canal médullaire. En alternant le régime de la garance avec un régime d'où elle était absente, il constata que la section transversale des os présente une alternance régulière de couches rouges et blanches.

D'autre part, Flourens, en plaçant sous le périoste d'un jeune animal un fil de platine, a constaté que le fil, après avoir paru traverser toute l'épaisseur de la substance osseuse, était finalement rejeté dans le canal médullaire.

On en conclut que l'os s'accroît continuellement du dehors par l'activité du périoste, et qu'il se détruit continuellement du côté interne : c'est donc le périoste qui est la partie vivante et génératrice de l'os.

II. — ARTICULATIONS

Différentes sortes d'articulations. — On donne le nom d'*articulations* aux différents modes d'union des os entre eux. Il existe trois sortes d'articulations :

1º Les articulations complètement immobiles. qu'on désigne sous le nom de *sutures;*

2º Les articulations faiblement mobiles. appelées *symphyses;*

3º Enfin les articulations très mobiles [1] (fig. 178).

1º *Sutures*. — Ce mode d'articulation ne s'observe que sur le crâne, dont les os portent. sur leurs bords. des dents qui s'engrènent très exactement dans des dépressions correspondantes du bord de l'os opposé: il en résulte une *suture* sinueuse. extrêmement solide. qui ne permet aucun déplacement (*fig.* 180. 181).

2º *Symphyses*. — Dans ce mode d'articulation. les os conservent une certaine mobilité grâce à un petit coussinet de tissu fibreux. élastique et compressible. interposé entre les deux surfaces osseuses. Exemples : le mode d'articulation des vertèbres entre elles et la symphyse pubienne (*fig.* 190).

---

1. Les premières s'appellent encore *synarthroses*. les deuxièmes *amphiarthroses* et les troisièmes *diarthroses*.

3° *Articulations mobiles.* — Ces articulations sont les plus nombreuses et les plus intéressantes à étudier en ce sens que c'est grâce à elles que les mouvements sont possibles ; on les rencontre, en effet, surtout dans les membres dont les os doivent exécuter des mouvements très étendus : telles sont l'articulation du genou, celle du coude (*fig.* 178), etc.

Dans ces sortes d'articulations, les extrémités articulaires des os sont revêtues d'une couche de cartilage, et si l'extrémité de l'un deux, est arrondie et saillante, elle s'emboîte exactement dans celle de l'autre qui est concave.

De plus, il existe entre les deux os articulés l'un sur l'autre, une membrane séreuse, nommée *membrane synoviale*, sorte de sac très solide, rempli d'un liquide, la *synovie*, destiné à adoucir le frottement des deux surfaces articulaires en évitant leur contact direct. Enfin, pour maintenir en place tout cet ensemble, dans les articulations les plus parfaites, les deux os sont reliés l'un à l'autre à l'extérieur, par une membrane de tissu fibreux, formant une sorte de manchon très résistant qui enveloppe complètement l'articulation, la protège et maintient en place les os qui la constituent. Ce manchon est la *capsule articulaire* (ex. : l'épaule). Dans un grand nombre de cas cependant, la capsule articulaire n'existe pas, ou du moins n'est pas complète, les os n'étant réunis que par de simples ligaments d'un extrême solidité, allant de l'un à l'autre (ex. : *genou, phalanges*, etc.). La rupture ou la déchirure partielle d'un de ces ligaments constitue ce qu'on nomme une *luxation* de l'articulation.

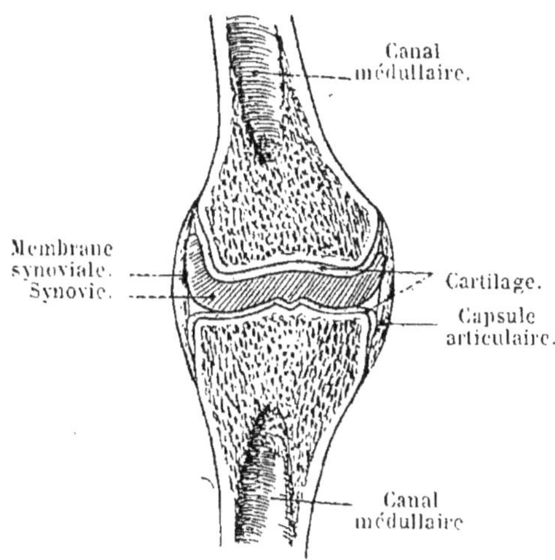

Fig. 178. — UNE ARTICULATION.

III. — SQUELETTE

Division du squelette. — On donne le nom de *squelette* à l'ensemble des os qui constituent la charpente solide du corps ;

le squelette de l'homme comprend trois parties, correspondant aux trois divisions fondamentales du corps : la *tête*, le *tronc* et les *membres* (*fig.* 179).

La tête. — La tête comprend deux parties : le *crâne* et la *face* (*fig.* 180).

1° **Crâne** (*fig.* 180, 181 et 182). — Le crâne est formé par huit

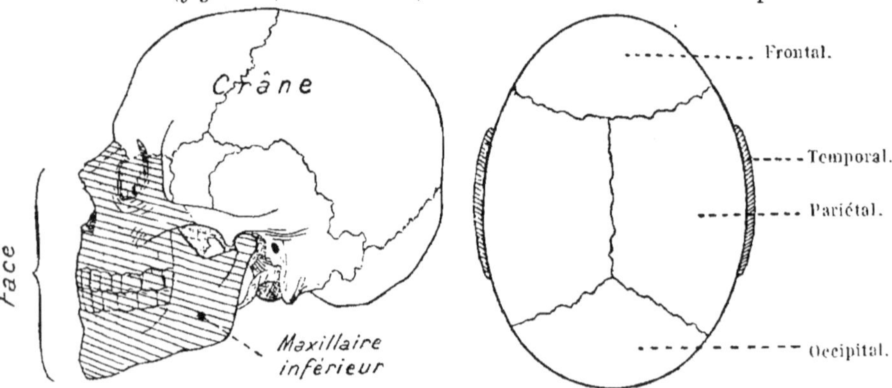

Fig. 179. — Tête (crâne et face).   Fig. 180. — Le crâne vu d'en haut.

os très solidement unis les uns avec les autres par des articulations en suture, de manière à constituer une sorte de boîte osseuse, à l'intérieur de laquelle se trouve le cerveau. On distingue tout d'abord, en avant, un os impair, occupant la région du front, c'est le *frontal.*

Sur les côtés se trouvent deux os formant comme les deux murailles latérales du crâne, ce sont les *pariétaux.*

Vers la base de chacun des pariétaux se voient deux petits os aplatis en forme d'écailles, ce sont les *temporaux* qui portent les trous auditifs (*fig.* 179), derrière l'articulation de la mâchoire inférieure.

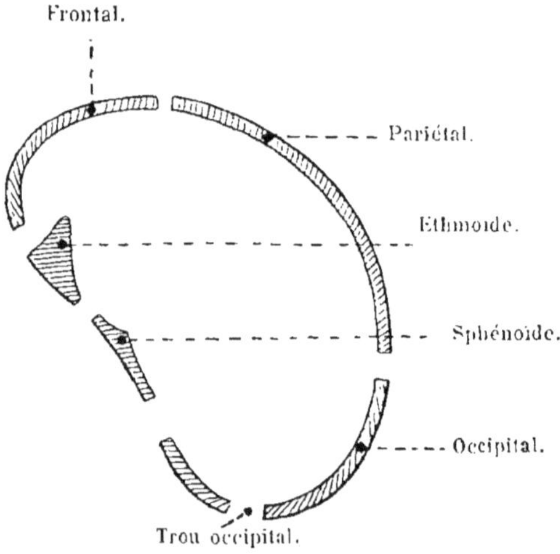

Fig. 181. — Coupe schématique du crâne.

En arrière, existe également un os impair, l'*occipital* perforé d'un trou, le *trou occipital*, par où passe la moelle épinière; à droite et à gauche du trou occipital, on remarque deux saillies (*fig.* 185, p. 245), ce sont les *condyles occipitaux* par l'intermédiaire desquels le crâne s'articule avec la première vertèbre de la colonne vertébrale.

Le plancher (*fig.* 181) du crâne est formé par deux os : le *sphénoïde*, dont les ailes latérales sont visibles à l'extérieur parce qu'elles remontent sur les côtés du crâne, en avant des temporaux (*fig.* 182), et l'*ethmoïde*, caractérisé par la petite crête

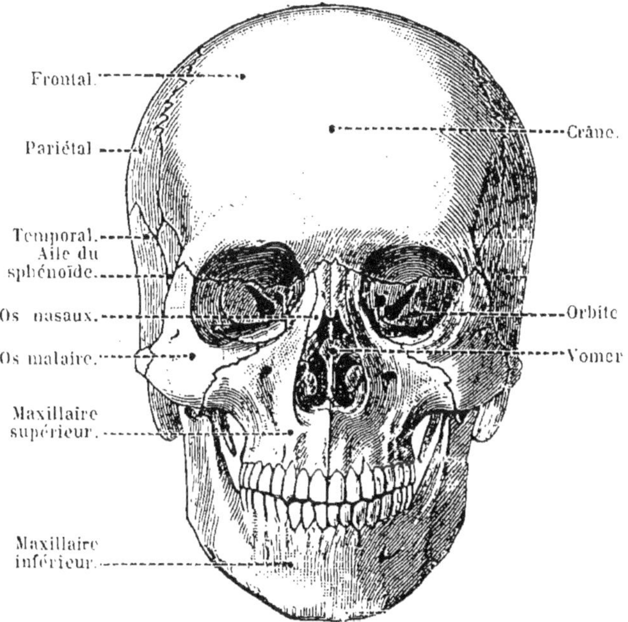

Fig. 182. — LA TÊTE, vue de face.

saillante qu'il émet à l'intérieur du crâne, ainsi que par les deux lames percées de trous qu'il porte sur ses côtés (*lames criblées*).

2° **Face** (*fig.* 182). — Les os de la face sont au nombre de quatorze, dont les principaux sont : les deux os *nasaux* à la base du nez; les deux os *malaires*, formant les pommettes des joues et qui s'unissent de chaque côté avec un prolongement du temporal, de manière à former une sorte de pont appelé *arcade zygomatique;* les deux *maxillaires supérieurs*, soudés ensemble sur la ligne médiane, et les *os palatins*, disposés horizontalement de manière à former le plafond de la bouche (*voûte du palais*). Ces derniers sont invisibles sur la figure.

A l'intérieur du nez se trouve une cloison osseuse, verticale, le *vomer*, qui sépare en partie l'une de l'autre les deux cavités nasales.

Tous ces os sont soudés plus ou moins directement au crâne et constituent la partie *immobile* de la face. Au-dessous, (*fig.* 179) se trouve le *maxillaire inférieur*, seul os de la face qui soit mobile; il est articulé sur le crâne par une sorte de petit renflement arrondi (*condyle*) qui pénètre dans une cavité correspondante de l'os temporal (*cavité glénoïde*).

Les maxillaires supérieur et inférieur portent les dents.

Le tronc. — Le squelette du tronc est formé de trois parties bien distinctes, mais d'importance très inégale : la *colonne vertébrale*, les *côtes* et le *sternum*.

1° *Colonne vertébrale*. — La colonne vertébrale (*fig.* 184) est constituée par une série de petits os

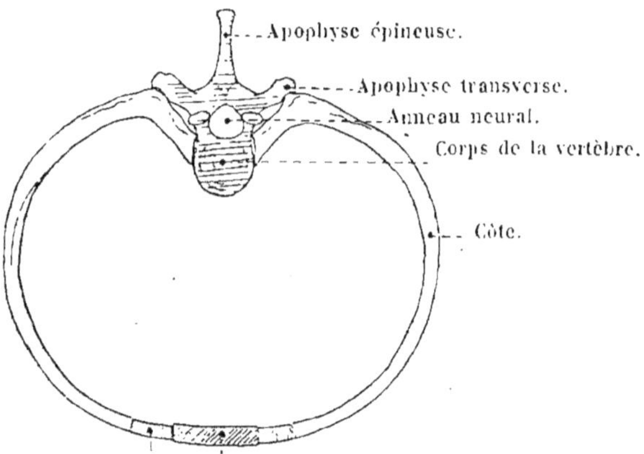

Fig. 183. — UNE VERTÈBRE DORSALE isolée sur laquelle viennent s'articuler des côtes.

empilés les uns sur les autres : chacun de ces petits os est une vertèbre.

Considérons une vertèbre isolée : elle comprend une partie centrale, massive, ayant la forme d'un disque, c'est le *corps de la vertèbre* (*fig.* 183). En arrière du corps de la vertèbre se trouve un anneau osseux (*anneau neural*) qui se prolonge en une forte saillie, l'*apophyse épineuse;* sur les côtés sont les *apophyses transverses*. Si l'on superpose les vertèbres, corps sur corps, de façon que tous les anneaux neuraux se correspondent sur une même verticale, il en résulte un canal qui longe, en arrière, l'axe solide formé par la superposition des corps des vertèbres : c'est le *canal rachidien*, à l'intérieur duquel est logée la moelle épinière. Sur les côtés de ce canal se trouvent les *trous* de conjugaison qui permettent aux nerfs, issus de la moelle, de sortir du canal rachidien afin de se distribuer aux organes : ces trous se voient très bien sur la figure 184.

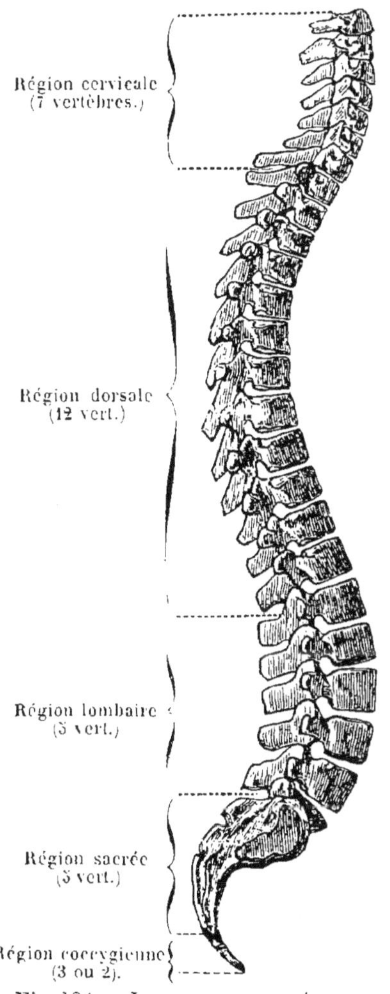

Fig. 184. — La colonne vertébrale. Entre deux vertèbres, on voit la place du coussinet élastique qui les sépare.

On peut diviser la colonne vertébrale en cinq régions, qui sont, en allant du haut vers le bas : 1° la *région cervicale;* 2° la *région dorsale;* 3° la *région lombaire;* 4° la *région sacrée;* 5° la *région coccygienne (fig. 184).*

a. La *région cervicale,* qui, comme son nom l'indique[1], forme le cou, comprend sept vertèbres légèrement aplaties dont le caractère commun est d'avoir des apophyses épineuses bifurquées à leur extrémité.

La première vertèbre cervicale a reçu le nom d'*atlas*[2] (At, *fig.* 185). Elle a sensiblement la forme d'un anneau et porte, en dessus, deux facettes articulaires concaves, destinées à recevoir les deux condyles occipitaux (C et C′).

La seconde vertèbre cervicale a reçu le nom d'*axis*[3] (Ax, *fig.* 185); elle porte, en effet, un prolongement vertical en forme d'axe qui pénètre dans l'anneau qu'est l'atlas. On voit qu'en vertu de ce dispositif, les divers mouvements de la tête ne se produisent pas au même niveau : lorsque la tête tourne sur elle-même, pour faire face à droite ou à gauche, les deux condy-

---

1. La partie postérieure du cou se nomme, en latin, *cervix.* La partie antérieure s'appelle *jugulum* d'où le nom de *veines jugulaires,* qui sert à désigner les veines chargées de ramener au cœur le sang de la tête.

2. Parce qu'elle supporte la tête comme, dans la mythologie grecque, Atlas supportait le monde.

3. *Axis,* en latin, signifie axe.

les occipitaux entraînent l'atlas qui tourne alors autour du prolongement de l'axis faisant fonction de pivot[1]. D'autre part, lorsque nous inclinons ou relevons la tête, l'atlas reste

immobile et ce sont les deux condyles occipitaux (C et C') qui tournent dans les cavités articulaires correspondantes de la partie supérieure de l'atlas comme autour de deux charnières[2].

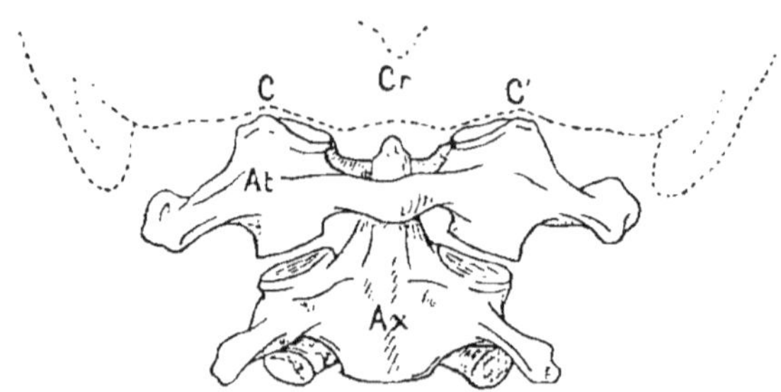

Fig. 185. — LES DEUX PREMIÈRES VERTÈBRES CERVICALES [Atlas et axis] (At. Atlas. — Ax. Axis. — Cr. crâne avec les deux condyles occipitaux C et C').

b. La *région dorsale* comprend douze vertèbres (*fig.* 184), qui sont caractérisées par ce fait que chacune d'elles porte une paire de côtes s'articulant sur le corps de la vertèbre et sur les apophyses transverses (*fig.* 183).

c. La *région lombaire* comprend cinq vertèbres (*fig.* 184), qui sont les plus épaisses, les plus larges, les plus solides de toute la colonne vertébrale : elles doivent, en effet, supporter tout le poids de la partie supérieure du corps.

d. La *région sacrée* (*fig.* 186) comprend également cinq vertèbres, mais ces cinq vertèbres se sont soudées les unes aux autres par leur corps et par leurs apophyses, et de leur réunion résulte un os unique, triangulaire, plat, appelé *sacrum*, sur lequel se distinguent encore les lignes de soudure des vertèbres constitutives.

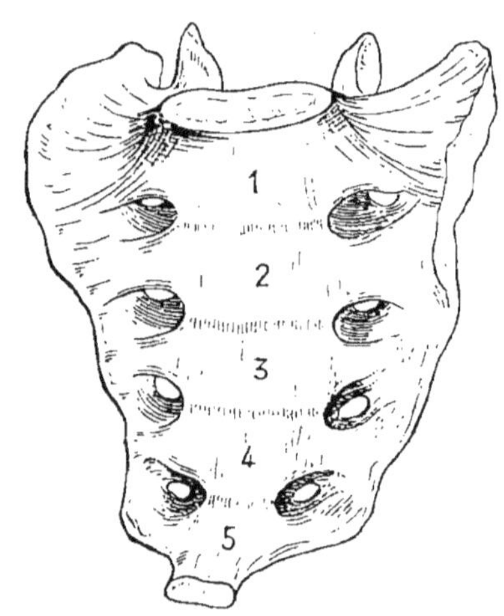

Fig. 186. — Os SACRUM (formé par la soudure des 5 vertèbres sacrées).

Les trous que l'on aperçoit sur les côtés du sacrum corres-

---

1. C'est le mouvement qu'on fait quand on dit « non ».
2. C'est le mouvement de la tête quand on dit « oui ».

pondent aux trous de conjugaison. Ces trous sont restés libres quand les apophyses transverses se sont soudées et ils accusent ainsi très nettement les limites des vertèbres primitives.

e. La *région coccygienne* (*fig.* 185) est la région tout à fait inférieure de la colonne vertébrale : elle ne comprend plus, chez l'homme, que trois ou quatre petits os arrondis, rudimentaires, dans lesquels il serait bien difficile de discerner la forme des vertèbres.

On voit donc que, dans son ensemble, la colonne vertébrale comprend 32 ou 33 vertèbres.

2° **Côtes.** — Les côtes, qui contribuent à former la cage thoracique, sont des os plats et recourbés en forme d'arc. Chaque côte s'articule en arrière avec une vertèbre de la région dorsale; elle se rattache au sternum par l'intermédiaire d'un *cartilage* flexible (*cartilage costal; fig.* 183, p. 243). L'articulation de la côte sur la vertèbre permet les mouvements respiratoires, et les cartilages flexibles qui la rattachent au sternum n'empêchent pas le mouvement des côtes.

Il existe donc douze paires de côtes, puisque chaque vertèbre dorsale en porte une paire. Les sept premières paires viennent s'attacher directement sur le sternum : on les désigne sous le nom de *vraies côtes* (*fig.* 193, p. 251). Les trois paires qui suivent se rattachent aux précédentes par leur cartilage, mais non directement au sternum : ce sont les *fausses côtes.* Enfin les deux dernières paires sont libres en avant : on les désigne parfois sous le nom de *côtes flottantes.*

3° **Sternum.** — Le sternum est un os plat, situé en avant, à la partie supérieure de la poitrine; son extrémité inférieure, terminée en pointe, a reçu le nom d'*appendice xyphoïde*[1] (*fig.* 188).

La partie du squelette, qui comprend les vertèbres dorsales en arrière, les côtes sur les côtés et le sternum en avant, forme la *cage thoracique;* c'est dans cette cavité que sont logés le cœur et les poumons.

Les membres. — L'homme possède deux paires de membres : les membres inférieurs ou *jambes,* exclusivement disposés pour la marche, et les membres supérieurs ou *bras,* adaptés à saisir les objets, c'est-à-dire à la *préhension.* Bien que

---

1. Ce qui veut dire *en forme de glaive.*

leurs fonctions soient différentes, les membres sont construits sur le même plan et, dans chacun d'eux, on peut distinguer quatre régions, qui sont (*fig.* 188) :

1º Pour les membres supérieurs : l'*épaule*, le *bras*, l'*avant-bras* et la *main;*

2º Pour les membres inférieurs : la *hanche*, la *cuisse*, la *jambe* et le *pied.*

1º *Membres supérieurs* (*fig.* 187). — *Épaule :* Chacun des membres supérieurs est rattaché au tronc par l'épaule, qui est elle-même composée de deux os : l'un de forme triangulaire, large et aplati, situé en arrière et *posé* sur les côtes auxquelles il n'est rattaché que par des muscles, a reçu le nom d'*omoplate;* l'autre, ayant la forme d'un S très allongé, placé en avant, est la *clavicule.* La clavicule s'articule d'une part sur l'omoplate, d'autre part sur le sternum ; elle limite les mouvements de l'épaule en avant.

L'anneau osseux qui entoure la partie supé-

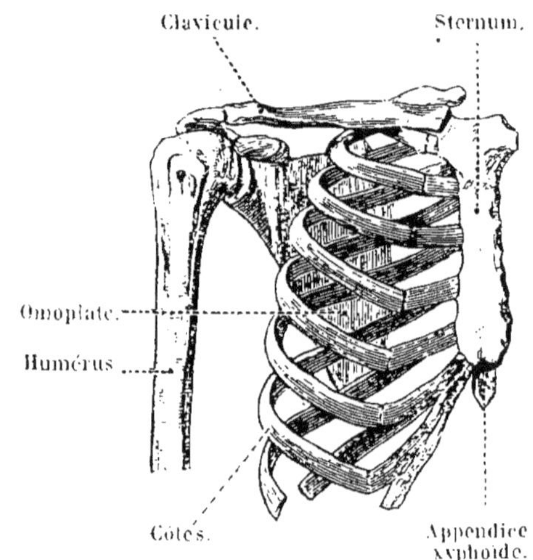

Fig. 187. — Os de l'épaule, pour montrer leurs rapports avec le thorax.

rieure du corps et qui est formé des deux omoplates, des deux clavicules et du sternum, se nomme la *ceinture scapulaire.*

Bras. — Le bras ne comprend qu'un seul os, l'*humérus,* dont la tête s'engage dans une cavité correspondante de l'omoplate dite *cavité glénoïde.* L'articulation de l'humérus sur l'omoplate étant une articulation en forme de *sphère,* l'humérus peut tourner et se mouvoir dans tous les sens (*fig.* 187).

Avant-bras (*fig.* 188). — L'avant-bras est formé de deux os, le *cubitus* et le *radius.* Le cubitus est largement articulé avec l'humérus, mais son mode d'articulation ne lui permet d'exécuter que les mouvements de flexion et d'extension. Il porte, à son extrémité postérieure, une petite saillie, l'*olécrane,* qui vient s'appuyer contre l'humérus quand les deux os sont dans le prolongement l'un de l'autre ; ce dispositif empêche le bras de se ployer en arrière. C'est l'olécrane qui forme la pointe du coude quand le bras est replié.

Quant au radius, il porte à sa partie supérieure une plate-forme légèrement concave, dans laquelle vient s'emboîter une saillie sphérique de l'humérus. Il peut donc pivoter sur lui-même autour de cette saillie, de façon à prendre deux positions : ou bien il est parallèle au cubitus, ou bien, en effectuant sa rotation, il se place en croix, ou plutôt en X avec lui. Comme c'est le radius qui porte la main, il en résulte que quand le radius prend la première position, la main tourne sa paume en dehors, et que quand le radius croise le cubitus, la main tourne la paume en dedans [1].

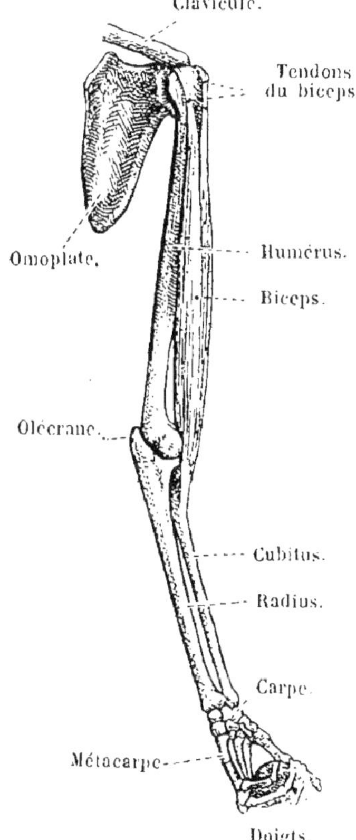

Fig. 188. — Os du bras.

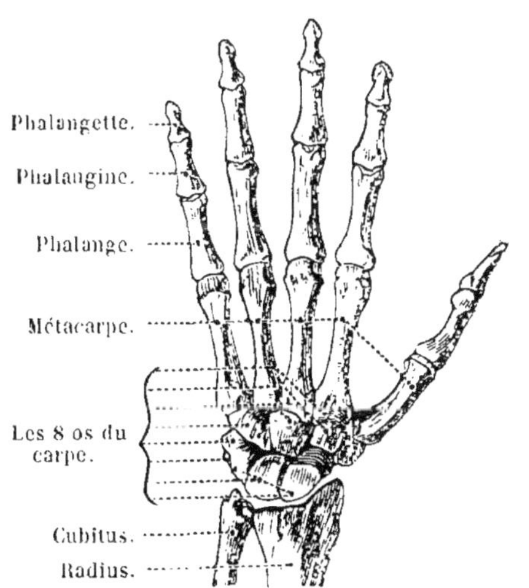

Fig. 189. — Os de la main (on voit que la main n'est attachée que sur la partie élargie du radius. Cette main est la main droite, vue par sa paume).

Main (*fig.* 189). — La *main* comprend elle-même trois parties : le *carpe* ou poignet, formé de huit petits os courts, étroitement articulés les uns avec les autres ; cette disposition donne

1. On dit quelquefois que lorsque la main tourne sa paume en dehors, elle est en *pronation*. On la dit en *supination*, quand elle tourne sa paume en dedans.

au poignet beaucoup plus d'élasticité et de souplesse que s'il était formé d'un os unique et rigide ; — le *métacarpe* ou paume de la main, composé de cinq os longs (*os métacarpiens*) correspondant chacun à un doigt ; — enfin les cinq *doigts*, formés chacun de trois petits os appelés *phalanges* [1], qui ne peuvent exécuter les uns sur les autres que les mouvements de flexion ou d'extension ; seul, le pouce ne possède que deux phalanges.

2° **Membres inférieurs**. — Nous allons retrouver ici des os qui occupent des positions relatives absolument analogues à celles des os du bras.

Hanche (*fig.* 190). — La *hanche* remplit pour le membre inférieur, le rôle que joue l'épaule pour le membre supérieur : elle sert à rattacher les membres inférieurs au tronc. Elle est formée, de chaque côté, par un os très large, irrégulier, nommé *os iliaque ;* en arrière, les deux os iliaques sont articulés en symphyse [2] avec le sacrum ; en avant, ils se prolongent par les os pubis qui se rejoignent sur la ligne médiane du corps où ils s'articulent encore en symphyse. Ces os limitent

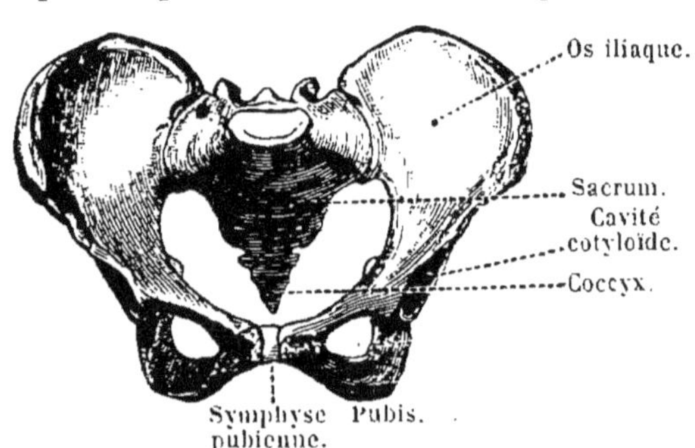

Fig. 190. — Le bassin (formé par le sacrum en arrière, par les os iliaques sur les côtés, et, en avant, par les os pubis).

ainsi une cavité que l'on a appelée *bassin* a cause de sa disposition en cuvette et qui, grâce à la façon dont ses os sont reliés les uns aux autres, conserve une certaine élasticité en même temps qu'il possède une grande solidité. C'est dans la cavité du bassin que reposent les viscères contenus dans l'abdomen.

Cuisse. — De même que le bras, la *cuisse* ne comprend qu'un seul os, le *fémur*, qui s'étend de la hanche jusqu'au genou. A sa partie supérieure, le fémur porte une tête articulaire sphérique qui s'engage dans une cavité correspondante de l'os iliaque dite *cavité cotyloïde* (*fig.* 190). Ce mode d'articulation

1. On désigne les trois divisions des doigts, en allant de la base vers l'extrémité, sous les noms de : *phalange*, *phalangine* et *phalangette*.

2. Voir p. 239.

permet des mouvements dans tous les sens ; les mouvements de la cuisse sur la hanche ne sont, en effet, limités que par la capsule articulaire (voir ce mot, p. 240).

Jambe. — La *jambe*, qui correspond à l'avant-bras, renferme comme lui deux os, le *tibia* et le *péroné*. Seul le tibia est articulé sur le fémur et son articulation est telle qu'il ne peut effectuer que les mouvements de flexion et d'extension. Le péroné, qui correspond au radius, est immobile le long du tibia. L'articulation du genou est protégée par un os rond, la *rotule*, qui n'a pas d'homologue dans le membre supérieur (*fig.* 193).

Le tibia et le péroné se renflent à leur partie inférieure et ce sont ces renflements qui constituent les deux *chevilles* ou *malléoles*. Les deux malléoles circonscrivent une cavité en

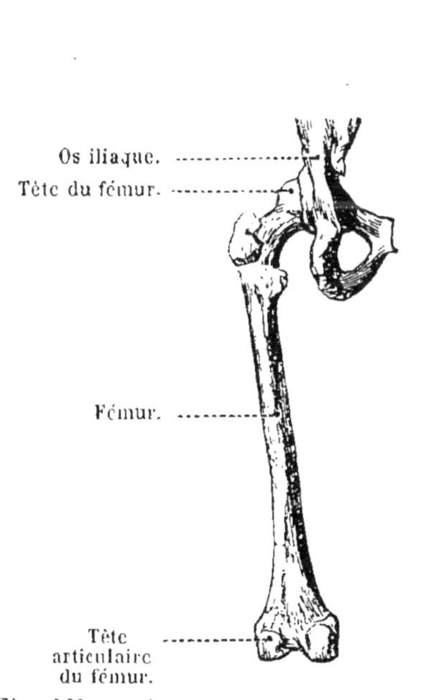

Fig. 191. — Articulation de la jambe.

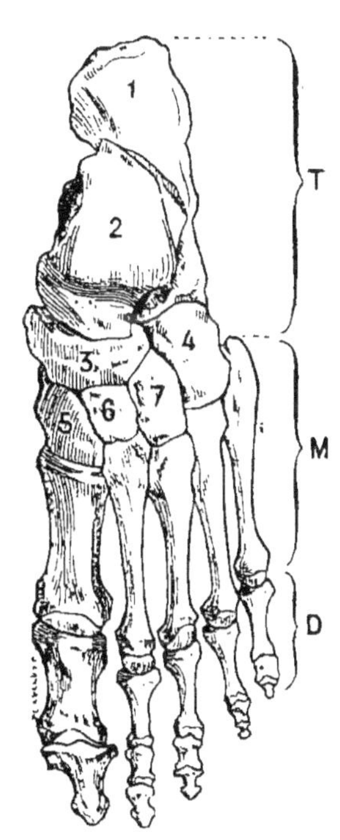

Fig. 192. — Os du pied.

forme de *mortaise* dans laquelle vient s'emboîter le pied. Ce mode d'emboîtement ne permet au pied que les mouvements de flexion et d'extension.

Pied (*fig.* 192). — Le *pied* commence, comme la main, par

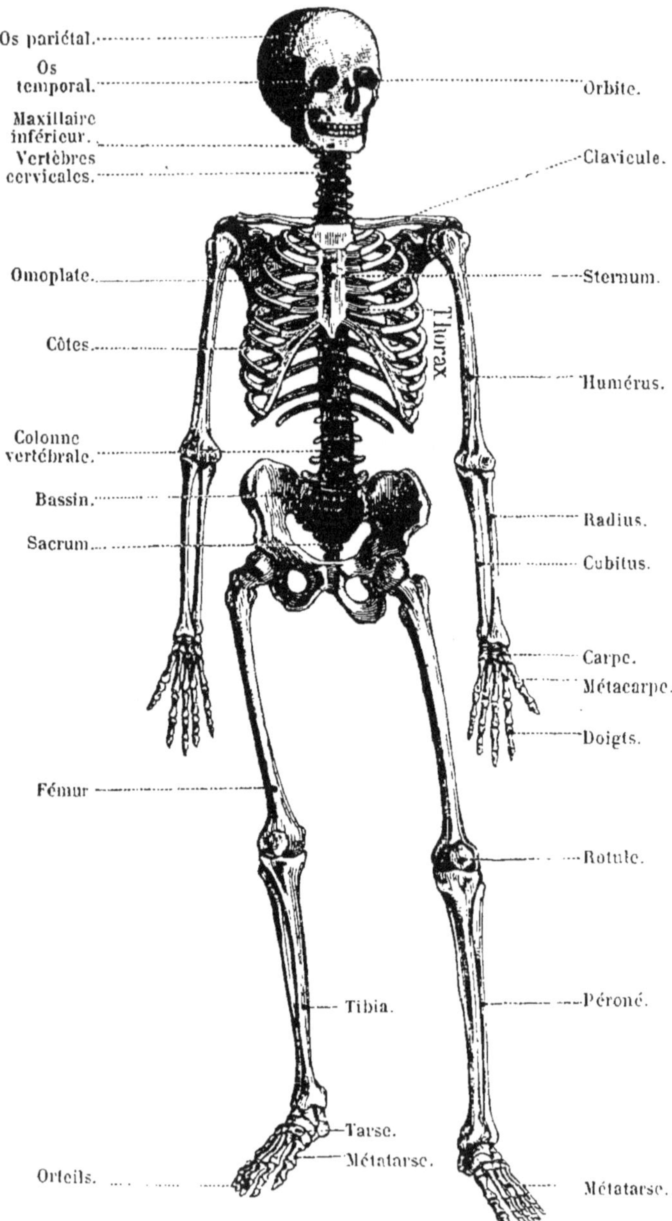

Fig. 193. — LE SQUELETTE.

une série de petits os au nombre de sept qui forment le *tarse* ou *cou-de-pied* (T, *fig.* 192) (il y en a 8 dans le carpe) ; l'un des os du tarse se prolonge en arrière et vient s'appuyer sur le sol, c'est le talon ou *calcanéum* (1, *fig.* 192). Le *métatarse* (M), composé de cinq os longs, prolonge le tarse en avant et se continue par les orteils qui reposent sur le sol, de sorte que l'ensemble du pied affecte la forme d'une voûte dont la voussure est formée par le métatarse et qui s'appuie d'une part sur le talon, de l'autre sur les orteils. On comprend combien cette disposition rend la marche élastique, d'autant plus que cette voûte est flexible, étant composée en grande partie par les os du tarse, articulés les uns sur les autres et par conséquent mobiles dans une certaine mesure.

Tous les orteils (D) ont trois phalanges, sauf le gros orteil qui n'en a que deux, semblable en cela au pouce de la main dont il est l'homologue.

La description, nécessairement un peu sommaire, que nous venons de faire du squelette, suffira, si l'on veut bien examiner attentivement la figure 194 et l'étudier de façon à comprendre les relations qui existent entre les différents os qui constituent le squelette.

CHAPITRE XIV

ORGANES ACTIFS DES MOUVEMENTS
APPAREIL MUSCULAIRE. HYGIÈNE MUSCULAIRE

SOMMAIRE

I. Constitution et propriétés des muscles.
- 1° Muscles striés et muscles lisses.
- 2° Propriétés des muscles { *Contractilité.* *Élasticité.* }

II. Hygiène du mouvement.
- 1° Conséquences physiologiques de l'exercice.
- 2° Entraînement.
- 3° Développement harmonique des diverses parties du corps humain.

I. — CONSTITUTION ET PROPRIÉTÉ DES MUSCLES

Différentes sortes de muscles. — Un muscle est un organe formé de longues cellules juxtaposées, nommées *fibres,* qui possèdent la propriété de se raccourcir en se contractant sous l'influence de diverses excitations.

Il existe deux catégories de muscles : 1° les uns sont des organes mous, de couleur rouge et d'apparence fibreuse, qui constituent la partie de l'organisme qu'on désigne vulgairement sous le nom de *chair;* on les rencontre dans toutes les parties du corps, mais plus particulièrement à la surface du tronc et autour des os des membres; ils possèdent la propriété de se contracter *sous l'influence de la volonté* et déterminent la plupart de nos mouvements (*fig.* 187. 188. 189).

2° Les autres ont une coloration jaunâtre : on les rencontre dans la paroi de certains organes tels que l'estomac, l'intestin, etc.; leurs contractions se produisent *sans que notre volonté intervienne.*

L'étude microscopique a montré que les muscles de la première catégorie sont formés de fibres marquées transversalement de stries très fines, c'est pourquoi on les a désignés sous le nom de *muscles striés;* ceux de la seconde catégorie sont formés de fibres non striées et ont reçu le nom de *muscles lisses.* Nous ne nous occuperons ici que des muscles de la première catégorie.

Muscles striés. — Les muscles striés présentent des dimensions et des formes très variables : les uns sont plats, comme par exemple les muscles de la poitrine; les autres, et c'est le plus grand nombre, ont la forme de fuseaux, c'est-à-dire qu'ils sont renflés dans leur partie

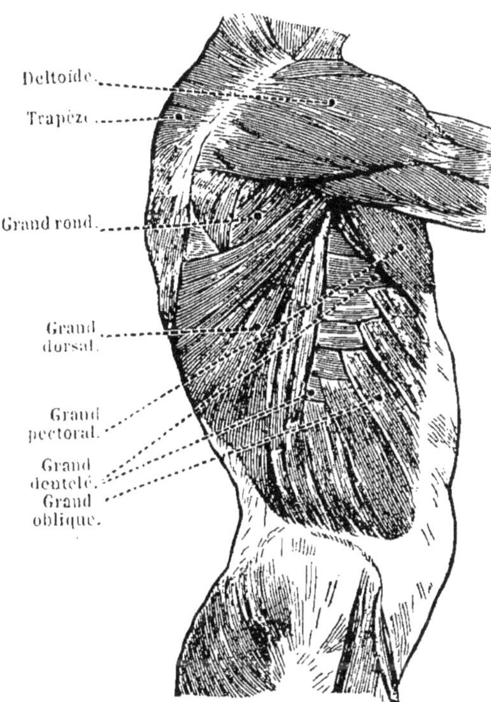

Fig. 194. — Façon dont les muscles sont disposés à la surface du corps.

moyenne (V, *fig.* 195) et terminés en pointe à leurs extrémités.

Chaque muscle est enveloppé, comme d'un sac, par une membrane mince, de nature conjonctive, désignée sous le nom d'*aponévrose* (A). Cette membrane envoie à l'intérieur du muscle un grand nombre de cloisons qui délimitent des faisceaux musculaires plus petits. Enfin, ces faisceaux sont eux-mêmes formés de *fibres.*

La fibre musculaire est donc l'élément du muscle; elle n'est pas autre chose qu'une cellule ordinaire, mais assez notablement modifiée en vue de son adaptation à des fonctions spéciales. La nature cellulaire des fibres se distingue nettement dans les muscles lisses; on reconnaît facilement, en effet, que ce sont des cellules allongées, n'ayant qu'une très mince membrane d'enveloppe, mais pourvues de protoplasma et d'un noyau. Dans les muscles striés, les cellules ont subi, en se transformant en fibres, une modification profonde : leur protoplasma s'est en quelque sorte fragmenté, aussi bien dans le sens longitudinal que dans le sens transversal; il en est résulté une décomposition très remarquable de la fibre en fibrilles musculaires, c'est-à-dire en une succession de disques,

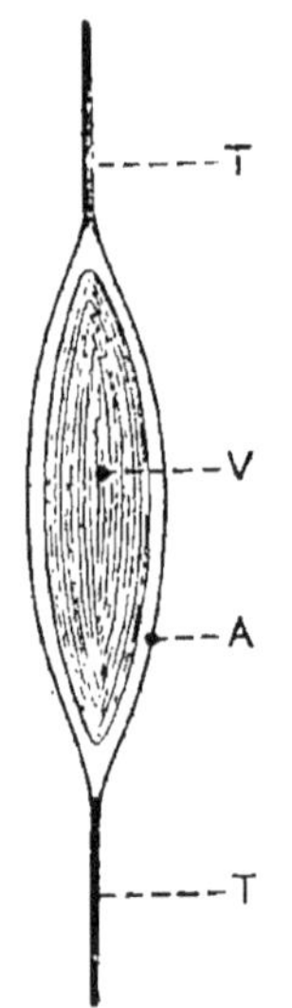
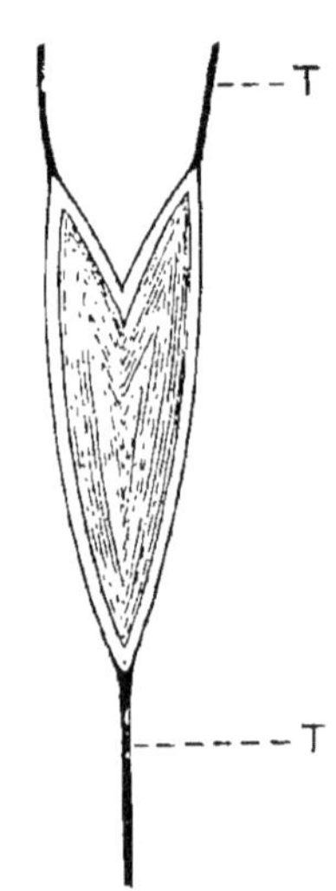

Fig. 195. — Un muscle isolé (TT. tendons prolongeant l'aponévrose A qui entoure la partie contractile et agissante, V, du muscle).

Fig. 196. — Un muscle isolé portant deux tendons (T) à sa partie supérieure.

alternativement épais et minces. Or, comme, dans une même fibre, tous les disques fibrillaires épais sont placés au même niveau, il s'ensuit que la fibre paraît striée transversalement.

A chacune des extrémités du muscle l'aponévrose se prolonge en un cordon blanchâtre, très résistant, désigné sous le nom de *tendon* (T. *fig.* 195). Les tendons vont s'attacher aux os et c'est par leur intermédiaire que les contractions des muscles déterminent les mouvements des os.

Principaux muscles du corps. — Le nombre des muscles est très grand; on en a reconnu et décrit 450 environ. Pour les distinguer les uns des autres; on leur a donné des noms tirés de leur forme, du nombre de leurs insertions ou de leurs fonctions.

C'est ainsi, par exemple, que le large muscle qui forme l'épaule a reçu le nom de *deltoïde* à cause de sa ressemblance avec la lettre grecque Δ. Le *biceps brachial* (*fig.* 196) est ainsi appelé parce qu'il porte deux tendons à son extrémité supérieure; c'est lui qui provoque les mouvements de l'avant-bras autour du coude. Le *triceps brachial*, qui agit dans un sens opposé, pour ramener l'avant-bras dans le prolongement de l'humérus, s'insère sur l'épaule à l'aide de trois tendons. Enfin, les *extenseurs* et les *fléchisseurs* des doigts doivent leur nom aux mouvements qu'ils produisent.

Dans les membres inférieurs, le mollet est formé par deux gros muscles semblables, placés côte à côte, et à cause de ce fait nommés *muscles jumeaux;* ils se rattachent au talon par le *tendon d'Achille.*

Il nous est impossible de donner ici les noms de tous les muscles, cette énumération nous entraînerait trop loin. Nous nous bornerons donc à dire comment ils produisent les mouvements des os sur leurs articulations.

Les mouvements. — Pour nous rendre compte de la façon dont les muscles agissent, considérons, par exemple, le *biceps brachial.* Il est attaché par son extrémité inférieure sur l'avant-bras; par son extrémité supérieure, il est relié à l'épaule à l'aide de deux tendons (*fig.* 197).

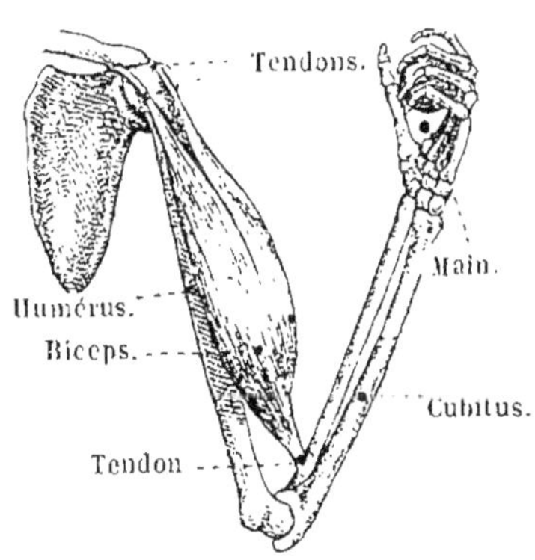

Fig. 197. — Figure montrant comment l'avant-bras tourne autour du coude sous l'action du biceps brachial.

Lorsque nous voulons fléchir le bras afin de rapprocher la main de l'épaule, nous contractons le biceps, qui se raccourcit. Comme l'épaule est fixe, elle donne un solide point d'appui au muscle qui attire alors à lui le cubitus et l'oblige à se rapprocher de l'épaule, en tournant autour de son articulation sur l'humérus : aussitôt le bras se plie.

Lorsque nous voulons, au contraire, ramener l'avant-bras dans le prolongement du bras, c'est le *triceps*, placé sous l'humérus, qui se contracte à son tour; mais, en même temps, le biceps se relâche et reprend sa forme et ses dimensions primitives. Cette propriété que possède un muscle de revenir ainsi à sa position première lorsque sa contraction cesse, constitue son *élasticité.*

En somme, le mécanisme des mouvements est simple : un muscle est attaché par ses deux extrémités sur deux os; l'un de ces os est fixe, l'autre mobile. Il est clair que si le muscle se contracte, l'os mobile se rapprochera de l'os fixe. Pour remettre les choses dans leur premier état, il existe toujours un muscle *antagoniste* du premier, c'est-à-dire qui, en se contractant, produit l'effet contraire de l'effet produit par le premier : ainsi, c'est le triceps brachial qui est l'antagoniste du biceps; celui-ci fait fléchir le bras, celui-là le force à s'étendre. Il y a de même les muscles inspirateurs qui soulèvent les côtes; il y a, par contre, les muscles expirateurs qui les rabaissent et, par conséquent, sont antagonistes des premiers. On pourrait facilement multiplier ces exemples [1].

II. — HYGIÈNE DU MOUVEMENT

Exercice. — Au point de vue de l'hygiène, on peut désigner sous le nom d'*exercice* tous les actes qui ont pour but de développer la force et la souplesse du corps, et d'entretenir son état de santé.

Les organes qui travaillent, se fortifient et se développent; c'est le contraire qui arrive pour les organes qui ne fonctionnent pas : ils s'affaiblissent et s'atrophient. Il suffit, pour s'en convaincre, de comparer le bras d'un homme qui se livre habituellement à un travail manuel, avec celui d'un oisif.

Lorsque nous nous livrons à un exercice quelconque, ce sont, non seulement les muscles spécialement mis en œuvre par cet exercice qui fonctionnent, mais aussi tous les autres organes du corps. Les fonctions vitales, essentielles, et notamment la respiration et la circulation, sont activées. On a calculé qu'un homme adulte, au repos, rejetait par la respiration, dans l'espace d'une journée, environ 570 grammes de gaz carbonique. Si le même homme produit un travail modéré, qui l'oblige à faire fonctionner ses muscles, il en rejette, dans le même temps, 860 grammes, soit environ 300 grammes de plus.

---

1. En dehors de la volonté, il existe un certain nombre d'excitants, mécaniques et physiques, qui peuvent provoquer la contraction des muscles : parmi les principaux on peut citer : l'électricité, le choc, le pincement, le froid. Quelques substances chimiques, notamment les acides, peuvent également déterminer la contraction des muscles avec lesquels on les met en contact.

Cette suractivité de la respiration se manifeste d'ailleurs très visiblement par la rapidité plus grande des mouvements respiratoires. Ainsi, il est facile de constater qu'un homme au repos exécute environ 14 inspirations et autant d'expirations dans l'espace d'une minute, tandis qu'à la suite d'une course de quelques instants, le nombre des inspirations s'élève à 22 dans le même temps.

Non seulement les mouvements respiratoires sont plus fréquents pendant l'exercice que pendant le repos, mais leur amplitude est plus grande. Et cela se comprend, car les cellules et principalement les fibres musculaires, fonctionnant davantage, brûlent plus vite le charbon qu'elles contiennent, c'est-à-dire respirent plus activement. Elles ont donc besoin d'une quantité d'oxygène et de carbone plus considérable que lorsqu'elles sont au repos. Il se produit alors un véritale réflexe qui a pour effet de précipiter et d'amplifier les mouvements respiratoires et de rendre la circulation plus rapide, afin de fournir aux cellules le supplément d'oxygène et de nourriture qui leur est nécessaire.

Une des conséquences les plus sensibles de cet accroissement de l'activité respiratoire des cellules est l'élévation de la température du corps qui lutte ainsi contre le refroidissement, et c'est ce qui explique l'utilité de l'exercice en hiver.

Une autre conséquence, également appréciable des bons effets d'un exercice bien compris, est le développement harmonieux que prend l'appareil musculaire,. Les Grecs devaient, dit-on, la beauté de leurs formes à ce que les exercices athlétiques étaient chez eux en grand honneur. D'ailleurs les femmes y prenaient part aussi bien que les hommes.

Les exercices musculaires ont donc une influence salutaire sur la santé du corps et, par suite, sur la santé de l'esprit. Aussi ne saurait-on trop recommander l'exercice aux personnes de tout âge, mais surtout aux enfants et aux jeunes gens, qui ne seront des hommes vigoureux d'esprit et de corps que s'ils travaillent à le devenir. Regardez, en effet, l'enfant qui ne joue pas, soit parce qu'il considère le jeu comme au-dessous de sa dignité, soit parce que ses parents l'en détournent de peur d'accidents. Ses muscles sont mous et flasques; sa poitrine est aplatie, ses épaules sont rentrées en dedans et son dos se voûte. Peu à peu les muscles ne se nourrissant plus, perdent toute vigueur. Les combustions cellulaires étant insuffisantes, la digestion se fait mal; d'ailleurs l'appétit est nul. De plus, les respirations sont lentes, courtes, peu profondes, par suite incomplètes. Cet enfant là est, croyez-le bien, un candidat à la tuberculose. Son organisme n'est pas en état de défense et il est à la merci de la moindre maladie qui, bénigne chez un individu vigoureux, deviendra chez lui très sérieuse, sinon mortelle.

Dangers d'un exercice excessif. — Mais, ici comme en tout, l'excès est un défaut. Autant. en effet, les exercices modérés sont utiles et profitables, autant les exercices exagérés sont nuisibles.

Les mouvements résultent, nous l'avons vu, d'un certain travail musculaire: pour produire une plus grande quantité de travail, il faut aux muscles une plus grande quantité de nourriture et d'oxygène. Or, cette suractivité de la nutrition cellulaire entraîne nécessairement une surproduction de déchets. Nous connaissons déjà quelques-uns de ces déchets qui sont le gaz carbonique et l'urée. mais ce ne sont pas les seuls : ainsi, il se forme, dans les muscles en activité. un acide voisin de l'*acide lactique*. Les cellules musculaires cherchent bien à se débarrasser de tous ces déchets en les faisant passer dans le sang ou en les rejetant autour d'elles : mais, s'ils sont trop abondants, le sang est impuissant à les enlever au fur et à mesure de leur production. Il en résulte que les cellules ne tardent pas à être plongées dans un milieu qui est toxique pour elles ; elles deviennent par conséquent impuissantes à remplir leurs fonctions avec la même facilité ; elles sont comme engourdies, et les muscles éprouvent alors cette sensation pénible, bien connue sous le nom de *fatigue*. Lorsque la fatigue est extrême, les mouvements musculaires peuvent même être douloureux : on a alors ce qu'on nomme des *courbatures*, qui sont souvent accompagnées de fièvre.

En même temps que survient la fatigue. résultat d'un travail exagéré des muscles et d'une production corrélative trop abondante d'acide lactique, le gaz carbonique, autre déchet de la nutrition, s'accumule aussi en grande quantité dans le sang. Il peut arriver, dans ce cas, que son expulsion par les poumons ne soit pas assez rapide et que son élimination soit inférieure à sa production. On éprouve alors cette sensation pénible, angoissante, qu'on désigne sous le nom d'*essouffle-ment* et qui est, comme on le voit, provoquée par un commen-cement d'asphyxie.

Lorsque la *fatigue* ou l'*essoufflement* surviennent, c'est un signe que les muscles ont besoin de repos ; d'ailleurs on s'aper-cevra facilement soi-même qu'on a dépassé la limite, si l'ap-pétit est faible et le sommeil agité. C'est là un avertisse-ment dont il serait imprudent de ne pas tenir compte à l'a-venir.

Entraînement. — Nous venons de voir quels sont les avan tages des exercices musculaires au point de vue de la santé générale, aussi bien intellectuelle que corporelle ; cependant, il ne faudrait pas croire qu'on puisse se livrer de suite et sans préparation préalable, à n'importe quel exercice phy-sique. L'organisme, lorsqu'il n'y est pas habitué, est géné-ralement incapable d'accomplir un travail violent sans en éprouver rapidement une fatigue pénible et quelquefois même de la courbature et de l'essoufflement.

Mais il n'en est plus de même si l'on s'habitue progressive-ment à supporter la fatigue : le corps devient petit à petit plus agile et plus résistant, et il en arrive à déployer une vigueur et à posséder une endurance dont il eût été autrefois incapable.

C'est ainsi, par exemple, qu'une personne qui éprouverait une lassitude assez forte après une promenade d'une heure, finira, en augmentant un peu chaque jour la longueur du che-min, par accomplir des promenades de quatre, cinq et même six heures sans éprouver de fatigue : l'augmentation progres-sive de l'exercice aura accru la puissance musculaire et la résistance de l'organisme.

Il est nécessaire, dans bien des circonstances, d'habituer ainsi peu à peu le corps à produire, sans fatigue excessive, une somme considérable de travail : l'ensemble des pratiques méthodiques qui conduisent à ce résultat constitue ce qu'on appelle l'*entraînement*.

En général, il est facile d'entretenir son aptitude au travail et sa résistance à la fatigue une fois qu'on les a acquises : c'est ainsi, par exemple, que les ouvriers-terrassiers, forge-rons, etc., exécutent régulièrement des travaux pénibles, dont seraient absolument incapables les hommes non habitués à un travail manuel et dont ils deviendraient eux-mêmes incapables s'ils les interrompaient quelque temps.

C'est aussi par l'entraînement que les cyclistes et les marcheurs peuvent arriver à franchir des distances extraordinaires en un temps relativement court. Mais il faut bien se garder de tenter d'accomplir, sans entraînement préalable, les prouesses physiques des gens entraînés. Ces vaillantises-là peuvent avoir les conséquences les plus graves pour la santé.

Exercice rationnel. — L'exercice est nécessaire à tout âge et doit être pratiqué aussi bien par les personnes âgées que par les jeunes gens. Il est d'ailleurs bien évident que chaque âge doit choisir avec soin les exercices qui lui conviennent : ceux des vieillards ne sauraient être, en effet, les mêmes que ceux des jeunes gens.

On classe les exercices en deux catégories : 1° les *exercices naturels*, tels que la *marche*, la *course*, le *saut*, les *jeux de plein air*, la *danse*, la *natation*, le *canotage*, l'*équitation*, l'*escrime*, etc. ; 2° les *exercices gymnastiques* qui nécessitent l'emploi d'appareils plus ou moins compliqués (barres parallèles, trapèze, anneaux, échelles, cordes à nœuds ou cordes lisses, etc.). Chacun de ces exercices ne met en activité qu'une certaine catégorie de muscles ; il a donc pour conséquence de perfectionner une partie déterminée du corps plutôt que de développer l'ensemble. Chaque exercice ne donne de la force et de l'adresse qu'aux membres qu'il utilise ; mais, en variant les exercices d'une façon raisonnée, de manière à utiliser successivement tous les muscles, on arrivera nécessairement à établir cette harmonie désirable des formes qui est, en même temps qu'une condition de beauté, l'indice d'une bonne santé.

En effet, puisque le travail des muscles a pour résultat d'accroître les dimensions et d'augmenter la puissance des muscles actifs, il faut avoir soin de combiner les exercices de façon à mettre en jeu simultanément le plus grand nombre possible de muscles ; les meilleurs exercices sont donc ceux qui atteignent le plus complètement ces résultats.

Ainsi, par exemple, un homme qui est exercé à la marche, pourra parcourir de grandes distances sans fatigue, parce que les muscles de ses jambes sont très développés, mais ses bras resteront maigres et grêles s'il ne les exerce pas dans les mêmes proportions que ses jambes : chez cet homme, l'harmonie parfaite des formes du corps ne sera pas réalisée.

De même, l'escrime développe l'un des côtés du corps et les muscles du bras qui tient le fleuret : pour réaliser le développement égal des deux côtés, il faut s'habituer à se servir alternativement des deux mains.

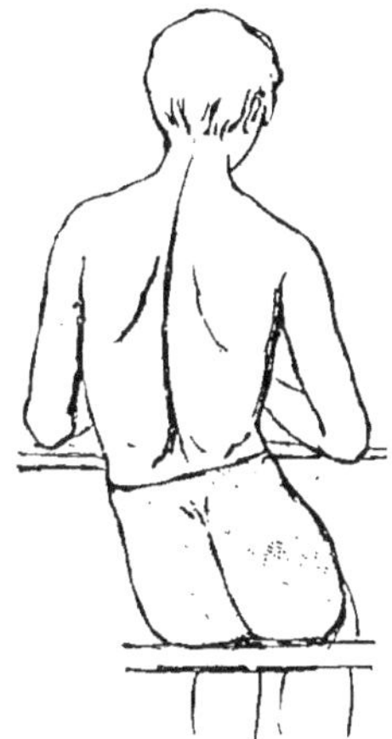

Fig. 198. — ATTITUDE DÉFECTUEUSE d'un enfant qui écrit, produisant l'inégalité des épaules.

Importance des attitudes pour l'harmonie des formes. — Ces quelques exemples suffisent pour montrer comment doivent être compris les exercices musculaires. Mais il est encore un autre ordre de considérations qui ont bien leur importance. Si l'on songe, en effet, que les habitudes contractées pendant la période de la croissance peuvent influer sur toute l'existence de l'homme, on comprend combien il est nécessaire d'amener de bonne heure les enfants et les jeunes gens à prendre d'eux-mêmes les *attitudes* qui favoriseront le développement régulier de leurs organes au lieu de l'entraver. C'est, en effet, à des attitudes défectueuses prises pendant la période de l'enfance qu'il faut attribuer les dos ronds, les dos creux et l'inégalité des épaules si fréquents chez les adultes de tout âge (*fig.* 198).

CHAPITRE XV

INDICATIONS SOMMAIRES
SUR LES ANIMAUX ASSOCIÉS DE L'HOMME
POUR LE TRAVAIL MUSCULAIRE

SOMMAIRE

I. DOMESTICATION DES ANIMAUX.
- 1° Domestication.
- 2° Classification des animaux domestiques.
- 3° Amélioration des animaux domestiques par l'élevage.

II. BÊTES DE CHASSE ET BÊTES DE PÊCHE.
- 1° Chiens.
- 2° Chats.
- 3° Furet.
- 4° Loutre.
- 5° Faucon.
- 6° Cormoran.

III. BÊTES DE SOMME, DE TRAIT ET DE COURSE.
- 1° Cheval. *Age du cheval. Allure du cheval. Utilisation du cheval.*
- 2° Ane et Mulet.
- 3° Bœuf.
- 4° Chameau.
- 5° Lama.
- 6° Eléphant.
- 7° Renne.
- 8° Buffle, Yack, Zébu.

I. — DOMESTICATION DES ANIMAUX

Domestication. — Nous avons vu. p. 49, comment l'homme primitif, après avoir découvert l'usage du feu, de nomade qu'il était tout d'abord, devint nécessairement sédentaire; comment il groupa près de lui quelques-uns des animaux sauvages dont il faisait sa nourriture ordinaire. Nourris chaque jour de sa main, ces animaux s'apprivoisèrent naturellement. L'homme n'a pas tardé sans doute à comprendre quel parti il pourrait tirer de certains d'entre eux, en utilisant à son profit leurs aptitudes naturelles. C'est alors qu'il entreprit de les *domestiquer*, c'est-à-dire d'en faire ses auxiliaires et ses serviteurs. Afin d'atteindre plus facilement le gibier, il a dressé des chiens, des faucons, qui sont devenus des *bêtes de chasse*. Pour l'aider dans ses travaux, il a domestiqué le cheval, le bœuf, l'âne, le chameau qui l'aident à transporter ses fardeaux : il en a fait des *bêtes de trait* et des *bêtes de somme*, et ainsi de beaucoup d'autres.

Classification des animaux domestiques. — Le nombre des animaux domestiques est assez considérable : toutes les parties du monde en ont fourni ; mais c'est l'Asie qui en a produit le plus grand nombre. On en connaît aujourd'hui une cinquantaine d'espèces environ.

Geoffroy-Saint-Hilaire a divisé les espèces domestiques en quatre grandes catégories, d'après la nature des services qu'elles peuvent nous rendre :

1° *Animaux auxiliaires*, ceux qui aident l'homme dans ses travaux : ce sont les animaux producteurs de travail dont la force (*bœuf*), l'intelligence (*chien*), l'agilité (*cheval*) sont exploitées par l'homme.

2° *Animaux alimentaires*, ceux qui nous donnent leur viande, leur lait, les œufs, le miel.

3° *Animaux industriels*, ceux qui fournissent des matières premières à l'industrie, comme, par exemple, le bœuf (*cuir*), le mouton (*laine*), le ver à soie, la cochenille, etc.

4° *Animaux accessoires* : ce sont tous les animaux n'ayant aucune utilité véritable et que l'homme élève pour son seul agrément ; exemple : oiseaux en cages, poissons rouges.

Amélioration des animaux domestiques par l'élevage. — Les animaux utiles présentent, pour chaque groupe particulier, un ensemble de caractères que l'homme a utilisés de très bonne heure et qu'il a très souvent modifiés d'une façon heureuse ; les procédés employés pour l'amélioration des espèces ou des races constituent ce qu'on appelle l'*élevage*.

11. — BÊTES DE CHASSE ET BÊTES DE PÊCHE

Parmi les bêtes utilisées par l'homme pour capturer les autres animaux, on peut citer le chien, le chat, le furet, la loutre, le faucon, le cormoran, etc.

Chiens (*fig.* 199). — Le chien paraît être le premier animal qui ait été domestiqué par l'homme. Bien longtemps avant les temps historiques, les populations qui habitaient l'Europe possédaient déjà des chiens; toutes les peuplades sauvages, en ont également. Cette particularité tient probablement à ce que l'homme primitif, vivant exclusivement du produit de sa chasse, a senti de bonne heure la nécessité de se créer un auxiliaire capable de découvrir la piste du gibier et de la suivre.

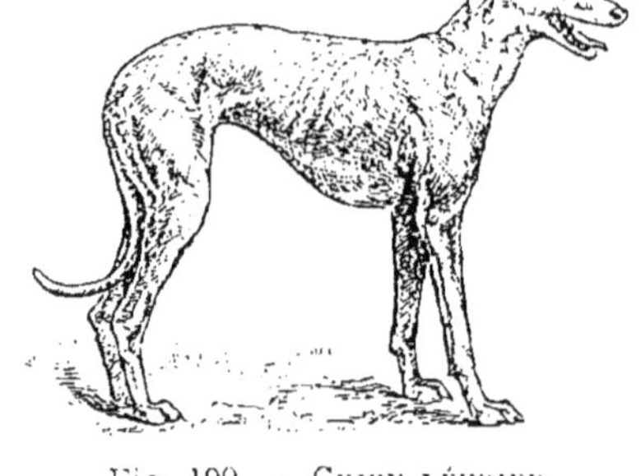

Fig. 199. — CHIEN LÉVRIER.

On ne connait pas exactement l'origine des chiens domestiques et, à l'heure qu'il est, il est encore impossible de dire s'ils proviennent d'une seule ou de plusieurs espèces sauvages. On pense même que tous ceux que l'on rencontre à l'état errant, en Australie et dans certaines régions de l'Amérique du Sud, sont des descendants de chiens domestiques redevenus libres. Quoi qu'il en soit, ces chiens, de même que les véritables chiens sauvages, n'aboient pas, ils hurlent comme les loups.

Dans nos pays, le chien domestique se distingue par son intelligence; il doit certainement les qualités qu'il a acquises à la sécurité et au bien-être que lui a procurés la compagnie de l'homme civilisé; on en voit la preuve dans ce fait qu'en Laponie et au Groënland. le chien de l'Esquimau. maltraité par son maître, est resté à demi-sauvage.

Le chien domestique est vigoureux, capable de courir longtemps et avec rapidité; il nage aussi très bien et possède un odorat très subtil dont aucun autre animal ne jouit au même degré, mais qui est cependant variable suivant les races.

Par suite de la domestication, le chien s'est adapté très

vite aux milieux très divers dans lesquels il a vécu : il s'est, en conséquence, formé des variétés canines si nombreuses qu'on en compte aujourd'hui près de 200. Toutes ces variétés peuvent être groupées de manière à former trois grands groupes : les *chiens de chasse*, les *chiens de garde* et les *chiens de berger*.

Chiens de chasse. — On distingue sous ce nom les chiens qui peuvent suivre la trace du gibier à l'odorat, et même de le découvrir quelquefois à de grandes distances; il en existe deux catégories : les *chiens courants* et les *chiens d'arrêt*.

Les *chiens courants*, comme leur nom l'indique, poursuivent le gibier à la course et le dévorent généralement aussitôt qu'ils sont parvenus à s'en emparer; ils aboient pendant la poursuite, ce qui permet au chasseur de connaître la direction prise par le gibier. Les principales variétés de chiens courants sont les chiens de Saintonge, de Gascogne, de la Vendée et du Poitou; ce sont des animaux d'un caractère vagabond et un peu brutal.

Lévriers. — Parmi les chiens les plus anciennement connus et qui sont capables de capturer le gibier à la course, il faut encore citer les lévriers, dont les variétés sont nombreuses. Leurs membres allongés sont admirablement conformés pour la course et le saut.

Bien que ces chiens soient peu intelligents et que leur odorat soit peu développé, ils peuvent cependant devenir d'excellents chiens de chasse, car leur vue est si perçante et leur allure si rapide, qu'aucun gibier ne peut échapper à leur poursuite en terrain découvert.

Les *chiens d'arrêt* recherchent le gibier silencieusement et ne le tuent pas lorsqu'ils l'ont découvert. Ils sont ordinairement plus doux, plus intelligents et plus obéissants. Lorsqu'ils sont en présence du gibier, ils *s'arrêtent* et prennent une attitude effacée qui leur a fait aussi donner le nom de *chiens couchants*. On peut, par un dressage méthodique, les habituer à rechercher le gibier tué ou simplement blessé et à le rapporter à leur maître.

Les principales races de chiens d'arrêt sont le *braque* et les *pointers*, chiens au poil ras; les *épagneuls*, les *setters* et les *griffons*, qui ont le poil plus ou moins long.

Le dressage d'un chien est considéré par les chasseurs

comme une opération délicate, demandant beaucoup de patience et de méthode; cependant l'aptitude naturelle que ces animaux présentent pour la chasse est héréditaire, et il suffit quelquefois de l'exemple momentané d'un autre chien pour la développer.

Chiens de garde. — Il est impossible de préciser les caractères des chiens qui peuvent être rangés dans cette catégorie, car toutes les variétés peuvent être employées à veiller sur la sécurité des habitations et à prévenir de l'approche des étrangers.

Les races les plus communément utilisées comme chiens de garde sont les *dogues*, les *danois* et les *mâtins;* ces derniers, souvent doués d'une très grande force, paraissent provenir du croisement du lévrier avec le chien de berger.

Chiens de berger. — Les chiens de cette catégorie n'ont pas non plus de caractère bien fixe; le type le plus ordinaire se distingue par son poil dressé et par sa forme générale qui rappelle plus ou moins celle des loups. Ce sont des animaux très dévoués, obéissant bien à leur maître, mais peu sociables.

Lorsqu'ils sont bien dressés, ils deviennent d'excellents gardiens des troupeaux : ils saisissent, sur un simple signe, la volonté de leur maître et exécutent, avec une rigueur souvent brutale, mais avec une fidélité parfaite, la consigne qui leur a été donnée. Par exemple, pour déterminer les limites d'un pâturage au milieu d'une plaine uniforme, le berger marche en traînant derrière lui son bâton sur la terre; les chiens suivent, le nez en terre, la piste invisible tracée par le bâton et ils ne laissent ensuite aucun membre du troupeau dépasser cette ligne.

Les races des chiens de bergers les plus estimées en France sont celle de la Brie et celle de la Beauce.

Autres races de chiens. — Les chiens peuvent encore rendre à l'homme une foule d'autres services: c'est ainsi qu'on a vu des chiens de Terre-Neuve, qui nagent facilement grâce à leurs doigts palmés, retirer de l'eau des personnes en danger de se noyer.

Les chiens du Mont Saint-Bernard sont dressés à secourir les voyageurs égarés dans les montagnes.

Enfin, dans les régions glacées du nord de l'Europe, de

l'Asie et de l'Amérique, le chien n'est plus seulement un animal de chasse ou un animal de garde, il devient une bête de trait et une bête de somme : en Sibérie et au Groënland, les chiens sont attelés par six ou huit à des traîneaux et peuvent fournir de longues courses à une allure de 12 à 15 kilomètres à l'heure, sur la neige durcie.

Chats (*fig.* 200). — Le chat vit encore à l'état sauvage dans la plupart des forêts d'Europe ; cependant il est, avec le chien, l'un des plus anciens animaux domestiqués. L'homme a utilisé l'agilité du chat, sa vue perçante et la finesse de son odorat, pour faire la chasse aux petits rongeurs tels que les souris et les rats qui pullulent quelquefois dans ses habitations. Mais il faut bien avouer que les services rendus par le chat sont assez faibles et que le chat est plutôt un commensal qu'un auxiliaire.

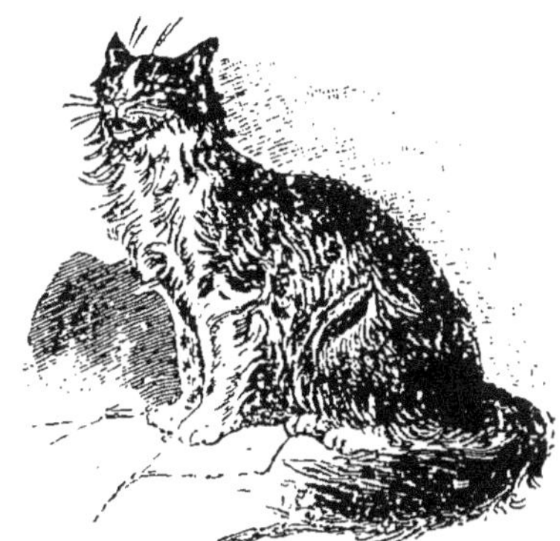

Fig. 200. — Chat angora.

Furet (*fig.* 201). — Le furet est un carnassier originaire d'Afrique, qui a été dressé pour chasser les lapins dans leurs terriers ; cependant, ce n'est pas, à proprement parler, un animal domestique, car il n'obéit à personne. On se borne à le faire entrer dans les galeries des terriers fréquentés par les lapins pour obliger ceux-ci à sortir et à se jeter dans des filets tendus sur les orifices du terrier. Si le furet réussit à capturer un lapin, il le tue sur place, suce son sang, s'endort dans le terrier et ne revient à la surface qu'après un temps très long.

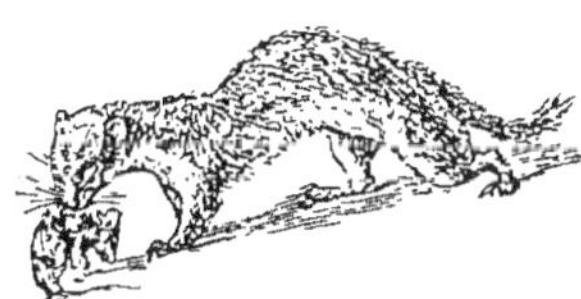

Fig. 201. — Furet.

Loutre (*fig.* 127, p. 171). — Les loutres habitent dans des terriers creusés sur le bord des étangs et des cours d'eau. Elles se nourrissent exclusivement de la chair des poissons qu'elles chassent, le plus souvent pendant la nuit ; grâce à leurs doigts palmés, elles nagent et plongent avec une grande facilité ; aussi détruisent-elles beaucoup de poisson.

En Chine et dans l'Inde, il existe une espèce de loutre de

rivière qu'on a dressée pour la pêche, de la même manière que nous avons dressé nos chiens pour la chasse. Notre loutre commune, elle aussi, est capable de recevoir une éducation semblable et de devenir un excellent animal de pêche, car on lui apprend assez facilement à rapporter à son maître les poissons qu'elle a pris.

Faucon (*fig.* 202). — Le faucon est un oiseau appartenant à l'ordre des Rapaces diurnes et qui, au moyen âge, était dressé pour la chasse aux oiseaux et notamment au héron. On l'emploie encore quelquefois à cet usage en Algérie et dans quelques contrées de l'Asie occidentale.

Pour que le faucon chasse bien, il faut qu'il soit à jeun. Son vol est tellement rapide qu'il ne manque jamais d'atteindre les oiseaux qu'il poursuit. Les grands faucons d'Afrique peuvent même capturer des lièvres et des gazelles.

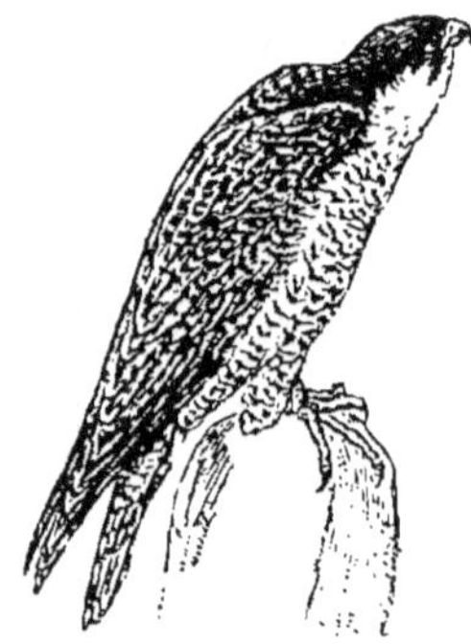

Fig. 202. — FAUCON (appartient au groupe des rapaces diurnes).

Cormoran. — Le cormoran est un oiseau appartenant à l'ordre des Palmipèdes, qui nage et plonge avec une grande agilité; sa taille est presque égale à celle de l'oie. On le rencontre sur les côtes de France, mais il est surtout commun au Sénégal et à l'île Maurice. Les Chinois l'ont depuis longtemps domestiqué et l'emploient pour la pêche; seulement, afin de l'empêcher d'avaler le poisson, ils prennent la précaution de lui passer un anneau autour du cou. La pêche à l'aide du cormoran était autrefois pratiquée en France et en Angleterre.

III. — BÊTES DE SOMME, DE TRAIT ET DE COURSE

Parmi les animaux que l'homme a dressés, en vue d'utiliser leur force musculaire, on peut citer, dans nos pays, le cheval l'âne, le mulet, le bœuf; dans d'autres régions, on emploie dans le même but, le chameau, le dromadaire, l'éléphant, le lama, le renne et le buffle.

Le cheval (*fig.* 203). *Chevaux sauvages.* — On ne connaît pas la patrie exacte du cheval, car sa domestication remonte à une époque très reculée; on suppose toutefois qu'il est originaire de l'Asie centrale. Les chevaux qu'on rencontre aujourd'hui à l'état sauvage dans les steppes de la Mongolie et dans les régions montagneuses de la Sibérie méridionale, et qu'on désigne sous le nom de *chevaux tarpans*, pourraient bien être les représentants non modifiés de l'une des races primitives. Ces animaux vivent en bandes nombreuses et sont très méfiants; on ne réussit pas à dresser ceux que

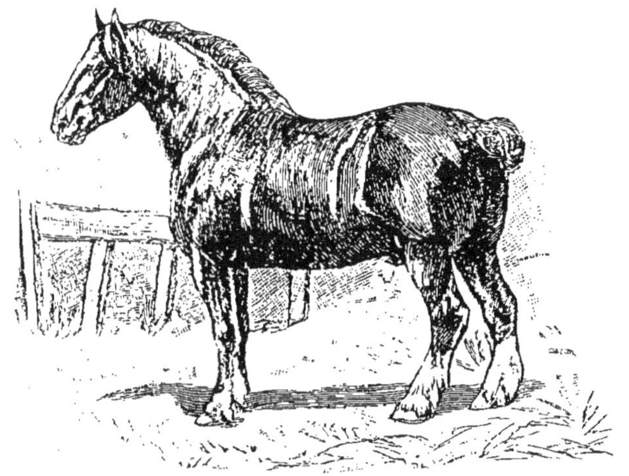

Fig. 203. — CHEVAL DE TRAIT.

l'on capture et ils meurent très vite dès qu'ils sont privés de leur liberté.

D'autres races, à moitié sauvages, se rencontrent encore à l'état de liberté dans certains pays où se trouvent de grandes plaines: mais ces chevaux sont faciles à dresser et s'habituent très bien à vivre en captivité : on doit les considérer comme des chevaux ayant été antérieurement domestiqués et qui sont retournés à l'état sauvage. Parmi ces races, on peut citer les *chevaux des steppes*, très grands et très vigoureux, qui rendent de si grands services aux habitants de la Tartarie; les *chevaux des pampas*, tellement nombreux dans les plaines de l'Amérique du Sud que les habitants du pays ne se donnent pas la peine de se livrer à l'élevage : ils trouvent plus simple de dompter les chevaux libres dont ils s'emparent en leur lançant adroitement une longue courroie de cuir ou *lasso*, terminée par un nœud coulant.

Enfin, il existe encore, dans certaines régions de l'Europe

et même en France, des chevaux errants et à demi-sauvages : tels sont les chevaux de la Lithuanie et de l'Ukraine, qui vivent en liberté dans les forêts, mais qui, pendant les rudes hivers de ces contrées, viennent chercher un abri et un peu de nourriture près des habitations. Ceux que l'on réussit à prendre à ce moment reçoivent une marque au fer rouge qui indique leur propriétaire et qui est, par conséquent, une véritable prise de possession.

Il en est de même pour les chevaux sauvages qui vivent en France, dans l'île de la Camargue : ces chevaux se soumettent difficilement, mais, une fois domptés, il peuvent rendre d'excellents services.

Chevaux domestiques. — Le cheval se rencontre dans toutes les parties du monde à l'état domestique; c'est alors un animal assez intelligent, très docile et très vigoureux; il a une mémoire fort nette et témoigne une grande affection à son maître lorsqu'il est bien traité.

La durée de la vie d'un cheval est, en général, comprise entre vingt et vingt-cinq ans; or, comme sa valeur, calculée d'après la quantité de travail qu'il peut fournir, est en raison inverse de son âge, il est très important de pouvoir apprécier facilement l'âge d'un cheval. On y arrive assez exactement en examinant les caractères de la dentition et, plus particulièrement, ceux qui sont fournis par les *incisives*.

Age du cheval (fig. 204). — Au moment de sa naissance, le poulain n'a que deux molaires de chaque côté et à chaque mâchoire; mais, au bout de six à huit jours, on voit apparaître, les deux incisives médianes, appelées *pinces;* entre trois et quatre mois, apparaissent les deux incisives qui suivent et qu'on nomme les *mitoyennes,* puis, vers le septième mois, percent les incisives latérales désignées sous le nom de *coins.*

A ce moment la première dentition est complète.

Toutes ces incisives portent, sur leur couronne, une *fossette* très accentuée (*fig.* 204) dans laquelle les aliments se logent et qui prend de ce fait, une teinte noirâtre. Mais, à mesure que le cheval prend de l'âge, les incisives s'usent et, par suite, les fossettes médianes s'effacent peu à peu. Vers l'âge de treize à seize mois, les pinces *rasent,* c'est-à-dire que leur cavité terminale disparaît; de seize à vingt mois, ce sont les *mitoyennes* et, enfin, de vingt à vingt-quatre mois, ce sont les *coins* qui *rasent* à leur tour.

Vers l'âge de deux ans et demi commence la seconde dentition. Les dents de la deuxième dentition sont beaucoup plus longues que les dents de lait et ne présentent aucun rétrécissement à leur collet. Les incisives tombent dans l'ordre même où elles ont apparu et sont remplacées par les dents définitives : les *pinces* vers l'âge de deux ans et demi, les *mitoyennes* à trois ans et demi et les *coins* à quatre ans et demi.

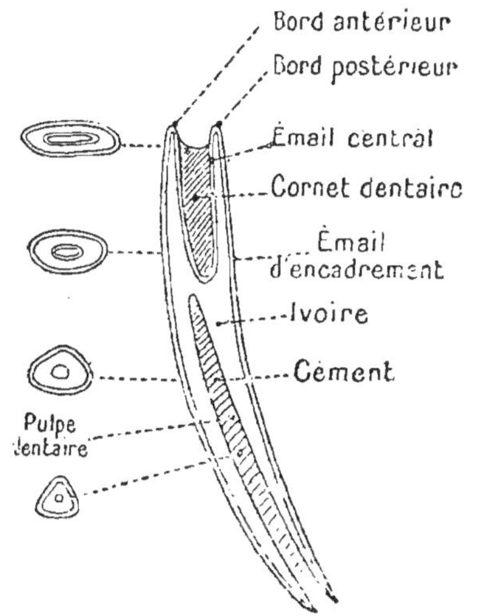

Fig. 204. — Coupe longitudinale d'une dent de cheval (les quatre figures latérales indiquent l'aspect des coupes transversales de la dent, exécutées aux niveaux marqués par les lignes de rappel).

A cinq ans, le cheval a toutes ses dents : mais les fossettes médianes des dents de remplacement s'usent à leur tour par le travail de la mastication, si bien que les dents définitives finissent par *raser*, comme ont fait les dents de lait. A cinq ans et demi, les pinces inférieures commencent à raser, à six ans et demi, ce sont les mitoyennes, enfin de sept à huit ans, la fossette des coins s'efface.

A partir de huit ans, les changements qu'éprouvent les dents sont de plus en plus faibles et de plus en plus irréguliers : on dit que le cheval est *hors d'âge* et qu'il *ne marque plus*. Les seules variations que présentent alors les incisives sont des modifications dans la forme de la section qui, d'ovale qu'elle était d'abord, devient de plus en plus triangulaire, ainsi que l'indique la figure 204.

A partir de douze ou quatorze ans, il est difficile de juger de l'âge d'un cheval.

Allure du cheval. — Les chevaux peuvent marcher de plusieurs manières, et la façon dont ils marchent constitue ce qu'on nomme l'*allure*. L'allure peut être naturelle, comme le *pas* et le *galop*, ou bien elle est artificielle, c'est-à-dire acquise, comme le *trot* et l'*amble*.

L'amble, qui était très recherchée autrefois parce que c'est une allure très douce et peu fatigante pour le cavalier, est moins rapide que le trot ; elle en diffère en ce que les deux pieds *d'un même côté* s'élèvent ou s'abaissent en même temps, tandis que, dans le trot, ils se lèvent et se posent diagonalement, le pied de derrière gauche marchant en même temps que le pied de devant droit et inversement.

Les chevaux sauvages ne trottent généralement pas.

Utilisation du cheval. — Au point de vue des services qu'ils nous rendent, les chevaux peuvent être divisés en deux grandes catégories :

1° Les chevaux d'attelage ou de trait ;

2° Les chevaux de selle.

Chevaux d'attelage. — Les chevaux d'attelage se distinguent par leur encolure musclée, ce qui indique qu'ils sont capables

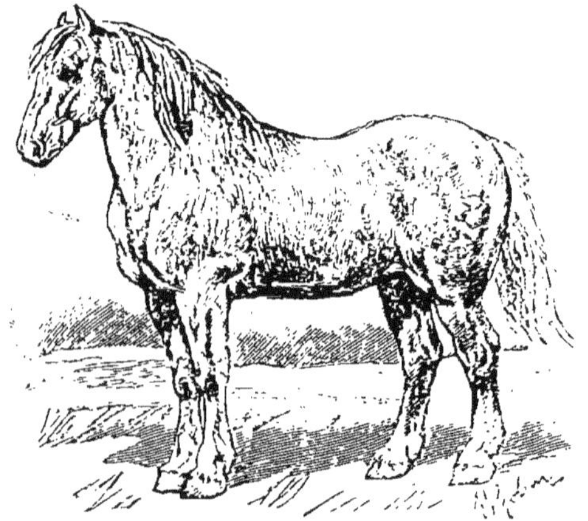

Fig. 205. — Cheval de race boulonnaise.

d'un grand effort dans le collier. Leur poitrail est large. leur croupe très charnue et leurs membres volumineux.

Parmi les races les plus appréciées, nous citerons : la *race boulonnaise* (*fig.* 205), l'une des plus fortes et qui fournit les meilleurs chevaux de trait ; les *races normande* (*fig.* 206) et *bretonne* (*fig.* 207), dont les représentants peuvent servir indifféremment de chevaux de selle ou de chevaux de trait : la *race percheronne* (*fig.* 208), la plus renommée de toutes les races françaises, donne des sujets très grands. très forts et pouvant traîner une lourde charge à vive allure : ce sont ces chevaux que l'on utilise dans les grandes villes, notamment à Paris, pour le service des omnibus.

Presque toutes les provinces de France nourrissent des

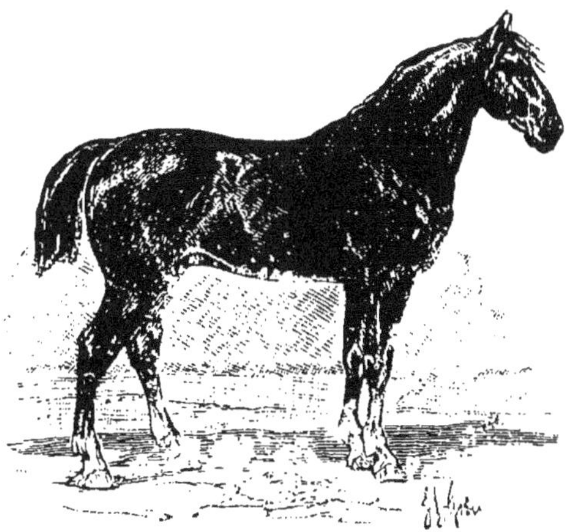

Fig. 206. — Cheval de race normande.

races particulières de chevaux, mais leur description ne peut trouver place que dans les ouvrages spéciaux.

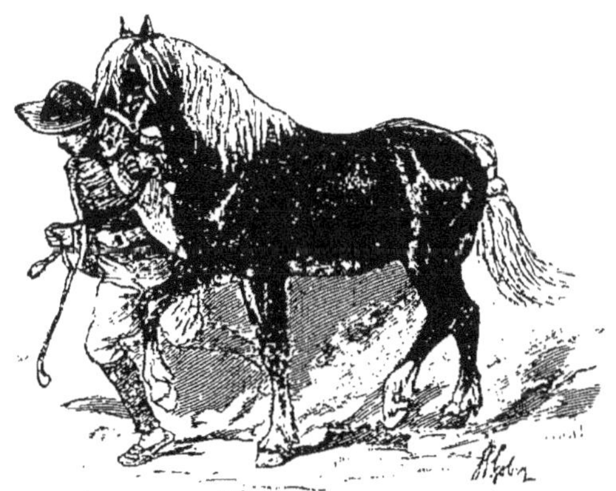

Fig. 207. — Cheval de race bretonne.

Chevaux de selle. — Les chevaux de selle ou chevaux de course doivent avoir une hauteur[1] de 1 m. 50 environ, des formes élancées, des muscles fermes et bien accusés; l'encolure doit être longue et s'unir avec le tronc sans ligne

---

1. La hauteur est prise au *garrot* (*fig.* 209) , c'est-à-dire depuis le sol jusqu'au point où le cou commence.

de démarcation tranchée ; les principales races sont : le *cheval*

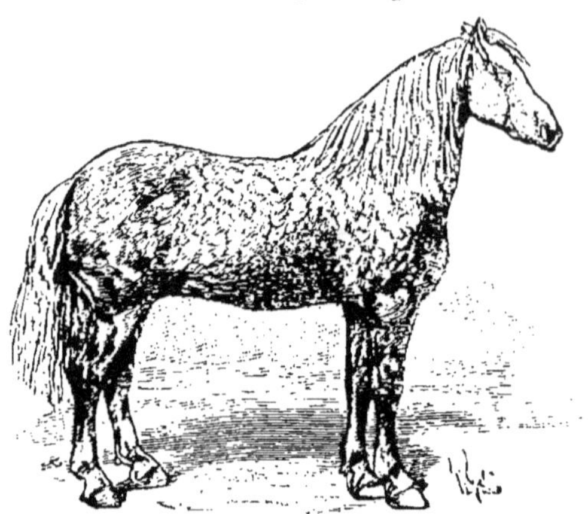

Fig. 208. — CHEVAL PERCHERON.

arabe, le *cheval barbe* (*fig.* 210) et le *cheval anglais* (*fig.* 211).

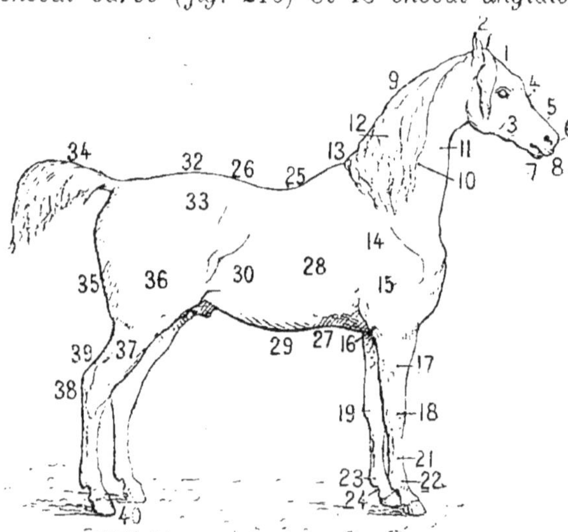

Fig. 209. — NOMS DES DIFFÉRENTES PARTIES DU CORPS DU CHEVAL 1. Front. — 2, Oreilles. — 3, Ganache, — 4, Salière. — 5, Chanfrein. — 6, Bout du nez. — 7, Menton. — 8, Lèvre supérieure. — 9, Bord supérieur de l'encolure. — 10, Encolure. — 11, Gouttière de la jugulaire. — 12, Crinière. — 13, Garrot. — 14, Épaule. — 15, Poitrail. — 16, Coude. — 17, Avant-bras. — 18, Genou. — 19, Châtaigne. — 21, Canon. — 22, Paturon. — 23, Ergot. — 24, Couronne et plan du paturon. — 25, Dos. — 26, Reins. — 27, Passage des sangles. — 28, Côtes. — 29, Ventre. — 30, Flanc. — 32, Croupe. — 33, Hanche. — 34, Queue. — 35, Fesse. — 36, Cuisse. — 37, Jambe. — 38, Jarret. — 39, Corde du jarret. — 40, Pied).

Le cheval arabe (*fig.* 210) est considéré comme le type parfait de l'espèce chevaline; il est renommé pour son élégance, pour la rapidité de sa course et pour sa résistance à la fatigue. On le rencontre en Arabie et dans quelques districts de la Perse, mais il ne conserve la pureté de ses formes que

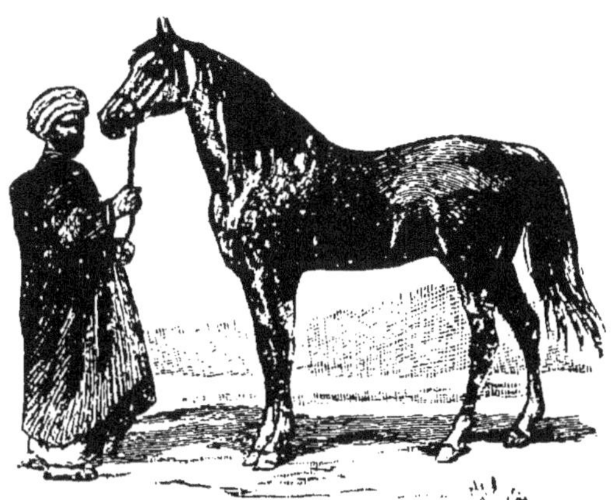

Fig. 210. — CHEVAL ARABE.

dans son pays d'origine; ailleurs, il se modifie assez rapidement sous la double influence de l'alimentation et du climat.

Le cheval barbe est originaire d'Afrique. Il est plus grand

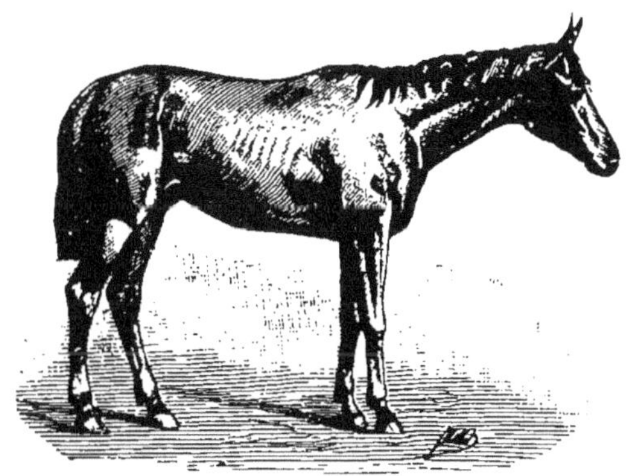

Fig. 211. — CHEVAL ANGLAIS.

que le cheval arabe, mais moins élancé. On le rencontre surtout en Syrie et en Algérie.

Le cheval anglais (*fig.* 211), désigné sous le nom de cheval de course ou *pur sang*, est un cheval d'origine arabe ou barbe, introduit en Angleterre et modifié par l'entraînement qu'on lui a fait subir depuis plusieurs générations. Sa taille est plus élevée que celle du cheval arabe ; il est aussi plus allongé, mais moins souple et moins gracieux de formes.

Ane. — L'âne est, eu égard à sa taille, aussi vigoureux que le cheval et il rend les mêmes services que lui. Il est cependant plutôt utilisé comme bête de somme que comme bête de trait. A cause de sa démarche posée et de la sûreté de son pied, il est particulièrement précieux dans les pays de montagnes. Il est extrêmement sobre, aussi dit-on souvent qu'il est le *cheval du pauvre*.

Toutes proportions gardées, l'âne a la tête plus forte que le cheval (*fig.* 212) ; ses membres

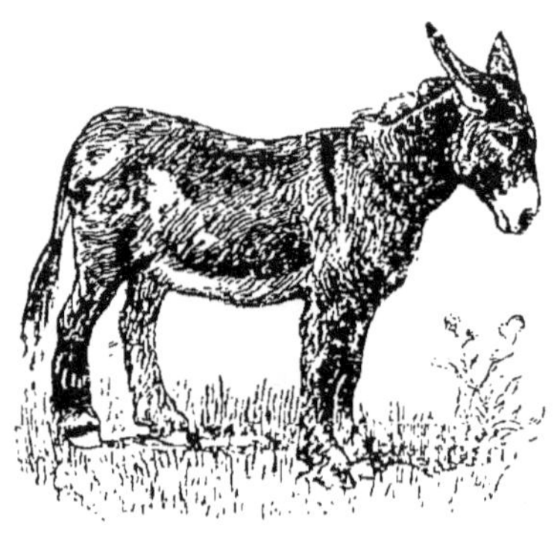

Fig. 212. — ANE DU POITOU.

sont moins musclés et plus droits ; ses oreilles sont longues et très velues ; sa queue est terminée par une houppe de poils longs et il a sur le dos une croix de poils noirs. Il devient têtu quand on le maltraite ; mais sa réputation de stupidité n'est pas justifiée, car il est au moins aussi intelligent que le cheval.

Il existe en France deux races principales d'ânes : la race de Gascogne et la race du Poitou (*fig.* 212).

Les dents de l'âne se développent à peu près comme celles du cheval, quoique un peu plus lentement : on peut donc aussi apprécier son âge par les caractères de la dentition.

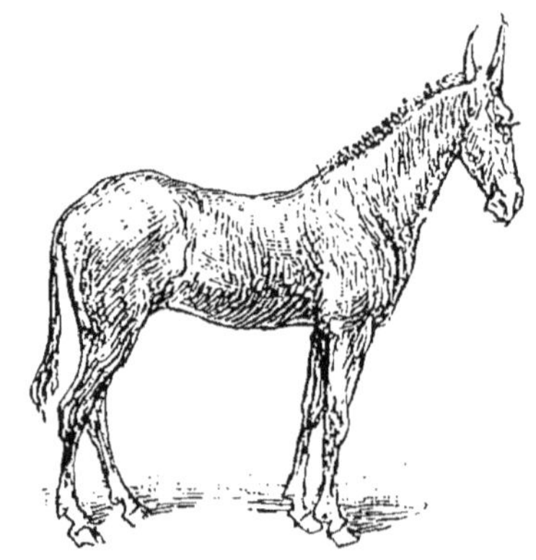

Fig. 213. — MULET.

Mulet (*fig.* 213). — Le mulet est le produit que l'on obtient par le croisement de l'âne et de la jument [1].

La force et la taille du mulet sont variables, mais elles éga-

---

1. Le produit inverse, beaucoup plus rare, que l'on obtient par le croisement de l'ânesse et du cheval, porte le nom de *bardot*.

lent souvent celles du cheval. C'est un animal sobre, très robuste et très résistant, capable de faire une excellente bête de somme, surtout dans les pays de montagne, à cause de la sûreté de son pied.

Les principaux centres de production du mulet, en France, sont le Poitou, d'abord, l'Auvergne et quelques départements du Midi ensuite.

Anes sauvages. — Il existe en Asie et en Afrique quelques animaux voisins de l'âne et qui peuvent rendre les mêmes services que lui quand on parvient à les dresser.

L'*hémione* vit dans les plaines de la Mongolie. Il a un pelage grisâtre et, comme l'âne, une raie noire sur le dos. Les hémiones sont des animaux vigoureux et rapides, mais difficiles à dresser.

L'*onagre* se rencontre dans les steppes de l'Inde; il est plus facile à dresser que l'hémione.

Enfin le *zèbre*, que l'on considère comme intermédiaire entre le cheval et l'âne, est remarquable par son pelage jaune, rayé de longues bandes noires. Il vit dans le sud de l'Afrique. C'est un animal sobre et vigoureux, mais très sauvage et dont le dressage est extrêmement difficile.

Bœuf. — Il existe, ainsi que nous l'avons déjà vu (p. 57), un grand nombre de races de bœufs, races dont l'importance varie suivant les contrées et selon les services qu'ils peuvent nous rendre. Il est certain que le but principal de l'élevage des bœufs est la production de la viande : en effet, sauf dans certaines régions montagneuses telles que les Vosges, l'Auvergne, etc., on leur demande peu de travail et le développement du machinisme aura cette conséquence qu'on leur en demandera de moins en moins.

Cependant le bœuf est un animal précieux comme producteur de force. Il est très recherché pour les labours dans certaines contrées, parce qu'il est très patient et qu'il peut fournir un travail soutenu. Il a autant de résistance que le cheval lorsqu'il s'agit de porter des fardeaux.

Les principales races de bœufs, considérées au point de vue de l'aptitude à produire du travail, sont : la race vendéenne, la race auvergnate ou de Salers (*fig.* 214), la race gasconne, la race mancelle, la race de la Camargue, etc.

Race vendéenne. — Cette race se rencontre dans toute la

région de la France comprise entre l'embouchure de la Loire et celle de la Gironde : elle s'étend vers l'est sur une grande partie du Plateau Central et porte des noms différents suivant les localités où on l'emploie : c'est ainsi qu'elle est connue sous les noms de race parthenaise, marchoise, d'Aubrac, etc. Le pelage est d'un jaune fauve ; les cornes ont la pointe relevée et très noire.

Race auvergnate (fig. 214). — Cette race, désignée encore sous le nom de race de Salers, est originaire du Cantal. Elle est une des meilleures pour le travail. Le pelage est d'un rouge acajou vif.

Race gasconne. — C'est l'une des races travailleuses les plus résistantes. Elle habite surtout le Gers, la Haute-Garonne et l'Ariège.

Race mancelle. — Elle est caracté-

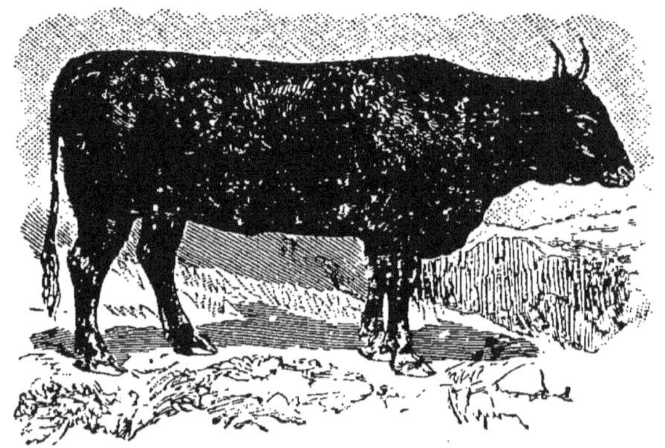

Fig. 214. — Bœuf (race de Salers).

risée par son pelage d'un roux blond, uniforme. Elle était autrefois très employée pour le travail, mais les croisements qu'elle a subis avec la race Durham (voir p. 57) l'ont transformée et elle tend de plus en plus à devenir une race de boucherie.

Race de la Camargue. — Les animaux de cette race vivent dans les prairies marécageuses du delta du Rhône ; leur taille est petite et leur pelage est entièrement noir ; les cornes sont également noires et fortement recourbées.

Les taureaux de la Camargue vivent constamment en liberté ; ceux qui ont été dressés pour le travail sont ramenés dans leurs marécages après les travaux de labour. Chaque propriétaire marque les siens d'un signe particulier. C'est dans ces troupeaux demi-sauvages que l'on choisit les sujets qui servent aux courses de taureaux dans le midi de la France.

Chameau. — Le chameau est un animal complètement domestiqué et qu'on ne rencontre plus à l'état sauvage. Il remplit, en Asie et dans le nord de l'Afrique, le même rôle que le cheval en Europe : il est à la fois une bête de somme et une bête de course.

Grâce à la conformation de son estomac qui lui permet

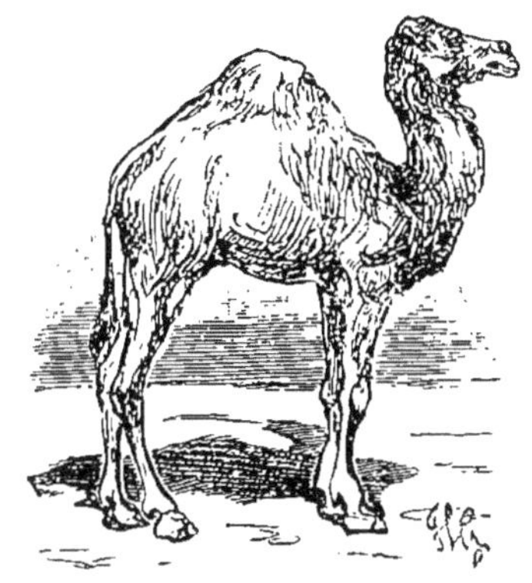

Fig. 215. — Chameau d'Afrique
(dromadaire).

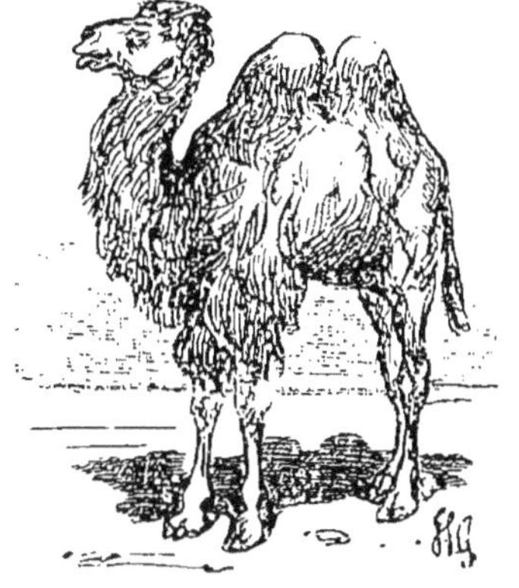

Fig. 216. — Chameau d'Asie
(à 2 bosses).

d'emmagasiner une grande quantité d'eau, et à sa bosse qui est une réserve de graisse, il peut rester sans manger ni boire pendant une dizaine de jours et parcourir dans ces conditions des distances considérables. On constate alors un affaissement très sensible de la bosse, car le chameau n'a pu lutter contre la disette qu'en se nourrissant de ses réserves. C'est à cette faculté qu'il a de pouvoir supporter sans en souffrir un long jeûne, qu'il doit son renom de sobriété. Indépendamment de sa force musculaire, le chameau donne encore à l'Arabe sa chair et son lait; son poil souple et très moelleux est également propre à fabriquer des tissus.

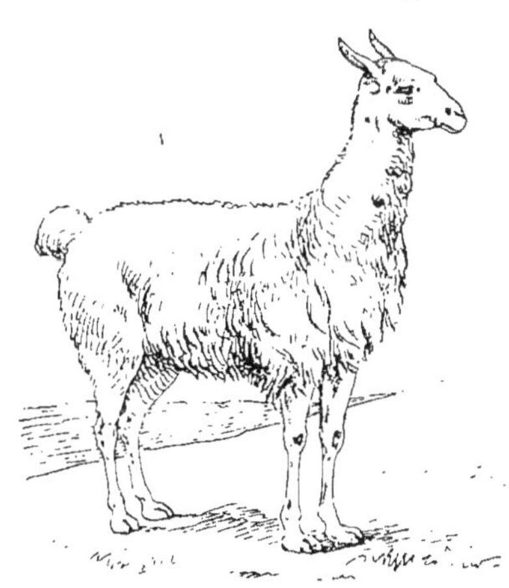

Fig. 217. — Lama, espèce de chameau sans bosse.

Il existe deux espèces de chameaux : le *chameau d'Afrique* (*fig.* 215), à une seule bosse, et qui porte encore les noms de *dromadaire* ou de *méhari,* et le *chameau d'Asie,* à deux bosses (*fig.* 216), qui est surtout employé comme bête de somme par les Mongols et les Chinois.

Lama (*fig.* 217). — Le lama est une sorte de chameau sans bosse qui habite les pentes accidentées de la Cordillère des Andes, en Amérique; plusieurs espèces, notamment le *lama commun* et l'*alpaca*, étaient déjà domestiquées avant l'arrivée des Espagnols.

Dans leur pays d'origine, on les emploie comme bêtes de somme. et ils peuvent facilement transporter des charges de 50 à 60 kilogr. dans des régions où aucun autre animal ne pourrait pénétrer.

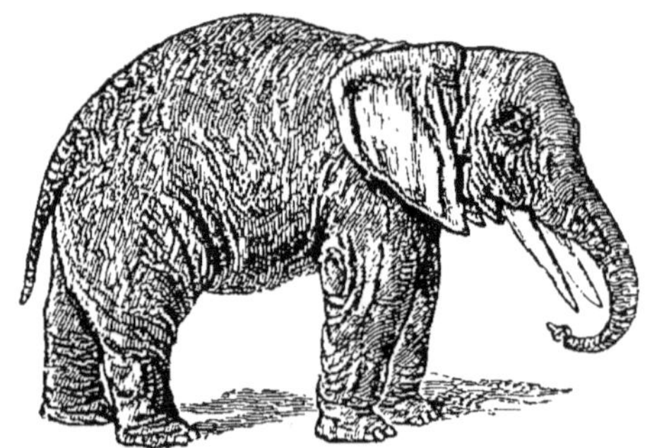

Fig. 218. — Éléphant d'Afrique.

Éléphant. — Il existe deux espèces d'éléphants : l'*éléphant d'Asie* ou de l'Inde, caractérisé par ses oreilles petites et son front déprimé, et l'*éléphant d'Afrique*, dont les grandes oreilles s'étendent jusque sur les épaules (*fig.* 218).

Seul, le premier est complètement domestiqué et il rend les plus grand services comme bête de somme dans l'Indo-Chine et à Ceylan.

Les Carthaginois avaient domestiqué l'éléphant d'Afrique; mais actuellement. il est retourné à l'état sauvage. On le chasse pour ses défenses qui nous donnent l'ivoire.

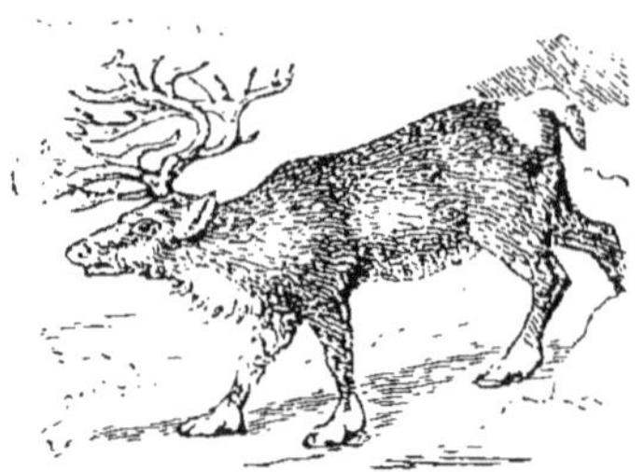

Fig. 219. — Renne (nord de l'Europe).

Renne (*fig.* 219). — Bien que le renne ne soit qu'incomplètement plié à la vie domestique. il n'en constitue pas moins l'animal le plus précieux des régions froides du nord de l'Europe et de l'Asie. Il est utilisé par les Lapons. les Finnois, les Sibériens comme animal de trait. plutôt que comme bête de somme. Attelé à un traîneau. il peut facilement soutenir très longtemps un train d'une dizaine de kilomètres à l'heure.

16.

Toutes les parties du corps du renne sont utilisées par les Lapons; sa chair et son lait servent à l'alimentation.

Buffle (*fig.* 220). — Le buffle est un animal domestique extrêmement sobre et se rapprochant beaucoup du bœuf par

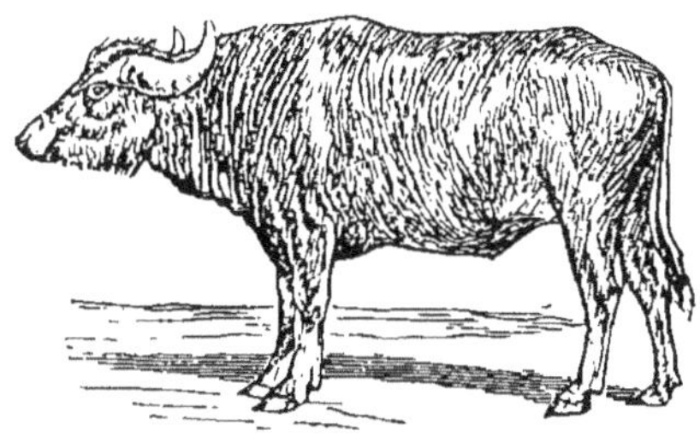

Fig. 220. — BUFFLE (domestiqué dans un grand nombre de pays).

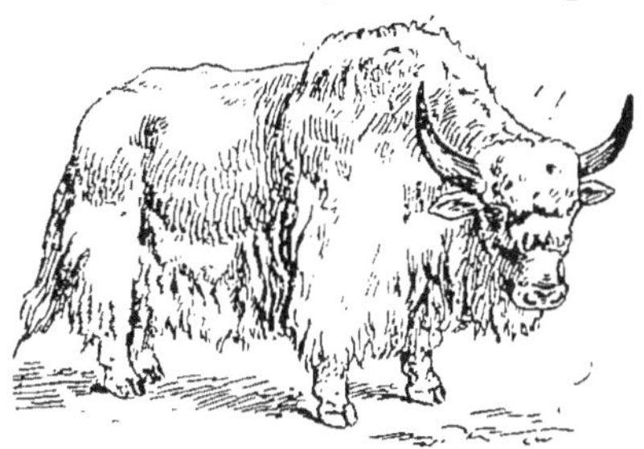

Fig. 221. — YACK (domestiqué dans l'Asie centrale).

sa forme et sa taille. On le rencontre dans les régions chaudes et marécageuses d'une grande partie de l'Asie et de l'Europe méridionale. Le buffle est un animal de selle et de somme, pouvant fournir le même travail que le bœuf.

Yack (*fig.* 221). — Le yack, que l'on désigne encore quelquefois sous le nom de *vache grognante de Tartarie*, est domestiqué dans l'Asie centrale, mais il est peu docile.

Zébu (*fig.* 222). — Le zébu est encore un ruminant qui porte, comme le chameau, une bosse de graisse sur le garrot. Il ne mugit pas, il grogne

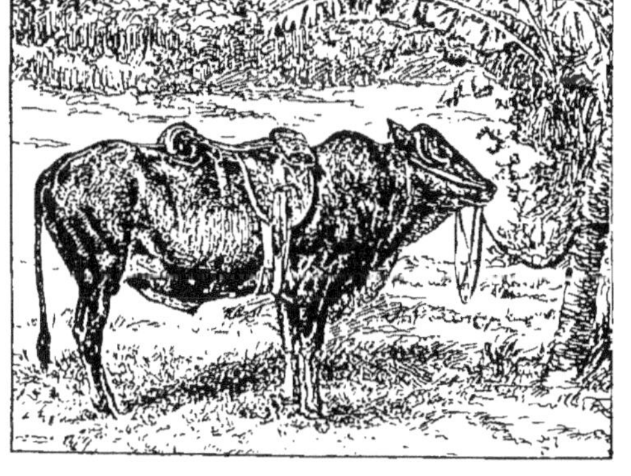

Fig. 222. — ZÉBU (domestiqué en Afrique et en Asie).

comme le yack. Le zébu est domestiqué dans notre colonie de Madagascar, où il rend de grands services.

TABLE ANALYTIQUE DES MATIÈRES

Préface... 5
Programmes officiels.. 6

NOTIONS PRÉLIMINAIRES

ELÉMENTS CONSTITUTIFS DE NOS ORGANES

Définitions.. 7
La cellule, élément des organismes................................ 7
Constitution de la cellule.. 8
Groupes de cellules... 10
Résumé.. 10

CLASSIFICATION GÉNÉRALE DES ORGANES DU CORPS HUMAIN

Classement des fonctions.. 10
Fonctions de nutrition.. 11
Fonctions de relation... 11

PREMIÈRE PARTIE
FONCTIONS DE NUTRITION

SOLIDARITÉ DES ORGANES DE NUTRITION

Plan général de l'organisme....................................... 12
Le sang nourrit les cellules...................................... 12
Le sang ayant nourri l'organe, devient impur...................... 14
Le sang commence à se purifier.................................... 14
Le sang reprend ses principes nutritifs........................... 14
Le sang achève de se purifier..................................... 14
Le sang pur et nutritif retourne à l'organe....................... 15
Remarque.. 15

CHAPITRE PREMIER

DIGESTION ET ABSORPTION

I. — **Notions générales**.. 16
    Définition de la digestion. Sa place dans la nutrition générale. 16

II. — **Digestion**.. 18
    1° *Classification et composition des aliments*............... 18
        Généralités.. 18
        Différentes classes d'aliments.......................... 18
        Aliments minéraux....................................... 20
        Aliments sucrés... 20
        Aliments féculents ou amylacés.......................... 20
        Aliments gras... 20
        Aliments albuminoïdes................................... 21
    2° *Appareil digestif*....................................... 21
    Tube digestif proprement dit......................... 22
        Description du tube digestif............................ 22
    Organes annexes et transformations qu'ils font subir aux aliments....... 28
        Les dents... 28
        Les glandes annexes..................................... 32
        Glandes salivaires...................................... 33
        Glandes de l'estomac ; digestion stomacale.............. 36
    Glandes annexes de l'intestin : digestions intestinales. 37
        Le pancréas... 37
        Les glandes intestinales et le suc entérique............ 39
        Résumé.. 39
        Le foie... 40
        Résultat de la digestion................................ 42

III. — **Absorption**... 44
        Les voies de l'absorption............................... 44
        Absorption par les chylifères........................... 45
        Absorption sanguine..................................... 45
        Résumé général de l'absorption.......................... 47

CHAPITRE II

NOTIONS TRÈS SOMMAIRES SUR LES SOURCES PRINCIPALES DES ALIMENTS LES PLUS NÉCESSAIRES

        Origine des matières alimentaires....................... 48

I. — **Aliments d'origine animale**................................. 49

Mammifères.
1° *Animaux mammifères domestiques : leurs produits alimen-
taires* 50
   Viande.... 50
   Graisses...................... 52
   Lait.. 53
   Beurre... 54
   Fromage... 55
2° *Principales races alimentaires de mammifères domestiques.* 56
   Bovidés.. 56
   Ovidés... 58
   Porcins.. 59
   Équidés.. 59
   Autres animaux domestiques alimentaires............... 59
3° *Animaux mammifères sauvages*........................... 60
   Chasse. Gibier... 60

Oiseaux.
1° *Oiseaux domestiques*.................................... 61
   Volailles... 61
   Œufs... 61
   Poules... 63
   Pintades... 63
   Dindon... 63
   Pigeon... 64
   Oie, canard.. 64
2° *Oiseaux sauvages*...................................... 64
   Gibier de plume.. 64

Poissons et Invertébrés.
1° *Poissons*... 65
   Importance des poissons au point de vue alimentaire.... 65
   Valeur nutritive de la chair de poisson................. 66
   Pêche maritime.. 67
   Principaux poissons de mer............................ 67
   Pêche en eau douce.................................... 70
   Principaux poissons d'eau douce....................... 70
   Autres poissons d'eau douce. Pisciculture............. 71
2° *Invertébrés* 72
   Crustacés.. 72
   Mollusques.. 72
   Miel... 73

II. — **Aliments d'origine végétale**........................ 73
   Valeur alimentaire des produits végétaux.............. 73
   Blé.. 75
   Légumes farineux...................................... 78
   Légumes herbacés..................................... 80

286   TABLE ANALYTIQUE DES MATIÈRES

III. — **Aliments d'origine minérale**...................................... 84
    Sel de cuisine... 84
    Eau.. 84

CHAPITRE III

HYGIÈNE DE L'ALIMENTATION

I. — **Notions générales sur l'alimentation**...................... 86
    Perte journalière de l'organisme........................ 86
    Ration d'entretien...................................... 87
    Ration théorique de travail............................. 88
    Ration pratique de travail.............................. 89
    Conseils d'hygiène..................................... 89

II. — **Intoxications causées par les substances alimentaires : champignons, viandes putréfiées**............................ 90
    Empoisonnements....................................... 90
    Poisons mêlés accidentellement aux aliments.......... 90
    Champignons... 91
    Viandes putréfiées.................................... 92

III. — **Parasites contenus dans les viandes**......... 93
    Nature des parasites.................................. 93
    1° Parasites d'origine animale.
    Ténia ou ver solitaire................................. 93
    Trichine.. 96
    2° Parasites d'origine végétale.
    Bactéries... 97

IV. — **Eaux contaminées : moyens de purification**.............. 98
    Danger des eaux impures............................... 98
    Moyens de purification................................ 99
    Résumé... 101

CHAPITRE IV

CIRCULATION

    Définition de la circulation........................... 102

I. — **Le sang**.. 103
    Composition du sang................................... 103

II. — **Appareil circulatoire**................................. 108
    Coup d'œil d'ensemble sur l'appareil circulatoire........ 108
    Le sang quitte les organes après les avoir nourris........ 109
    Où le sang s'hématose................................ 110
    Le sang revient à son point de départ.................. 110
    Où le sang reprend ses principes nutritifs............. 110

Artères, veines 112
Capillaires 113
Nutrition des cellules 113

III. — **Mécanisme de la circulation** 113
Le cœur 113
Place du cœur 114
Structure du cœur 114
Les gros vaisseaux 115
Fonctionnement du cœur 116
Pouls 118
Bruits et chocs du cœur 119
Mouvement du sang dans les artères 119
Mouvement du sang dans les veines 120
Vitesse du sang 121

IV. — **Circulation lymphatique** 121
Système lymphatique 121
Lymphe 123
Utilité du système lymphatique 124

V. — **Appareils d'excrétion** 124
Épuration de l'organisme 124
Assimilation et désassimilation 124
Foie 125
Reins 126
Urine 127
Peau 127

CHAPITRE V

MALADIES CONTAGIEUSES

I. — **Invasion des maladies contagieuses. Défense de l'organisme.** 129
Comment se fait l'invasion 129
Défense de l'organisme 130
Inoculations préventives; immunisation 131
II. — **Étude de quelques cas particuliers d'immunisation** 131
Charbon 131
Variole 133
Rage 133
Diphtérie 134
Mécanisme   } *1° Immunisation préventive* 135
   de l'immunisation : } *2° Immunisation curative* 136
Résumé 136

CHAPITRE VI

RESPIRATION

Définition de la respiration...................................... 137

I. — **Appareils respiratoires**.................................... 138
Appareil respiratoire en général......................... 138
La peau considérée comme appareil respiratoire........ 139
Les poumons.. 139
L'élément pulmonaire : le lobule........................ 140
Arbre respiratoire....................................... 141
Circulation dans les poumons........ 143
Le tissu du poumon................................ 143
Plèvre.. 143
Résumé 144

II. — **Phénomènes mécaniques, physiques et chimiques de la respiration**... 144
Phénomènes mécaniques et physiques de la respiration.. 144
Mouvements de la cage thoracique....................... 144
Expiration 146
Activité respiratoire.................................... 146
Phénomènes chimiques de la respiration.............. . 146
Le circuit de l'oxygène................................. 147

III. — **Larynx et phonation.** 148
Le larynx.. 148
Production des sons.. 149
Hauteur de la voix.. 150
Hygiène du larynx... 150

CHAPITRE VII

HYGIÈNE DE LA RESPIRATION

I. — **Air respirable et air confiné**............................ 151
Composition de l'air respirable........................... 151
Air confiné: ses dangers.................................. 152
Asphyxie, empoisonnement.................................. 153
Renouvellement de l'air................................... 153

II. — **Existence des germes dans l'air ; expériences de Pasteur**... 154
Expériences de Pasteur.................................... 154
1re expérience..... 155
2e expérience... 156

III. — **Invasion de l'organisme par la voie aérienne**............ 157
Tuberculose... 158
Diphtérie... 159

Rougeole et scarlatine...................................... 160
Autres maladies.. 160
Moyens préventifs et de préservation....................... 160

CHAPITRE VIII

CHALEUR ANIMALE

Production de chaleur dans l'organisme...................... 161
Existence d'un foyer intérieur......................... 161
Origine de la chaleur animale.......................... 161
Entretien de la chaleur animale........................ 163
Le régulateur de la chaleur animale.................... 163
Défense contre le froid................................ 164
Animaux à température constante........................ 164
Animaux à température variable......................... 165
Animaux hibernants..................................... 165

CHAPITRE IX

CONSERVATION ARTIFICIELLE DE LA CHALEUR ANIMALE
VÊTEMENTS

I. — Animaux fournissant les matières premières des vêtements. 166
Protection naturelle contre le froid................... 166
1° *Poils des mammifères*.............................. 166
Origine des poils...................................... 166
Utilisation des poils par l'homme...................... 167
Laine des moutons...................................... 168
Toison... 168
Classification des laines.............................. 169
Fourrures.. 170
Régions de production.................................. 171
2° *Plumes des oiseaux*................................ 172
Plumage et duvet....................................... 172
3° *Soie*.. 173
Origine de la soie..................................... 173
Mise en œuvre de la soie............................... 173

II. — Plantes pouvant fournir les matières premières des vêtements...................................... 174
Le coton... 174
Le chanvre... 175
Le lin... 175
La ramie... 176

III. — Valeur hygiénique des divers tissus............... 176
Tissus d'origine animale............................... 176

Tissus d'origine végétale..................................... 177
Remarques générales.. 177

DEUXIÈME PARTIE

FONCTIONS DE RELATION

CHAPITRE X

SYSTÈME NERVEUX

I. — Coup d'œil général sur le système nerveux................. 179

II. — Centres nerveux et origine des nerfs...................... 181
  1° *Moelle épinière*....................................... 181
    Aspect extérieur de la moelle......................... 181
    Nerfs rachidiens...................................... 182
  2° *Encéphale*.. 183
    Situation de l'encéphale.............................. 183
    Parties constitutives de l'encéphale.................. 183
    Nerfs craniens.. 186

III. — Fonctions des centres nerveux. Actes réflexes conscients
    et inconscients..................................... 188
  Actes réflexes.. 188
    Réflexes inconscients............................... 190
    Réflexes conscients................................. 191
  Relations physiologiques entre l'encéphale et la moelle... 193
  Le bulbe rachidien.. 193
  Résumé et conclusion...................................... 194

IV. — Le grand sympathique...................................... 195
  Constitution et fonctions du grand sympathique............ 195
  Résumé général et conclusion.............................. 196

CHAPITRE XI

ORGANES DES SENS

  Les cinq sens... 197
I. — Sens du toucher. Peau...................................... 198
  Siège du toucher.. 198
  Structure de la peau...................................... 198
  Hygiène de la peau.. 200

II. — **Sens du goût. Langue**... 201
   La langue... 201
   Papilles filiformes... 201
   — *fongiformes*.. 201
   — *caliciformes*... 202
   Nerfs de la langue....................................... 202
   Mécanisme des sensations gustatives.................. 202
   Hygiène du goût... 203

III. — **Sens de l'odorat. Nez**... 203
   L'organe de l'odorat...................................... 203
   Membrane pituitaire....................................... 204
   Perception des odeurs.................................... 205
   Hygiène de l'odorat....................................... 205

IV. — **Sens de la vision. Œil**.. 206
   L'organe de la vision..................................... 206
   1° *Parties accessoires de l'œil*........................ 206
   Paupières.. 206
   Glandes lacrymales....................................... 207
   Muscles moteurs de l'œil................................ 208
   Sourcils... 208
   2° *Parties essentielles de l'œil*....................... 209
   Situation du globe de l'œil.............................. 209
   Globe de l'œil... 209
   Sclérotique.. 209
   Choroïde, iris et pupille.............................. 209
   Rétine... 210
   Membrane hyaloïde et cristallin...................... 211
   Les chambres de l'œil.................................... 211
   3° *Formation des images dans l'œil*.................. 211
   Comparaison de l'œil avec un appareil photographique.. 211
   Marche des rayons lumineux............................ 212
   Sensibilité de la rétine.................................. 213
   Accommodation... 213
   4° *Défauts de l'œil*.................................... 215
   Myopie... 215
   Hypermétropie.. 216
   Presbytie.. 216
   Astigmatisme.. 217
   Daltonisme.. 217
   Strabisme.. 217
   Illusions d'optique....................................... 218
   5° *Hygiène de la vue*.................................. 219

V. — **Sens de l'ouïe. Oreille**... 220
   Description de l'oreille................................. 221
   Oreille externe... 221
   — moyenne... 221

Oreille interne ou labyrinthe............................ 223
Nerf acoustique.. 224
Mécanisme de l'audition................................ 225
Hygiène de l'ouïe...................................... 226

CHAPITRE XII

DANGERS DES EXCITANTS DU SYSTÈME NERVEUX

Les excitants.. 227

I. — **Alcoolisme**....................................... 227
Comment on devient alcoolique........................ 227
Action de l'alcool sur nos organes..................... 228
Boissons alcooliques.................................. 230
Résumé... 232

II. — **Excitants autres que l'alcool**...................... 232
Tabac... 232
Opium.. 233

CHAPITRE XIII

ORGANES PASSIFS DES MOUVEMENTS. APPAREIL OSSEUX

Organes du mouvement................................ 234

I. — **Os**.. 235
Os.. 235
Structure des os..................................... 236
Composition chimique des os......................... 237
Développement et croissance des os.................. 237
Épaississement des os................................ 238

II. — **Articulations**.................................... 239
Différentes sortes d'articulations...................... 239

III. — **Squelette**....................................... 240
Division du squelette................................ 240
La tête... 241
Crâne.. 241
Face... 242
Le tronc... 243
Colonne vertébrale............................... 243
Côtes.. 246
Sternum... 246
Les membres....................................... 246
Membres supérieurs.............................. 247
Membres inférieurs.............................. 249

CHAPITRE XIV

ORGANES ACTIFS DES MOUVEMENTS. APPAREIL MUSCULAIRE. HYGIÈNE MUSCULAIRE

I. — **Constitution et propriétés des muscles**.................... 253
    Différentes sortes de muscles......................... 253
    Muscles striés.... 254
    Principaux muscles du corps......................... 255
    Les mouvements...................................... 256

II. — **Hygiène du mouvement**............................... 257
    Exercice.. 257
    Dangers d'un exercice excessif...................... 259
    Entraînement.. 260
    Exercice rationnel.................................. 261
    Importance des attitudes pour l'harmonie des formes.... 262

CHAPITRE XV

INDICATIONS SOMMAIRES SUR LES ANIMAUX ASSOCIÉS DE L'HOMME POUR LE TRAVAIL MUSCULAIRE

I. — **Domestication des animaux**........................... 263
    Domestication....................................... 263
    Classification des animaux domestiques.............. 264
    Amélioration des animaux domestiques par l'élevage..... 264

II. — **Bêtes de chasse et bêtes de pêche**.................... 265
    Chiens.. 265
      Chiens de chasse................................ 266
      — *garde*...................................... 267
      — *berger*..................................... 267
      Autres races de chiens.......................... 267
    Chats... 268
    Furet... 268
    Loutre.. 268
    Faucon.. 269
    Cormoran.. 269

III. — **Bêtes de somme, de trait et de course**............... 269
    Le cheval... 269
      Chevaux sauvages................................ 269
      — *domestiques*................................ 271
      Utilisation du cheval........................... 273
    Ane... 277
    Mulet... 277
      Anes sauvages................................... 278

Bœuf...... 278
Chameau 279
Lama...... 281
Éléphant............ 281
Renne... 281
Buffle... 282
Yack 282
Zébu 282

INDEX ALPHABÉTIQUE

[Les chiffres gras indiquent la page où le mot est accompagné d'une figure].

A

Abdomen, 24, **25**.
Abeilles, 73.
Absinthe, 232.
Absorption, 44, **46**.
Accommodation, 213.
Acide cyanhydrique, 231.
— prussique, 231.
Acte réflexe, 188.
Aération, 153.
Age du cheval, 271.
Air confiné, 152.
— expiré, 146.
— inspiré, 146.
— (composition de l'), 151, **155, 156, 158**.
Albumine, 18, 21.
Alcool, 227.
Alcoolisme, 227.
Alevins, 72.
Alimentaire (Ration), 86.
Aliments, 18.
— d'origine animale, 48.
— — végétale, 73.
— minéraux, 83.
Allure du cheval, 272.
Alpaca (Lama), 168, 170.
Alvéole, 28.
Amanites des Césars, 91.
— printanière, **91**.
Amaurose, 219.
Amble. (Voir Allure du cheval).
Amibe, 106.
Amidon, 18, 20, 35.
Ampoule de Vater, **37, 40**.
Amylopsine, 38.

Ane, **277**.
Angine couenneuse, 134, **135**, 159.
Anguille, 71.
Animaux alimentaires, 56.
— auxiliaires, 263.
— domestiqués, 49, 263.
— hibernants, 165.
Anneau neural, **243**.
Anomalies de la vision, 215.
Antiseptique, 42.
Aorte, 108, **111, 114, 115**.
Apéritifs, 232.
Aponévrose, 254.
Apophyse, 236.
— épineuse, **243**, 244.
— transverse, **243**, 244.
Appareil circulatoire, 108, **109, 120**.
— digestif, 21.
— musculaire, 253.
— osseux, 240.
— respiratoire, 138, **142**.
Appendice vermiforme, **26, 27**.
— xiphoïde, **145, 247**.
Appendicite, 27.
Arrière-bouche, 22.
Artères, 111, 112.
Articulations, **240**.
Asperges, **81**.
Asphyxie, 153.
Assimilation, 17.
Astigmatisme, 217.
Atlas, 244, **245**.
Atténuation de la virulence, 132.
Attitudes, **262**.
Avant-bras, 247, **248, 251**.
Avoine, **77**.
Axis, 244, **245**.
Axonge, 53.

B

Bacille d'Éberth, **98**, 99, 101.
— de Klebs et Lœffler, 101, **159**.
— de Koch, 97, 101, 158.
— virgule, 99.
Bactéries, 54, **97**, **98**, 101.
Bains froids. 200.
Bardot, 277.
Bassin, **249**, **251**.
Bassinet, 126.
Batiste, 176.
Batraciens, 71, 164.
Battements du cœur, 116, 117, 118, 119.
Bêtes de chasse, 60, 265 et suiv.
— de course, 274.
— de pêche, 65, 265 et suiv.
— de somme, 269 et suiv.
— de trait, 269.
Betterave, **19**.
Beurre, 21, 54.
Biceps, **248**, **256**.
Bière, 84, 230.
Bile, 41, 42.
Biliaire (Vésicule), **26**, **40**, 41.
Blaireau, **171**, 172.
Blé, **75**.
Bluttoir, 76.
Bœuf, 51, **57**, 278, **279**.
Boissons aromatiques. 231.
— distillées, 231.
— fermentées, 230.
Bol alimentaire, **23**.
Bombyx du mûrier, **173**.
Bothriocéphale, 96.
Bouche, **22**, **23**.
Boule de neige, **91**.
Bovidés, 56.
Bras, 247.
Bronches, 140, **141**, **142**.
— capillaires, 140, **141**. **142**.
Bronchite, 160.
Buccarde, 72.
Buffle, **282**.
Bulbe pileux, **167**.
Bulbe rachidien, **183**, **184**, **186**, 187, 193.

C

Cabillaud, 68.
Cæcum, **26**, **27**.
Café, 231.

Cage thoracique, 144, **145**.
Caillette, 54.
Caillot, **104**.
Calcanéum, 252.
Calicot, 175.
Canal cholédoque, **37**, **40**.
— cystique, **40**.
— de l'épendyme, 182.
— hépatique, **40**.
— médullaire, 235, **236**, **240**.
— rachidien, 181, 243, 244.
— de Sténon, **33**, **34**.
— thoracique, 45, **46**.
— de Warthon, **33**, **34**.
— de Wirsung, **37**, **40**.
Canard. **64**.
Canaux de Rivinus, **33**, **34**. 35.
— semi-circulaires, **221**, 223, **224**.
— de Havers, 236, **237**.
Cancer des fumeurs, 233.
Canelle, 83.
Canines, 28, 29, **31**.
Canne à sucre, **19**.
Capsule articulaire, **240**.
— de Glisson, 41.
Cardia, 24, **25**.
Carie dentaire, 32.
Carotte, **80**.
Carpe, **248**, **251**.
Carrelet, 69.
Cartilage, **238**, **240**.
— costal, 145, **243**.
— cricoïde, **148**, **149**.
— thyroïde, **148**, **149**.
Caséine, 18, 21, 54.
Castor, 171.
Cavité cotyloïde, **249**.
— glénoïde, 247.
Ceinture scapulaire, 247.
Cellule, 7, **8**, **9**, **138**.
— mastoïdienne, **221**, 222.
Cément, **32**, **272**.
Centres nerveux, 181.
Céréales, 74.
Cerf, 60.
Cérumen, 222.
Cervelet, **183**, **184**, **186**.
Chaleur animale, 161.
Chameau, 59, **280**.
Chamois, 60.
Champignon de couche, 83, 91.
— rose, 83.
Chanvre, 174, **175**.
Charbon, 131, **132**.

Chasse, 60.
Chat, **268**.
Chauve-souris, 165.
Cheval, 59, 168, 269. **270, 273, 274, 275, 276**.
Chevesne, 71.
Chevilles, 250.
Chèvre, 53, 168, **169**, **170**.
Chevreuil, 60.
Chicorée, 81.
Chien, 265.
Chlorure de sodium, 83.
Choléra, 99.
Cholestérine, 42.
Choroïde (Voy. Œil).
Chou, 81.
Chou-fleur, **81**.
Chromatine, 9.
Chylifères (Vaisseaux). **44, 45**, 46.
Cidre, 84, 230.
Cils (Voy. Œil).
— vibratiles, 143.
Circonvolutions cérébrales, **185**.
Circulation, 32, 102. 108.
Cirrhose du foie, 229.
Clavicule, **247, 248, 251**.
Coagulation du sang, 101.
Coccyx, **244**, 246, **249**.
Cœur. **25**, 113, **114, 115, 116**.
Coins, **271**.
Collet, **32**, 272.
Côlon, **26**, 27.
Colonne vertébrale, 243, **244, 251**.
Condyles occipitaux, 242, **245**.
Conjonctive, 207.
Conjonctivite, 207.
Contagieuses (Maladies), 129.
Coq, 53, **63**.
Coqueluche, 160.
Cordes vocales, 149.
Cormoran. 269.
Cornée opaque, 209.
— transparente, 209.
Cornet dentaire, **272**.
Cornets, **204**.
Corps calleux, **184**, 185.
— striés. **184**, 185.
Corpuscules du tact, **198, 199**.
— gustatifs. **202**.
Coryza, 205.
Côtes, **243**, 245, **247, 251**.
Coton. **174**.
Couches optiques. **184**, 185.
Cou-de-pied (Voy. Tarse).

Courants centrifuges. 181.
— centripètes, 181.
Courbature. 259.
Couronne. **28**.
Coutil. 175.
Cow-pox, 133.
Crachats, 159.
Crâne, 241, **242**.
Crin, 167.
Cristallin (Voy. Œil).
Croup, 131. 159.
Crustacés. 72.
Cubitus (Voy. Avant-bras).
Cuisse, 249.
Cygne, 173.
Cysticerque, **94**, 95.

D

Daim, **60**.
Daltonisme. 217.
Défense contre le froid, 164, 166.
— de l'organisme, 130.
Deltoïde, **254**.
Dentelle, 176.
Dentition, 29.
Dents. 22. **28, 29, 30. 31, 32**.
Derme, 198. 199.
Désassimilation, 125.
Diaphragme, 21. 145.
Diaphyse. 235, **238**.
Diastase. 35.
Diastole, 116.
Digestif (Tube). 21. **22** et suiv.
Digestion. 18.
Dindon, **63**.
Diphtérie Voy. Angine couenneuse).
Doigts. **248**, 249. **251**.
Domestication, 49, 263.
Douches. 200.
Drap. 168.
Dromadaire, **280**.
Duvet, 168, 172.

E

Eau (Aliment), 84, 98.
Eau-de-vie. 231.
Eaux contaminées, 98.
— potables, 98.
— (Épuration des). 98.
Ébullition. 99.
Échassiers. 65.

Écrevisse, **72**.
Eider, **173**.
Élan, 60.
Éléphant, **281**.
Élevage, 49, 264.
Émail, **32**, **272**.
Emmétrope, 215.
Empoisonnement, 90, 153.
Émulsion, 38.
Encéphale, **183**, **184**, **185**, **186**.
Enclume, **223**.
Endolymphe, 224.
Enrouement, 150.
Entraînement, 260.
Épaississement des os, 238.
Épaule, 247.
Épeautre, 75.
Épiderme, 198.
Épiglotte, **22**, **23**, 21, 140, 149.
Épiphyse, 235, **236**, **238**.
Épiphyse (Glande pinéale), 184.
Épuration chimique, 101.
Équidés, 59, 269.
Ergot de seigle, **90**.
Escargot, 72.
Essoufflement, 260.
Estomac, **25**, **26**, 36.
Esturgeon, **71**.
Ethmoïde. 205, **241**, **242**.
Étrier, **223**.
Excitants, 227.
Excrétion, 124.
Exercices, 257 et suiv.
Expérience de Mariotte, **213**.
Expériences de Pasteur, 154, **155**, **156**.
Expiration, 145, 146.

F

Face, **241**.
Faille, 174.
Faisan, **65**.
Farine, 75, 76, 77.
Fatigue, 259.
Faucon, **269**.
Fausse-oronge, 91.
Fécule, 18, 20, 79.
Fémur, 249, **250**, **251**.
Fenêtre ovale, 222.
— ronde, 222.
Fermentation, 20, 55, 77, 230.
Ferments solubles, 35.
Fève, 78, 79.
Fibres musculaires, 253 et suiv.

Fibrine, 18, 21, 103, 104.
Fibrogène, 103, 104.
Fiel, 41.
Fièvres éruptives, 160.
— thyphoïde, **98**.
Filament chromatique, 9.
Filtration, 100.
Filtre Chamberland, **100**.
Flanelle, 168.
Fleurs alimentaires, 81.
Foie, **22**, **25**, 26, **40**, 125.
Follicule pileux. **167**.
Fonction biliaire, 41.
— glycogénique, 46.
Fonctions, 10, 11.
Formule dentaire, 30.
Fosses nasales, 23, 141, 142, 203, **204**.
Fossette, 271.
Fourrure, 170.
Frein de la langue, 201.
Fromage, 55.
Froment, **75**.
Frontal, **241**, **242**.
Fruits, 82.
Furet, **268**.
Futaine, 175.

G

Gallinacés, 61.
Galop (Voy. Allure du cheval).
Ganglions chylifères, 45.
— lymphatiques, 122, **123**.
— nerveux, 182, 195.
— spinal, **182**.
Garrot (Voy. Cheval, p. 275).
Gastrique (Suc), 136.
Gaudes, 77.
Gélatine, 21.
Gencives, 23, 28.
Genièvre, 231.
Genou, 250.
Germe dentaire, **30**.
Germes de l'air, 155, **158**.
Gibier de plume, 64.
— de poil, 60.
— faisandé, 93.
Glandes, 28, 34.
— de l'estomac, 36, 37.
— gastriques, **25**.
— intestinales, 39.
— lacrymales, 207.
— parotides, **33**, 34.
— salivaires, **33**.

Glandes sébacées, **167**.
—   sous-maxillaires, **33**, 31.
—   sublinguales, 33, 34.
—   sudoripares, 127, 164.
Glande pinéale, **184**, 185.
Glisson (Capsule de), 41.
Globe de l'œil, 209, **210**.
Globules du sang, 104, 105.
—   blancs, **106**, 130.
—   rouges, **105**, 106, 147.
Glomérules, 127.
Glotte, **149**.
Glucose, 18, 20.
Gluten, 18, 21, 74, 76.
Glycogène, 46, 47.
Glycogénique (Fonction), 46, 47.
Goût (Sens du), 201.
Graisses, 20, 21.
Grand dorsal, **254**.
—   dentelé, **254**.
—   oblique, **254**.
—   rond, **254**.
—   sympathique, **195**.
Grenouille, 71.
Grippe, 160.

H

Hanche, **249**.
Hareng, 68.
Haricot, **78**, 79.
Harmonie des formes, 261, 262.
Hématies, 105.
Hématose, 139, 140.
Hémione, 278.
Hémisphères cérébraux, **183**, **184**, **185**, **186**, 191.
Hémoglobine, **105**, 147.
Hérisson, **165**, 167.
Hermine, **171**, 172.
Homard, 72.
Huile, 21.
Huitres, 72, 73.
Humérus (Voy. Bras).
Humeur aqueuse (Voy. Œil).
—   vitrée (Voy. Œil).
Hydrates de carbone, 21.
Hydromel, 230.
Hypermétropie, **216**.

I

Iéon, **27**.
Illusions d'optique, **218**.

Immunité, 131.
Impressions, 203.
Incisives, **28**, **31**.
Inoculation, 131.
Insalivation, 35.
Inspiration, 145, 146.
Intestinal (Suc), 26.
Intestins, **25**, **26**, **27**, **44**, **45**.
Intoxication, 90.
Invertébrés, 72.
Invertine, 39, 40.
Iris (Voy. Œil).
Irradiation, **218**.
Isthme du gosier, 22.
Ivoire, **32**, 281.
Ivraie, 90.

J

Jambe, **250**, **251**.

K

Kirsch, 231.

L

Labyrinthe, 223, **224**.
Lactose, 18, 20.
Ladre, 93.
Ladrerie du porc, 93.
Laine, **168**.
Lait, 53, **54**, 98.
Laitue, **81**.
Lama, 168, **170**, **280**.
Lame criblée (Voy. Ethmoïde).
—   spirale (Voy. Oreille).
Langouste, 72.
Langue, **23**, **201**.
Lapin, **60**.
Lard, 59.
Larmes, 207.
Laryngite, 150.
Larynx, **148**, **149**.
Légumes, 78.
—   farineux, 78.
—   herbacés, 78, 80.
Légumine, 18.
Lentilles, 78, **79**.
Leucocytes, 106, 130.
Levain, 77.
Lévrier, **265**.
Levûre de bière, 20, 157, 230.

Lièvre, 60.
Limaçon, **221**. 223, **224**.
Limande, 69.
Lin, 171, **175**.
Liqueurs, 232.
Liquide séreux, 143.
Lobe carré, **40**, 41.
— droit, **40**, 41.
— gauche, **40**, 41.
— de Spiegel, **40**, 41.
Lobule pulmonaire, **140**.
Loir, **165**.
Loutre. **171**, 172, **268**.
Luette, 23.
Lunette, 215. 216. 217, 220.
Lymphatique (Système), 121, **122**.
Lymphe, 123.

M

Macaroni, 77.
Mâchoires, 22.
Main, **248**, **251**.
Maïs, **74**.
Maladies contagieuses, 129.
Malléoles, 250.
Maltose, 20.
Mammifères domestiques, 56.
— sauvages, 60.
Maquereau. 68.
Marmotte, **165**.
Marteau. **223**.
Martre, **171**, 172.
Mastication. 32. 90.
Maxillaire inférieur, **30**, **31**, **241**, **242**, 243, **251**.
— supérieur, **31**, **241**, **242**.
Méhari. 280.
Membrane cellulaire, 8, 9.
— hyaloïde (Voy. Œil).
— pituitaire. **204**.
— respiratoire, 138.
— synoviale, **240**.
Membres, 247 et suiv.
Méninges cérébrales, 181, 183.
— spinales, 181, 183.
Mérinos, **169**.
Métacarpe, **248**, 249, **251**.
Métatarse, **250**, **251**, 252.
Microbes, 128, 156 et suiv.
Miel, 73.
Migratrices (Cellules), 106.
Minimum de la vision, 215.
Mitoyennes, 271.

Moelle des os, 235.
— épinière, **181**, **182**.
Molaires, **28**, 29, 30, **31**.
Molleton, 177.
Mollusques, 72.
Morille, **83**.
Morphine, **233**.
Morue, 67.
Moules, **73**, 92.
Mousseline, 175.
Mouton, **52**, **58**, **168**, **169**.
Mouvements péristaltiques, 24, 26.
— vermiculaires, 27.
Mucosité, 142.
Mucus (Voy. Mucosité).
Mulet, **277**.
Muqueuse, 23.
Muscles, 253 et suiv.
— expirateurs, 146.
— inspirateurs, 146.
— lisses, 254.
— striés, 254.
Musculine, 21.
Myopie, **215**.

N

Nankin, 175.
Narines (Voy. Nez).
Nerfs acoustiques, 187, 224.
— craniens, 186.
— dentaires, **32**.
— faciaux, 187.
glosso-pharyngiens, 187.
— grands hypoglosses, 188.
— moteur oculaire, 187.
— olfactifs, 187, **204**, 205.
— optiques, 187, **210**.
— pathétiques, 187.
— pneumogastriques, 187.
— rachidiens, 181, **182**, **189**.
— spinaux, 188.
— trijumeaux, 187.
— vaso-moteurs, 196.
Nez, 203, **204**.
Nicotine, 232.
Noyau, 8, **9**.

O

Occipital, **241**.
Odorat (Sens de l'), 203.
Œil, **206**, **207**, **208**, **210**.

Œil normal, 215.
Œsophage, **22**, **23**, 24, **25**, **26**.
Œuf, 61, **62**.
Oie, **64**.
Oignon, **81**.
Oiseaux, 164.
Olécrane, 247, **248**.
Omoplate, **247**, **248**, **251**.
Onagre, 278.
Ophtalmie, 219.
Opium, **233**.
Orbite, **208**, 209, **242**, **251**.
Oreille, 220, **222**.
Oreillette (Voy. Cœur).
Oreillons. 160.
Organe de Corti, **225**.
Organes des sens, 197.
Orge, 74.
Oronge, 91.
 — (Fausse-), 91.
Orteils, **250**, **251**, 252.
Os, 235 et suiv.
 — iliaques, **249**.
 — lenticulaire. 223.
 — nasaux, **242**.
 -- palatins, 242.
Osmose, 138.
Osselets (Chaîne des), **221**, 222.
Ossification, 238.
Ostéoblastes, 237.
Ostréiculture, 73.
Ouïe (Sens de l'), 220.
Oxyhémoglobine, 107, 147.

P

Pain, 77.
Palmipèdes, 61.
Pancréas, 26, 37, **40**.
Pancréatique (Suc), 38.
Papilles caliciformes. 201, **202**.
 — filiformes. 201, **202**.
 — fongiformes, 201, **202**.
Parasites, 93.
Pariétal, **241**, **242**. **251**.
Parotides, 33. 34.
Pas (Voy. Allure du cheval).
Passereaux, 65.
Pasteur, 157.
Pâtes alimentaires, 77.
Paupières (Voy. Œil).
Pavillon de l'oreille. **221**.
Peau, 127, 139, **164**, **198**, **200**.
Pêche en eau douce. 70.

Pêche fluviale, 70.
 — maritime, 67.
Peigne, 72.
Pelage, 170.
Peluche, 174.
Pepsine, 36.
Peptone, 36.
Percale, 175.
Perdrix, 64.
Périlymphe, 224.
Périoste, 235. **236**.
Péristaltiques (Mouvements), 24, 26.
Péritoine. 28.
Péritonite. 28.
Permanganate de potassium, 101.
Péroné, 250, **251**.
Persistance des impressions rétiniennes.
 213.
Petit-lait, 54, 55.
Phagocytes, 131.
Phagocytose. 131.
Phalange, **248**. 249, 252.
Phalangette. **248**.
Phalangine. **248**.
Pharynx. 22, **23**.
Phonation, 148.
Phosphènes. 188.
Phtisie (Voy. Tuberculose).
Pied, 1, **250**.
Pigeon. **64**.
Pinces, 271, **272**.
Pintade, **63**.
Piquants. 167.
Pisciculture, 71.
Pituite, 228.
Plantes textiles, 174.
Plasma, 103, 123.
Pleurésie, 160.
Plèvre, **139**, 143.
Plumage. 172.
Plumes, 172.
Pneumonie, 160.
Poignet, **248**, 249.
Poils. 166, **167**.
Point aveugle, 213.
Points d'ossification. **238**.
Poiré, 84.
Pois. **78**, 79.
Poissons. 65. 66.
Poivre, **83**.
Poche du fiel, 41.
Polenta, 77.
Pomme d'Adam, **148**.
 — de terre, 79, **80**.

Pommettes, 242.
Pont de Varole, **183**, 184, **186**.
Porc, **52**, 53, **59**, 93, 94, 167.
Porc-épic, 167.
Poule, **63**.
Pouls, 118.
Poumons, **114**, **139**, **141**, **142**.
Pourpre rétinien, 212.
Prémolaires, 29, 30, **31**.
Presbytie, **216**.
Préservation, 132, 160.
Présure, 54.
Protoplasma, 8, 9.
Protubérance annulaire, **183**, 184, **186**.
Ptomaïnes, 92.
Ptyaline, 35.
Pubis, **249**.
Pulpe dentaire, 32.
Pupille (Voy. Œil).
Purification de l'eau, 98, 99.
Pylore, **25**, 26.

R

Races de bœuf, 57.
Racines alimentaires, 80.
— des dents, **28**.
Radius (Voy. Avant-bras).
Rage, 133.
Raie, **69**.
Ramie, 174, 176.
Rampe tympanique, **223**.
— vestibulaire, **223**.
Ration alimentaire, 87.
— d'entretien, 87.
— de travail, 88.
Rectum, **26**, 27.
Réflexe, 188.
— conscient, 190.
— inconscient, 191.
Région ciliaire, **210**.
— cervicale, **244**. 245.
— coccygienne, **244**, 246.
— dorsale, **244**, 245.
— lombaire, **244**, 245.
— médullaire, **167**.
— sacrée, **244**, **245**.
Reins, **126**.
Renflement cervical, 181.
— lombaire, 181.
Renne, 59, 281, **281**.
Reptiles, 164.
Respiration, 137, 138.

Respiration cutanée, 139.
— des cellules, **147**.
— pulmonaire, 139.
Rétine (Voy. Œil).
Revaccination, 133.
Rhume, 160.
— de cerveau (Voy. Coryza).
Rivinus (Canaux de), **33**. **34**, 35.
Riz, 74.
Rocher, 222.
Rotule, 250, **251**.
Rougeole, 158, 160.
Rouissage, 175, 176.

S

Saccharose, 18, 20.
Saccule, **221**, **224**.
Sacrum, **245**, **251**.
Saindoux, 53, 59,
Saint-Bernard (Chiens du Mont), 267.
Salivaires (Glandes), 23.
Salive, 35.
Sang, **103**.
Sanglier, **60**, 167.
Saponification, 38.
Sardine, 68.
Sarrasin, **74**.
Satin, 174.
Saumon, **70**.
Scarlatine, 158, 160.
Sclérotique (Voy. Œil).
Sécrétion, 125.
Seigle, 74.
Sel marin, 20, 83.
Sens, 197.
Sensation, 203.
Serge, 168.
Sérothérapie, 135.
Sérum, **104**, 135.
Sérumthérapie, 13.
Soie **173**.
Soies, 167.
Sole, 69.
Son, 76.
Sourcils, 208.
Sous-maxillaires (Glandes), 33, 34.
Sphénoïde, **241**, **242**.
Sphères directrices, 9.
Spiegel (Lobe de), **40**, 41.
Squelette, 240 et suiv.
Stéapsine, 38.
Sténon (Canal de), **33**, **34**.
Stérilisation, 156.

Sternum, 145, **243**, **247**, **251**.
Strabisme, 217.
Sublinguales (Glandes), **33**, 34.
Substance blanche, **182**, **184**, 186.
— grise, **182**. **184**, 186.
Suc entérique, 39.
— gastrique, 36.
— intestinal, 26, **40**.
— nucléaire, 9.
— pancréatique, 37, 38.
Sucre de canne, 18, 20.
Sucres, 74.
Sudoripares (Glandes), 127.
Sueur, 127.
Suif, 53.
Suint, 169.
Sutures, 239.
Symphyse, 239.
— pubienne, **249**.
Synovie, **240**.
Système grand sympathique, **195**.
— nerveux, 179.
— musculaire, 253.
Systole, 116.

T

Tabac, 205, **233**.
Tache jaune, 213.
Talon, **250**, 252.
Tapis, 159.
Tarse, **250**, **251**, 252.
Temporal. **241**. **242**, **251**.
Tendons. 255, **256**.
Ténia solium. 93, **94**.
— échinocoque, 96.
Terre-Neuve (Chien de), 267.
Thé, 231.
Thon. 68, **69**.
Thorax, **25**. 144, **145**, **251**.
Tibia, 250. **251**.
Tiges alimentaires, 81.
Tissus, 10.
— feutrés, 177.
— tricotés, 177.
Toile, 166, 175, 176.
Toison, 168.
Toucher (Sens du), 198.
Toxines, 135.
Trachée-artère, **23**, **141**. **142**.
Transpiration, 163.
Trapèze, **254**.
Trichine, **96**.
Trichinose, 97.

Tricuspide (Valvule) (Voy. Cœur).
Troix-six, 231.
Trompe d'Eustache, **221**, 222.
Tronc. 243.
Trot (Voy. Allure du cheval).
Trou auditif, 241.
— occipital, 184, **241**.
Trous de conjugaison, 181, 246.
Truite, **70**.
Trypsine, 38.
Tube digestif, 21. **22** et suiv.
Tubercules quadrijumeaux, 184. **185**.
Tuberculose, 97, 98, 158.
Turbot, **69**.
Tympan, **221**, 222.

U

Urée, 14, 109, 125, 162.
Uretère, **126**.
Urine, 127.
Utricule, **221**, **224**.

V

Vaccin, 132. 133.
Vaccine, 133.
Vaccination, 133.
Vache, 53. 57, **58**.
Vaisseaux, 108.
— capillaires. 14, 109, **113**, **140**, **147**.
— chylifères, **44**. **45**.
— lymphatiques, 121. **122**.
Valvule iléo-cæcale. **27**.
— mitrale, **115**.
Valvules auriculo-ventriculaires, **115**.
— conniventes. 41.
— des veines, **121**.
— sigmoïdes, **117**, 118.
Variole. 133.
Vater (Ampoule de). **37**, **40**.
Veau, **51**.
Végétarisme, 78.
Veine porte, 45, **46**.
— lymphatique (Grande), 123.
Veines. 109, 112.
Veineux (Système), **120**.
Velours, 174.
Ventilation, 153.
Ventricule de Morgagni, **149**.
Ventricules (Voy. Cœur).
Ver à soie, **173**.

Ver solitaire, 93, **94**.
Vermicelle, 77.
Vermiculaires (Mouvements), 27.
Vertèbres, 243 et suiv.
Vésicule biliaire, **26**, **40**, 41.
Vessie, **126**.
Vestibule, **221**, 223, **224**.
Vêtement, 166.
Viande, 49, 50, **51**, **52**.
Vigogne (Lama), 168.
Vigontines, 168.
Villosités intestinales, 26, **44**, **45**.
Vin, 84, 230.
Vinaigre, 83.
Virulence, 134.
Virus, 134.
Vision (Sens de la), 206.
Voile du palais, **23**.
Voix, 148.
Volaille, 61, **63**.
Vomer, **242**, 243.
Voûte du palais, 22, 242.

X

Xyphoïde (Appendice), 145, 246, **247**.

Y

Yack, **282**.

Z

Zèbre, 278.
Zébu, **282**.
Zibeline, 172.

W

Wharton (Canal de), 31.
Wirsung ([illegible]), 40.

273-03. — Coulommiers. Imp. Paul BRODARD. — 8-03.

www.ingramcontent.com/pod-product-compliance
Lightning Source LLC
Chambersburg PA
CBHW051515050726
47595CB00002B/334